常见老年慢性病健康管理手册

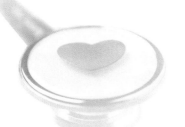

主　编　郭媛媛　齐　旭

副主编　王　晶　田艳丰

编　者（按姓氏笔画排序）

丁非凡(哈尔滨医科大学附属第一医院神经内科)

王　曼(哈尔滨医科大学附属第一医院呼吸内科)

王　晶(哈尔滨医科大学附属第一医院内分泌科)

田艳丰(哈尔滨医科大学附属第一医院心内科)

齐　旭(哈尔滨医科大学附属第一医院神经内科)

孙艳艳(哈尔滨医科大学附属第一医院神经内科)

李煜姝(哈尔滨医科大学附属第一医院肾内科)

杨　林(哈尔滨医科大学附属第一医院骨科)

杨洁梅(哈尔滨医科大学附属第一医院心内科)

迟　晶(哈尔滨医科大学附属第一医院心内科)

张　衡(哈尔滨医科大学附属第一医院肿瘤科)

陈　希(哈尔滨医科大学附属第一医院药学部)

陈洪苹(哈尔滨医科大学附属第一医院神经内科)

林子晶(哈尔滨医科大学附属第一医院内分泌科)

叔太鹏菲(哈尔滨医科大学附属第一医院内分泌科)

洪小剑(哈尔滨医科大学附属第四医院心内科)

郭媛媛(哈尔滨医科大学附属第一医院心内科)

黎清炜(哈尔滨医科大学附属肿瘤医院肿瘤消化内科)

滕　雪(哈尔滨医科大学附属肿瘤医院药学部)

人民卫生出版社

·北京·

版权所有，侵权必究！

图书在版编目（CIP）数据

常见老年慢性病健康管理手册 / 郭媛媛，齐旭主编
. —北京：人民卫生出版社，2020.7（2025.2 重印）
ISBN 978-7-117-31034-5

Ⅰ. ①常…　Ⅱ. ①郭…②齐…　Ⅲ. ①老年病 – 常见
病 – 慢性病 – 防治 – 手册　Ⅳ. ①R592-44

中国版本图书馆 CIP 数据核字（2020）第 244020 号

人卫智网	www.ipmph.com	医学教育、学术、考试、健康，购书智慧智能综合服务平台
人卫官网	www.pmph.com	人卫官方资讯发布平台

常见老年慢性病健康管理手册

Changjian Laonian Manxingbing Jiankang Guanli Shouce

主　　编：郭媛媛　齐　旭
出版发行：人民卫生出版社（中继线 010-59780011）
地　　址：北京市朝阳区潘家园南里 19 号
邮　　编：100021
E - mail：pmph @ pmph.com
购书热线：010-59787592　010-59787584　010-65264830
印　　刷：北京顶佳世纪印刷有限公司
经　　销：新华书店
开　　本：710×1000　1/16　印张：25
字　　数：422 千字
版　　次：2020 年 7 月第 1 版
印　　次：2025 年 2 月第 4 次印刷
标准书号：ISBN 978-7-117-31034-5
定　　价：80.00 元
打击盗版举报电话：010-59787491　E-mail：WQ @ pmph.com
质量问题联系电话：010-59787234　E-mail：zhiliang @ pmph.com

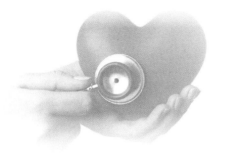

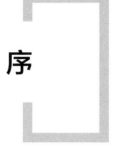

序

　　健康是促进人类全面发展的必然要求,关系国家和民族的未来,连着千家万户的幸福。党的十八届五中全会明确提出推进健康中国建设。改革开放以来,我国健康领域发展成就显著,人民健康水平不断提高。同时,我国也面临着疾病谱、生活方式不断变化及人口老龄化等带来的新问题,由此导致老年慢性病患者人群逐渐增加。最新数据显示,我国患有老年慢性病的人口超过1.8亿,因此,加强老年慢性病的防治和管理是关系人民健康的重大和长远问题。

　　近年来,随着公共卫生服务体系的逐渐完善及对重点人群、常见疾病的综合管理能力的加强,通过早筛查、早诊断、早治疗、早康复,防控老年慢性病的发生、提前干预及延缓慢性病的进展,老年慢性病的管理水平有了长足的进步。老年慢性病的管理需要调动老年个体、群体及整个社会的共同参与,加强宣教、提高各级医疗机构人员的专业水平。

　　本书内容涵盖了老年常见的慢性病防治和管理内容,涉及心血管系统、神经系统、呼吸消化泌尿系统、内分泌与代谢系统、肿瘤及一些常见的老年综合征,旨在为各级医疗卫生机构、专业技术人员、老年人群提供包括健康宣教、慢性病的规范化诊疗、康复护理及疾病管理方面的系统知识。

　　2020年是我国全面建成小康社会收官之年,没有全民健康,就没有全面小康。健康是人类永恒的追求,全民健康是建设健康中国的根本目的,推动健康中国建设,把人民健康放在优先发展的战略地位,全方位、全周期保障人民健康。应加强老年慢性病相关知识的普及,通过强化健康管理,重点解决迫在眉睫的老年人群健康问题,显著提高人均预期健康寿命。本书内容翔实细致、丰富实用,希望能够为常见老年慢性病的防治提供重要帮助及有价值的参考。

哈尔滨医科大学附属第二医院神经内科主任

2020 年 7 月

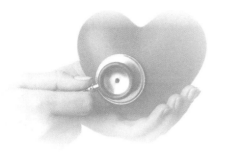

前　言

　　伴随着科学技术的发展和医疗卫生领域的进步，人类寿命不断延长，全球人口老龄化日趋严峻。1990 年世界卫生组织首次提出"健康的老龄化"目标，随后国际会议或组织都在人口老龄化应对方面提出了相应的目标和建议，老龄问题已经成为全球共同关注的社会问题。中华民族自古以来就有尊老爱老的优良传统，中国的文明传统始终奉行尊重老人、子女赡养父母的社会准则。因此，老年人群的健康问题，不仅仅是医学问题，更是社会问题，提高老年人群的生活质量，对整个社会都具有深远的意义。

　　由于年龄的增长，机体各项器官生理功能逐渐衰老退化，导致老年人生病，生活能力和质量下降。老年人群的特有疾病和常见疾病大多是慢性病，慢性病发病率、致死率、致残率均较高，亟须进行健康管理。健康管理的实质是预防医学和临床医学相结合最终实现对疾病的防控。健康管理是一种前瞻性的卫生服务模式，需要社区和医院的资源投入，通过健康管理来干预和纠正人们的不良生活方式，指导人们合理利用卫生资源，有效控制疾病的相关危险因素，减少或减缓老年慢性疾病的发生发展。

　　目前专门论述老年慢性病健康管理的书籍并不多见，本书的编者均来自大型三甲综合医院，并且以专科医生为主，我们希望从专科医生的角度撰写一部关于老年慢性病的健康管理书籍，希望本书能对专科医生、老年病科医生和健康管理者提供理论依据和参考，为医疗健康事业尽一份绵薄之力。

　　由于编者水平有限,时间仓促,书中难免有不足之处,敬请读者谅解并指正。

郭媛媛　齐　旭

2020 年 7 月

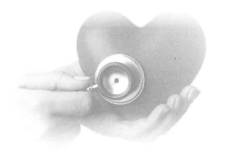

目　录

第一篇　概　　述

第二篇　常见老年神经系统疾病的健康管理

第四篇 老年常见呼吸系统疾病的健康管理

第五篇 老年常见内分泌系统疾病的健康管理

第六篇 老年常见泌尿系统疾病的健康管理

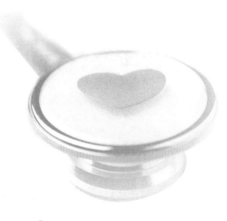

第一篇　概述

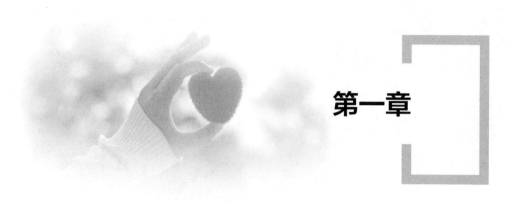

第一章

老年慢性病的特点

第一节　常见老年慢性病的概念及流行病学

一、老年的概念

老年是人类一生中最长的时间段,按照国际规定,65 周岁以上被确定为老年;《中华人民共和国老年人权益保障法》总则第二条规定老年人的年龄起点标准是 60 周岁。

二、慢性病的概念

慢性病不是特指某种疾病,而是对一组起病时间长、缺乏明确的病因证据、一旦发病即病情迁延不愈的非传染性疾病的概括性总称。主要包括心脑血管疾病、肿瘤、慢性呼吸道疾病以及糖尿病等。

三、老年慢性病流行病学

据《中国居民营养与慢性疾病状况报告(2015 年)》统计,2012 年全国居民慢性病死亡率为 533/10 万,占总死亡人数的 86.6%,以心脑血管病、癌症和慢性呼吸系统疾病为主要死因。慢性病的患病率及死亡率逐年持续上升,我国首部《健康管理蓝皮书:中国健康管理与健康产业发展报告(2018)》指出,我国慢性病发病总人数已达 3 亿左右,其中 65 岁以上老年人群慢性病负担占 50%。我国城市和农村慢性病死亡占总死亡人数的比例分别高达 85.3% 和 79.5%。

第二节　常见老年慢性病的特点

老年慢性病发病率高,知晓率、治愈率、控制率均较低,并发症多,致残、致死率高,病因、病情复杂,危害大。并且老年慢性病多是终身性疾病,需要进行长期健康管理。

一、患病率高

由于老年人身体器官生理功能随年龄增长而退化,对诸多疾病和意外伤害的易感、易发性增高、对外部环境的适应能力降低,因此绝大多数慢性病(如脑卒中、恶性肿瘤)的患病率在老年人中都是随年龄增加而增高的,跌倒所致的髋部骨折、颅骨骨折也大多发生在老年人中。

二、致残率高

老年人脏器功能减退,对损伤的修复能力差,外伤或患病后常难以完全康复而导致留下残疾,特别是在脑卒中、下肢骨折之后。

三、病死率高

老年慢性病多起病隐匿,易被人们忽视,且老年人对疾病的抵御力差,导致病情进展快,相继累及多个器官,发生多脏器功能衰竭,因此死亡率较高。

四、临床表现不典型

由于慢性病之间的相互影响,造成病理机制和临床表现不一致,难以评估单一基本的临床表现和严重程度。如衰弱高龄老年人肺部感染时,并不表现为发热、咳痰,而是出现纳差和谵妄。引起疾病的原因常与中青年患者群不同,如尿失禁可能是粪嵌塞所致,肺部感染可能与吸入有关。

五、检验或检查的参数不同

如血肌酐值不能反映老年人的实际肾功能情况,体质指数难以反映老年人的营养情况,老年患者的血压和血糖管理的达标值均高于中青年患者。

六、可控制、无法治愈

慢性病的治疗只能做到缓解症状，但无法治愈疾病，如果控制得好，并不影响患者的正常生活。比如精神异常的患者，及时的治疗可以控制发病但是无法保证患者不再复发。

七、多种疾病并存

老年人生活经历漫长，常同时患有多种慢性病。据调查，老年人一般同时患有多种疾病，如一个老年人可同时患有高血压、冠心病、高脂血症、颈椎病、白内障、腰肌劳损等，多种疾病并存使得在临床上呈现出多样性和复杂性的特点，甚至在治疗上还会出现矛盾的现象，例如：脑梗死同时合并消化道溃疡出血，使得医生在药物的选择上表现得较为犹豫。

八、药物不良反应高发

老年人一方面由于多种疾病并存，需要服用多种药物，甚至还会自行服用多种中成药或保健品，另一方面因肝功能、肾功能随年龄增加而减退，从而妨碍药物代谢和清除，造成药物在体内蓄积，因此不良反应发生率高，老年人易患药源性疾病。

九、易发生医源性损伤

老年人组织器官脆性增加、黏膜变薄，在进行有创检查或治疗时易发生医源性损伤，如进行内镜检查和治疗时容易发生穿孔和出血。

十、老年人心理疾病凸显

老年人常易产生失落、孤独、焦虑等负性情绪，同时老年人情感缺乏支持，易导致心理疾病。老年人焦虑、抑郁的日益凸显与慢性躯体疾病有很大关系。

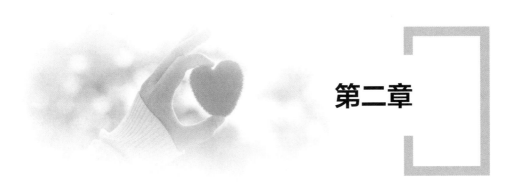

第二章

常见老年慢性病的管理要点

第一节　老年慢性病管理概念

一、管理概念

老年慢性病管理是指对慢性病个体进行教育、支持和管理的医疗服务。老年慢性病管理是健康管理的重要内容，其宗旨是调动老年个体、群体及整个社会的积极性，有效利用有限的医疗卫生资源，以最小的投入获取最大的慢性病防治效果。

二、管理措施

老年慢性病及共病管理要做到关口前移与重心下移，掌握各年龄段可改善的危险因素可提前防控慢性病的发生，早期健康宣教和健康体检可及早发现危险因素而提前干预及延缓慢性病的进展，这对减少慢性病的发生、发展及降低急性心脑血管事件的风险极为关键。

三、管理目标

"共建共享，全民健康"作为建设健康中国的战略主题，《"健康中国2030"规划纲要》指出预计到 2030 年实现：人民健康水平持续提升，人均预期寿命达到 79.0 岁；主要健康危险因素得到有效控制，全民健康素养大幅提高，健康生活方式得到普及。而实现老年人群慢性病的综合管理对于提高平均寿命、控制健康危险因素至关重要。纲要还指出要通过强化慢性病筛查和早期发现，推动癌症、脑卒中、冠心病等慢性病的机会性筛查。基本实现高血压、糖尿病患者管理干预全覆盖，逐步将符合条件的癌症、脑卒中等重大慢性病早诊早治适宜技术纳入诊疗常规。到 2030 年，实现全人群、全生命周期的慢性病健康管理。

四、管理过程

管理过程分为四个方面：①综合功能评估；②制定可行的管理目标；③根据目标制订管理计划；④定期随访。

第二节   老年慢性病管理内容

一、加强老年慢性病全程预防管理策略

慢性病的病程是缓慢、逐渐加重的，其病理变化常具有退行性、不可逆性，严重者可引起功能障碍甚至导致死亡。因此，加强老年人的慢性病全程预防管理策略显得至关重要。

（一）慢性病的预防管理

慢性病的预防管理也称发病前期的预防，主要以社区为单位，加强普查、筛查工作，定期进行身体检查及实验室检查，戒烟限酒，及时发现高血压、高血糖、高血脂等危险因素，尽量做到慢性疾病的早发现，以及尽早地规范治疗，减少并发症和致残的发生，减少患者的痛苦，提高患者的健康水平。

（二）慢性病的临床管理

临床管理一般由住院治疗和社区家庭康复两个阶段组成。临床管理是慢性病临床保健的关键，通过专业的临床医护人员对老年慢性病患者进行个体化及规范化的治疗，根据患者的实际情况进行相关的规范化治疗和康复训练，加强对患者心理方面的教育和干预，提高患者的生活质量。

（三）慢性病的临终管理

慢性病的临终管理也称安宁疗护，是为不可治愈的患者在临终期提供减轻痛苦的医疗服务；强调患者躯体的舒适和心灵的慰藉，不再增加痛苦的有创

检查和治疗,使患者舒适,安宁尊严地离世。此阶段中家人的陪伴与理解起着至关重要的作用。

二、提倡慢性病的自我管理

慢性病自我管理在西方发达国家已有多年的应用史,并形成了较为成熟的服务体系,覆盖生理、心理、社会层面,是一种医务人员与患者合作,使患者掌握基本健康知识和技能,实现自我监测、控制疾病的新型慢性病管理模式。在疾病未发生时,社区的卫生服务机构要做好健康教育及宣教工作,鼓励老年人选择健康的生活方式,降低慢性病的危险因素,防患于未然,强调个人是自我健康管理的第一责任人。

通过政府或民间团体组织协调,开展患者和医务工作者或者患者和患者之间的教育及团队活动,鼓励患者学习相关健康疾病的知识和技能,如识别疾病发生和发展信号、合理用药、掌握寻求社会支持和健康资源的途径、培养调适疾病所致负性情绪的心理健康管理技能,从而进行有效的慢性病自我健康管理。其应用了"认知 - 信念 - 行为"的心理原理,充分发挥患者自身的主观能动性,不仅节约了人力资金支出,亦收获了良好的效果。患者不仅在自我健康认知、行动力水平方面有所提升,也改善了其心理健康、社会关系,以及医患沟通质量。

三、注重老年患者的心理健康管理

老年慢性病患者常常会由于漫长的病程及身体功能逐渐下降甚至失能等原因,会合并有焦虑、抑郁、自暴自弃甚至自杀等心理问题。因此,老年人的心理健康需得到关注,社区、家庭要积极改变患者的生活环境,创建和谐的社区氛围,展现友善的服务态度,增加开展有意义的活动的频率并鼓励患者参与其中。在思想上多与其交流沟通,积极传递正能量,消除患者焦虑、抑郁等负性的不良情绪。

(郭媛媛　杨洁梅)

参 考 文 献

[1] 刘晓红,康琳 . 协和老年医学 . 北京:人民卫生出版社,2016.

[2] Livingston G,Sommerlad A,Orgeta V,et al. Dementia prevention,intervention,and care. Lancet. 2017,390(10113):2673-2734.

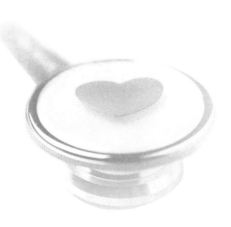

第二篇 常见老年神经系统疾病的健康管理

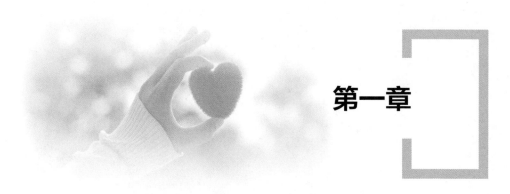

第一章

老年神经系统功能特点

一、形态学改变

人脑的重量在青年期平均为 1 400g，在 30 岁以后开始下降，到 60 岁以后才能看出明显的脑萎缩，重量减少约 10%。老年人动脉硬化也随年龄增长而加重，但并非与年龄呈完全相关。脑萎缩主要是神经元丧失所致，脑神经细胞每年丧失其成年初期的 0.8%，至 70 岁以上，某些脑区神经元丧失率高达 30%~50%，脊髓神经细胞数目也减少。

二、生物化学变化

（一）蛋白质、脂类和核酸

老年人脑内蛋白质随年龄增长而降低，但少数蛋白质例如含有神经元缠结与老年斑内的异常蛋白质同细胞外的淀粉样蛋白却逐渐增加。这是阿尔茨海默病的病理基础。脂类含量在 50 岁以后开始下降，但由于脑萎缩脑重量减轻，脂含量的比例也可能相对增加。例如神经节苷脂水平降低会影响脑功能。中枢神经系统神经元与其他躯体细胞一样，含有等量的 DNA，脑内的含量很少变动。但 RNA 含量则变动较大，皮质区神经元 RNA 浓度较低，而海马下脚区的神经元内 RNA 浓度增加 50% 以上。

（二）神经递质

1. 胆碱能系统　大多数胆碱能纤维起源于 Meynert 基底核的神经元，胆碱能递质缺失常和认知功能受损有关，目前尚不清楚智能良好的老年人乙酰胆碱含量是否降低。

2. 儿茶酚胺类和 5- 羟色胺　儿茶酚胺类神经递质包括多巴胺、去甲肾上腺素和肾上腺素，这些递质对内脏功能、情感和注意力具有调节作用。随着年龄的增长，酪氨酸羟化酶活性下降，纹状体内多巴胺浓度到 75 岁几乎降低 50%，这是帕金森病发病的病理基础。

3. γ- 氨基丁酸（γ-aminobutyric acid，GABA）和谷氨酸　这两种神经递质分别是抑制和兴奋性氨基酸，代谢相互关联。随着年龄增长，新皮质的 GABA 摄取减少。

三、生理学改变

正常情况下脑组织只能利用葡萄糖氧化产生能量，所以成年人脑重虽只占体重的 2%，却消耗全身 20% 的葡萄糖，因而对低血糖也非常敏感。老年人动脉硬化后，脑循环阻力增大，血流速度减慢，脑血流量和氧代谢率降低，神经生理功能减退，表现出记忆力下降、思维和行动迟缓等。

四、老年人常见神经系统疾病

老年神经系统疾病中发病率最高的是脑血管病，其中脑梗死发病率最高脑卒中后的认知障碍是仅次于阿尔茨海默病的认知障碍，是脑卒中最严重的的合并症之一。

随着人均寿命提高，阿尔茨海默病发病率逐年增加，阿尔茨海默病也是痴呆最常见的类型，严重影响老年人的生活质量。

帕金森病作为最常见的运动障碍疾病，也是老年神经疾病的高发疾病，随着年龄增长而上升，在 70~79 岁年龄组达到高峰，地区发病率差异也较大。

此外，老年性疾病伴发的精神障碍，睡眠障碍等都是严重影响老年人身体和生理健康的常见疾病。

（齐　旭）

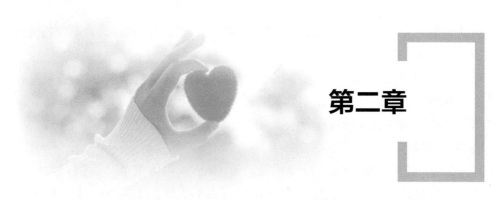

第二章

脑血管病及其健康管理

第一节　脑血管病的相关危险因素

一、不可干预的危险因素

不可干预的危险因素主要包括年龄、性别、遗传因素、种族和出生体重。脑血管病的发病率、患病率和死亡率均与年龄呈正相关,55 岁以后发病率明显增加,每增加 10 岁,脑血管病发病率增加约一倍。父母有脑血管病病史的子女患脑血管病风险增加 30%,某些遗传疾病如伴皮质下梗死和白质脑病的常染色体显性遗传性动脉病等可增加脑血管病发病率。

二、可干预的危险因素

(一) 高血压

高血压是脑血管病发病最主要的危险因素,也是独立危险因素,二者之间的关系是连续一致、持续存在的。高血压作为脑血管病诱发因素之一,血压越高、脑血管病风险越大,早期治疗高血压可明显降低脑卒中发病率。研究表明,收缩压 >160mmHg 和 / 或舒张压 >95mmHg,脑血管病相对风险约为血压正常者的 4 倍。《中国脑血管病一级预防指南(2019)》指出,血压与脑卒中发病率呈对数线性关系,去除其他危险因素后,基线收缩压每增加 10mmHg,脑卒中相对危险即增加30%;高血压对亚洲人群脑卒中发病率的影响程度约是西方人的1.50倍。

(二)糖尿病和糖尿病前期(空腹血糖异常和糖耐量异常)

糖尿病是缺血性脑血管病患者脑血管病复发或死亡的独立危险因素,但不是出血性脑血管病的独立危险因素。可使脑卒中风险增加1倍以上,而大约20%的糖尿病患者的死亡是由于脑卒中所致。并且女性糖尿病患卒中风险高于男性。缺血性脑血管病患者糖代谢异常的患病率很高,临床医师应提高对缺血性脑血管病患者血糖管理的重视。

(三)心房颤动

单独心房颤动可以使脑血管病风险增加3~4倍。长时程心电监测有助于提高心房颤动检出率,目前临床常用 $CHA_2DS_2-VAS_C$ 量表评估来决定抗栓策略,除传统的抗凝药物华法林外,新型抗凝药物如利伐沙班、依度沙班等由于不需要监测国际标准化比值(international normalized ratio,INR),具有固定治疗剂量的优势。对已有研究的荟萃分析结果显示,与华法林比较,新型口服抗凝药物在降低脑卒中或系统性栓塞的疗效方面具有优势,且在大出血和颅内出血上具有明显的安全性。此外,左心耳封堵术已被评估为非瓣膜性心房颤动患者脑卒中预防的一种替代疗法。

(四)血脂异常

血脂异常与缺血性脑血管病明显相关。有大临床样本研究表明,总胆固醇每增加1mmol/L,缺血性脑血管病相对风险升高25%。高密度脂蛋白每增加1mmol/L,缺血性脑血管病相对风险降低47%。胆固醇与出血性脑血管病的相关性目前还不明确,但多数研究显示胆固醇水平低下,出血性脑血管病相对风险增高。

(五)无症状性颈动脉狭窄

无症状性颈动脉狭窄是明确的脑血管病独立危险因素。研究显示,无症状性颈动脉狭窄(50%~99%)患者脑血管病发病率为每年1%~3.4%,10年发病率为9.3%,15年发病率为16.6%。

(六)吸烟

吸烟现已被列入缺血性卒中重要且独立的危险因素,可以使缺血性卒中相对风险增加90%,使蛛网膜下腔出血风险增加2倍。吸烟可以影响全身血管和血液系统,加速血管硬化、促进血小板聚集、升高血浆纤维蛋白原水平等,可以刺激交感神经造成血压升高。目前研究表明,吸烟者缺血性卒中和出血性卒中风险均增加。被动吸烟者脑卒中风险也增加 30%。

(七) 生活方式

包括膳食和营养、运动和锻炼、肥胖、饮酒、绝经后雌激素替代疗法等。目前认为,生活方式与卒中有明显的相关性。日常饮食增加蔬菜和水果,低钠、高钾摄入,增加体力活动和锻炼,减少饮酒,均可降低脑卒中的风险,肥胖和雌激素替代疗法可能增加脑卒中风险。

(八) 其他疾病

如心房颤动以外的其他一些心脏病,镰状细胞贫血,代谢综合征,偏头痛,高同型半胱氨酸血症,炎症和感染等,均可能与脑卒中相关。

第二节　短暂性脑缺血发作

一、概述

短暂性脑缺血发作(transient ischemic attack,TIA)是由于局部脑或视网膜缺血引起的短暂性神经功能缺损,临床症状一般不超过 1 小时,最长不超过 24 小时,且无责任病灶的证据。

二、发病机制

目前 TIA 的发病机制主要有两种:

(一) 血流动力学改变

在颅内动脉系统,包括颈内动脉系统或椎 - 基底动脉系统的动脉严重狭窄基础上,血压的急剧波动和下降导致原来靠侧支循环维持血液供应的脑区发生的一过性缺血。病因可为动脉硬化和动脉炎等。由于单一血管狭窄导致相应血管缺血,所以这种发作往往刻板、密集重复,时间短暂,通常不超过 10 分钟。

(二) 微栓塞

微栓塞主要来源于动脉粥样硬化的不稳定斑块或其他外源性栓子的破碎、脱落,这种发作往往症状变化多样,无规律性,发作稀疏,每次时间相对较长。

三、临床表现

(一) 一般特点

TIA 好发于中老年人,男性多于女性,多伴有高血压、糖尿病、高血脂、颅内动脉粥样硬化或狭窄等危险因素。发病突然,历时短暂,不留后遗症。常反复发作。

(二) 颈内动脉系统 TIA

临床表现与受累血管分布有关。大脑中动脉供血区 TIA 可出现缺血对侧肢体的单瘫、轻偏瘫和面舌瘫,可伴有偏身感觉障碍和偏盲,优势半球受损常出现失语和失用,非优势半球受损可出现体象障碍。大脑前动脉供血区缺血可出现人格和情感障碍,对侧下肢无力等。颈内动脉眼支供血区缺血可表现视物模糊,甚至单眼一过性黑矇、失明。颈内动脉主干供血区缺血可表现为眼动脉交叉瘫,即患者单眼一过性黑矇,对侧偏瘫和感觉障碍,可表现 Horner 交叉瘫,即患侧 Horner 征,对侧偏瘫。这两个交叉瘫是颈内动脉系统特异性表现,具有明确的定位意义。

(三) 椎 - 基底动脉系统 TIA

最常见表现是眩晕、平衡障碍、眼球运动障碍和复视。还可以伴有面部、口周麻木,对侧肢体瘫痪、感觉障碍等临床表现,呈现为脑干缺血的各种综合征,多不典型。临床上我们观察到,椎基底动脉系统 TIA 患者很少出现孤立的眩晕、耳鸣、恶心、晕厥等症状,而是往往合并有其他脑干或大脑后动脉供血区缺血的症状和体征。特异性的综合征包括跌倒发作、短暂性全面遗忘症(transient global amnesia,TGA)和双眼视力障碍发作。

四、诊断

由于 TIA 发作是短暂可完全恢复的,在就诊时患者往往症状已消失,所以 TIA 诊断主要依靠病史。如符合上述特殊类型临床综合征很容易作出 TIA 诊断,如中老年患者提供病史,突发局灶性脑功能损害,符合颈内动脉系统和 / 或椎 - 基底动脉系统及其分支的缺血表现,发作时间短暂,可完全恢复,应高度怀疑 TIA,结合影像学检查无相应病灶,则可以确诊。

五、治疗

TIA 在临床上表现为可自行缓解,所以很多患者会忽视治疗,但 TIA 发病后 2~7 天其实是卒中的高风险期,对患者进行紧急评估和干预可减少卒中的发生。ABCD^2 评分(表 2-2-1)是目前临床上用于评估 TIA 风险的最常用的工具,评分≥4 分视为高危。

表 2-2-1　TIA 的 ABCD^2 评分

	临床特征	得分
年龄（A）	>60 岁	1
血压（B）	收缩压 >140mmHg 或舒张压 >90mmHg	1
临床症状（C）	单侧无力	2
	不伴无力的言语障碍	1
症状持续时间（D）	>60 分钟	2
	10~59 分钟	1
糖尿病（D）	有	1

对于发病在一周以内的 TIA 患者经评估后，符合以下指征的患者建议入院治疗：进展型 TIA 患者；神经功能缺损症状超过 1 小时患者；伴有心房颤动的患者；高凝状态患者；ABCD^2 评分为高危患者（≥4 分）。

对于发病在 72 小时之内的患者，符合以下三种情况也建议入院：ABCD^2>2 分的患者；ABCD^2 评分在 0~2 之间，但 DWI 已显示与症状对应的缺血病灶或对应的责任大血管狭窄率 >50% 的患者；或者门诊无法在 2 天内完成头部核磁等相关系统检查的患者。

（一）药物治疗

1. 抗血小板治疗　除心源性栓塞性 TIA 外均推荐抗血小板治疗。

2. 抗凝治疗　心源性栓塞引起的 TIA 通常推荐抗凝治疗。可以使用肝素、低分子肝素和新型抗凝药。

3. 扩容治疗　对于血流动力学异常导致低灌注的患者应给予扩容治疗。

4. 溶栓治疗　对于新近发生的 TIA 患者即使影像学证实有新发责任病灶，目前也不作为溶栓治疗的禁忌证。若 TIA 再次发作，临床有诊断脑梗死的可能性，不应等待错过时间窗，应该积极溶栓治疗。溶栓治疗参照本章第三节脑梗死的治疗。

5. 降纤治疗　对于有高纤维蛋白原血症的患者可以选用降纤酶治疗。

（二）外科治疗和血管介入治疗

对于颈动脉狭窄的患者应该由神经介入医生评估颈内动脉剥脱术（carotid endarterectomy，CEA）或者颈内动脉支架术（carotid artery stenting，CAS）的可能性，如果适合手术应在 48 小时内手术。

六、预后

TIA 患者在发病 7 天内脑梗死发生率为 4%~10%，发病 90 天内发生率平均为 11%。TIA 患者部分发展为脑梗死，部分继续发作，部分自行缓解，除脑梗死外，TIA 患者也容易发生心肌梗死和猝死。其中，发作持续时间长、间隔时间短，临床症状逐渐加重的进展型 TIA 是即将发展为脑梗死的强烈预警信号。

第三节　脑　梗　死

一、概述

脑梗死是指各种脑血管病变所致脑部血液供应障碍，导致局部脑组织缺血、缺氧性坏死，而迅速出现相应神经功能缺损的一类临床综合征。脑梗死是脑卒中最常见类型，占 70%~80%。

脑梗死根据病因分型，国内外最常使用 TOAST 分型。TOAST 分型按病因分为五种类型：大动脉粥样硬化型；心源性栓塞型；小动脉闭塞型；其他病因型（少见的血管炎、血管畸形、夹层动脉瘤等）；不明原因型。目前临床上我们最常使用 TOAST 分型，其中大动脉粥样硬化型也是最常见、研究最充分、最具有代表性的。本书重点以大动脉粥样硬化型脑梗死来对发病机制、临床表现等进行讲述。

二、大动脉粥样硬化型脑梗死

动脉粥样硬化是脑梗死最常见的病因，但符合大动脉粥样硬化型脑梗死的并不是很多。中国人以颅内动脉粥样硬化性狭窄较常见，白种人则以颈动脉粥样硬化为主。

（一）病因和发病机制

本型根本病因为动脉粥样硬化，动脉粥样硬化随着年龄增长而加重，年龄、高血压病、高脂血症、糖尿病、吸烟是其重要的危险因素，进而成为脑梗死的重要危险因素。脑动脉粥样硬化形成血管狭窄甚至闭塞后是否会导致脑梗死，既与缺血脑组织的侧支循环和缺血程度相关，也与缺血持续时间和缺血脑组织对缺血的耐受性有关。

（二）病理生理

局部脑缺血由中心坏死区及周围缺血半暗带组成。中心坏死区在脑缺血60 分钟以后通常已达到致死性缺血缺氧程度，脑细胞很快死亡，即使血流再灌注也无法恢复。缺血半暗带的神经功能受损，随着缺血时间延长和缺血程度加重，将会继续发生梗死，但如果能在短时间内迅速恢复血供则脑损伤是可逆的，神经细胞有可能存活并恢复功能。缺血半暗带是动态变化的，随着缺血时间延长，中心坏死区会逐渐增大，缺血半暗带存在时间约数小时，这也是脑梗死溶栓治疗的理论基础。有效挽救半暗带的脑组织细胞的治疗时间，称为治疗时间窗，国内外经过多年临床论证，认为不超过 6 小时；机械取栓的时间窗一般不超过 8 小时，个别患者在影像学支持下可以延长至 24 小时。一旦治疗超过时间窗，即使成功建立血运，也不能挽救缺血脑组织，甚至会导致一系列瀑布式缺血级联反应，导致再灌注损伤。

（三）临床表现

脑梗死多于安静或睡眠中发病，临床表现取决于闭塞血管所支配的供血区域，即血管闭塞后梗死灶的大小和部位。同时还取决于侧支循环建立程度和血管变异程度。按照不同脑血管闭塞可以分为：

1. 颈内动脉闭塞　因颈内动脉分出大脑前动脉和大脑中动脉，闭塞后可出现这两支血管供血区的缺血表现，特异性的如单眼一过性黑矇或失明，见于视网膜动脉缺血，或者 Horner 征，见于颈上交感神经节后纤维损害，均提示颈内动脉闭塞。由于侧支循环代偿，表现轻重程度差异较大。

2. 大脑中动脉闭塞　主干闭塞可出现经典的"三偏"症状，即病灶对侧偏瘫、偏盲、偏身感觉障碍，可伴双眼向病灶侧凝视，优势半球受累可出现失语，非优势半球受累可出现体象障碍，累及网状激活系统可出现意识障碍，面积较大时可继发脑水肿，可导致脑疝甚至死亡。皮质支闭塞和深穿支闭塞则出现上述症状的部分损害。

3. 大脑前动脉闭塞　主干闭塞可以出现双下肢截瘫、二便失禁、运动性失语、额叶精神症状等。可出现对侧下肢和足的运动感觉障碍，旁中央小叶受损可出现尿失禁，可出现额叶精神症状如淡漠、反应迟钝、欣快和缄默等，可出现额叶释放症状如强握反射、吸吮反射，痉挛性强直等。皮质支闭塞和深穿支闭塞则出现不同程度的上述症状。

4. 椎 - 基底动脉闭塞　血栓性闭塞多发生于基底动脉起始部和中部，栓塞则多栓塞于基底动脉尖部。基底动脉闭塞或者双侧椎动脉闭塞是脑血管病中的严重类型,致死率高、预后极差。由于椎 - 基底动脉发出分支供应脑干、小脑、丘脑、颞叶内侧部、枕叶,所以可以出现一些特异的临床综合征,主要表现为同侧脑干神经核与对侧锥体束损害的交叉症状。

(四) 诊断

诊断标准大动脉粥样硬化型脑梗死的诊断标准:①血管影像学检查证实有与脑梗死神经功能缺损对应的颅内或颅外大动脉狭窄,狭窄率 >50%,病变血管符合动脉粥样硬化改变;或有此血管病变的间接证据,如影像学显示该血管支配区直径 >1.5cm 的梗死病灶。②有至少一个及以上的危险因素或系统性动脉粥样硬化的证据,如颈动脉斑块、冠心病等。③排除心源性栓塞导致的脑梗死。

(五) 治疗

经过多年临床的完善,指南的成熟,现在脑梗死的治疗目标明确,即挽救缺血半暗带,避免或减轻原发性脑损伤,并强调个体化治疗。

1. 一般治疗　包括吸氧和通气支持,心脏监测和心脏病变处理,体温控制,血压控制、血糖调节,营养支持。

2. 特异性治疗

(1) 静脉溶栓:这也是目前最重要的恢复血流措施,重组组织型纤溶酶原激活剂(recombinant tissue plasminogen activator,rt-PA)是目前世界范围内认可的溶栓药物,我国目前还有尿激酶溶栓药物在广泛使用。

1) rt-PA 静脉溶栓:发病 3 小时内或 3~4.5 小时,应该严格按照适应证和禁忌证评估患者,符合条件者尽快给予溶栓治疗。用法用量为 0.9mg/kg 静脉滴注,最大用量为 90mg,迄今为止世界范围内,3 小时内静脉 rt-PA 溶栓是唯一经过严格的临床科学实验证实具有显著疗效的药物治疗急性脑梗死的方法。

2) 尿激酶静脉溶栓:中国 "九五" 攻关课题研究结果表明,尿激酶静脉溶栓治疗发病 6 小时内的急性脑梗死相对安全有效。

(2) 血管内治疗:包括动脉溶栓、桥接、机械取栓、血管支架术等,需要专业的神经介入科医师进行评估和操作。

(3) 抗血小板治疗:常用阿司匹林和氯吡格雷。未溶栓的急性脑梗死患者应在 48 小时内尽早服用阿司匹林,但如果阿司匹林过敏或有哮喘等原因不能使用时,可用氯吡格雷替代。2 周后进入二级预防方案。

(4) 抗凝治疗:在脑梗死急性期,对于合并高凝状态、有形成深静脉血栓和肺栓塞的高危患者,可以使用预防剂量的抗凝治疗。对于合并房颤的患者,可在发病后 4~14 天之间开始口服抗凝治疗,进行卒中二级预防。

(5)脑保护:针对再灌注损伤,可以通过降低脑代谢、干预缺血引发的细胞毒性机制来减轻脑损伤。包括自由基清除剂、阿片受体阻滞剂、钙通道阻断剂、兴奋性氨基酸受体阻断剂、他汀类药物。

(6)扩容:对于血流动力学异常导致的低灌注可通过扩容来纠正。

(7)其他药物:降纤治疗可能有效。中药制剂如丹参、三七、川芎嗪、葛根等药物可能有效。针灸作为传统医学可能有效。丁苯酞和尤瑞克林是近年国内开发的两种新药,对于脑缺血后侧支循环建立有一定的改善。

3. 急性期合并症处理　包括对于脑水肿和颅内压增高、梗死后脑出血、癫痫、感染、深静脉血栓形成和肺栓塞、吞咽困难等,给予相应处置。

4. 早期康复治疗　应以功能位摆放为主,24 小时内不应该进行早期大量活动。还要注意言语、运动和心理多方面的康复,最终尽量恢复患者日常生活自理能力。

(六)预后

本病在发病 30 天内病死率为 5%~15%,致残率达到 50% 以上,存活者复发风险高达 40% 以上。症状性颅内动脉狭窄患者卒中复发率明显高于颈动脉狭窄患者。

三、心源性脑栓塞

(一)概述

脑栓塞是指各种来源的栓子随血流进入脑动脉,使血管急性闭塞或者严重狭窄,导致局部脑组织缺血缺氧性坏死,出现一系列神经功能缺损表现的一组临床综合征。栓子来源可以为心源性、非心源性和来源不明性三种。动脉粥样硬化性血栓栓子脱落导致脑栓塞比较常见。临床上脑栓塞主要是指心源性栓塞。近年来研究表明,心源性脑栓塞较大动脉粥样硬化型脑梗死更常见,约占全部脑梗死的 20%。

(二)发病机制

心源性脑栓塞的栓子通常来源于心房、心室壁血栓及心脏瓣膜赘生物,少数来源于其他如心房黏液瘤、卵圆孔未闭导致的静脉栓子引起的反常栓塞。导致脑栓塞的病因有非瓣膜性心房颤动、风湿性心脏病、急性心肌梗死、心衰、人工心脏瓣膜、扩张型心肌病等。其中最常见的是非瓣膜性心房颤动,约占 50%。

(三) 临床表现

心源性脑栓塞可发生于任何年龄,风湿性心脏病引起的以青年女性为多,非瓣膜性和急性心肌梗死引起的则以中老年人为主。发病多急骤、无前驱症状,局灶性神经系统缺损体征常在数秒至数分钟内达到高峰。

临床表现视栓塞血管不同,与大动脉粥样硬化型脑梗死相同,不同的是栓子随血流游走,可累及多个血管,引起多个血管支配区的脑梗死。栓塞部位最常见大脑中动脉及其分支,栓子往往移动最终阻塞皮质分支。近 1/6 卒中由房颤导致,房颤引起心源性脑栓塞是 80 岁以上人群脑梗死的首要病因。

(四) 诊断

根据骤然起病、数秒至数分钟达到高峰,出现偏瘫、失语等局灶性神经功能缺损,既往有栓子来源的基础疾病,如房颤、风心病等,CT 或 MRI 排除脑出血、占位等其他疾病,即可作出初步诊断。

(五) 治疗

原则与大动脉粥样硬化型脑梗死相同。不同的地方在于,心源性脑栓塞患者急性期一般不推荐抗凝治疗,但对大部分房颤导致卒中的患者可在发病 4~14 天开始口服抗凝治疗。重点在于原发病的治疗。

(六) 预后

总体来说,心源性脑栓塞比其他类型脑梗死预后差、致残率高,再发风险高。

四、小动脉闭塞型脑梗死

(一) 概述

小动脉闭塞型脑梗死又称腔隙性脑梗死,是指大脑半球或脑干深处的小穿通动脉在长期高血压等危险因素作用下,血管壁发生病变最终导致管腔闭塞,导致动脉供血区脑组织发生缺血性坏死,从而出现急性神经功能损害的一组临床综合征。小动脉闭塞型脑梗死主要累及部位包括脑深部白质、基底节区、丘脑和脑干。

(二) 病因和发病机制

目前认为主要病因是小动脉硬化,即年龄相关或血管危险因素相关的小血管病,所以高龄、高血压、糖尿病、吸烟以及脑血管病家族史是本病的主要危险因素。脑深部小梗死灶和皮质下小梗死是单一小穿通动脉闭塞引起的,即直径小于 500μm 的小血管。

（三）临床表现

1. 一般特点　多见于中老年患者，男性多于女性。中国人发病率较白种人高。本病随年龄增长发病逐渐增多，发病平均年龄为 65 岁，近年来发病年龄有提前趋势。半数以上病例有高血压病史，通常症状轻、体征少、预后好。

2. 常见腔隙综合征　Fisher 根据病理资料将本病总结为 20 种综合征，后增加 1 种，一直沿用至今。常见 5 种如下：①纯运动性轻偏瘫；②纯感觉性卒中；③共济失调性轻偏瘫；④构音障碍 - 手笨拙综合征；⑤感觉运动性卒中。

（四）诊断

中老年发病，有长期高血压、糖尿病等危险因素病史，起病急，出现局灶性神经功能缺损症状，临床表现为腔隙综合征。影像学证实有与临床症状一致的脑部腔隙病灶，病灶累及脑深部白质、基底节区、丘脑和脑干等区域，符合大脑半球或脑干深部的小穿通动脉病变，即可确诊。

（五）治疗

治疗与大动脉粥样硬化型脑梗死基本原则相同，溶栓治疗同样重要。高血压是小动脉闭塞型脑梗死最重要的危险因素，降压治疗尤为重要，能有效预防卒中复发和认知功能衰退。

（六）预后

预后比其他类型脑梗死要好，死亡率和致残率均较低。发病 1 年内，70%~80% 的患者临床上完全恢复，复发风险国内外报道不一致，我国的小动脉闭塞性脑梗死患者复发率相对较高，可能与高血压控制不佳有关。

第四节　缺血性脑血管病

一、缺血性脑血管病的人群预防现状

在我国，绝大多数缺血性脑血管病患者无论在急性期还是恢复期都要接受药物治疗，但二级预防措施的推广还有待加强，患者对预防为主的理念尚需建立。我国对一级预防和二级预防的指南一直在推广，其所涉及内容非常广泛，涵盖针对卒中本身和脑动脉硬化的预防用药等。

高血压作为脑卒中最重要的独立可干预危险因素，患者的知晓率、服药率和控制率与美国等发达国家相比处于较低水平。

对于缺血性脑血管病而言，二级预防中最重要的措施是抗血小板治疗，这

一措施在各国指南中都是强烈推荐的。我国缺血性脑卒中患者在出院时、出院 3 个月后和 12 个月后使用抗血小板药物的比例偏低。合并房颤患者出院后应用抗凝药物者和他汀药物治疗不足,合并高血压病和糖尿病患者降压药和降糖药使用率不高。

二、提高缺血性脑血管病预防水平的策略

缺血性脑血管病的发病率高、死亡率高、致残率高、复发率高、负担额度高,包括社区医生和神经内科专科医生在内的所有医生均应坚持早诊断、早治疗、早康复、早宣教、早预防的策略。

三、缺血性脑血管病的多层次健康管理

(一) 居家管理

主要是对生活方式的管理。

1. 膳食　平衡膳食,或曰合理膳食是指膳食所提供的的能量及营养素在数量上能满足生理条件下和劳动条件下用膳者的要求,并且营养素比例适宜的膳食。平衡膳食能够提供合理的营养。脑卒中患者和高危人群的膳食指导要参考:

(1) 根据用膳者的活动能力决定给予的总能量。卧床患者每日所需总能量 = 标准体重 × (15~20)kcal。肥胖者按低值计算,消瘦者按高值计算。标准体重 = 患者身高 −105。可下地行走者总能量 = 标准体重 × (25~30)kcal。可进行日常锻炼者总能量 = 标准体重 × (35~40)kcal。最终总能量值男性应大于 1 400kcal,女性应大于 1 300kcal,这是人体基础代谢所需的最低能量,低于此数值将引起营养缺乏。

(2) 了解用膳者的吞咽能力。如果能够正常进食,则严格遵循平衡饮食原则。如果用膳者咀嚼能力差,可以进食软食和半流食。咀嚼能力差不等于消化能力差,还是要注意平衡膳食原则,同时注意软食的营养密度较低,应增加每日进餐的次数。如果患者有呛咳和吞咽障碍,要及时下鼻饲管给予流食。流食建议每日 6~7 次,每次 200ml,要将平衡膳食打成匀浆,注意卫生操作,新鲜制备。注意膳食的浓度过浓易堵塞鼻饲管,过稀影响营养素含量。还要注意推注的姿势和速度,宜取坐位或半卧位,避免过快推注导致呕吐。

(3) 针对危险因素的饮食调节。

1) 伴有高血压者:限制总能量,尽量将体重控制在标准体重内。适量

蛋白质摄入，每日 1g/kg，其中一半为动物蛋白。限制烹调油的摄入，每日 25~30g，宜选用橄榄油和菜籽油。重点控制钠盐的摄入，每日 2~3g。

2）伴有高脂血症者：如果甘油三酯高，说明摄入总能量高于总消耗，要注意减少油脂性食物和碳水化合物的摄入，增加运动量。如果是胆固醇增高则会增加动脉硬化风险，此时要注意胆固醇摄入不要超过 300mg，饮食中要增加不饱和脂肪酸摄入，减少饱和脂肪酸。

3）伴有尿酸增高者：控制和保持标准体重，多选择蔬菜水果多饮水，避免饮酒，避免高嘌呤食物，如豆制品、肉汤、海鲜、动物内脏等。

4）伴有同型半胱氨酸增高者：多吃绿叶蔬菜，维生素 B_{12} 是从动物蛋白中产生，要吃适量动物蛋白。

5）伴糖尿病者：糖尿病患者的血糖水平与饮食密切相关，本书糖尿病章节会详细讲述糖尿病患者的健康管理。此处简单说来，原则上要合理控制总热量，平衡膳食中每一层食物不可缺少。

2. 运动　运动类型主要包括：①耐力运动，主要是大肌群的、等张的、有节律的、持续时间长的有氧运动，如慢跑、步行、游泳、骑车、跳绳、舞蹈、气功、太极拳、有氧健身操等。应避免比赛。②灵活性运动，是全身主要关节的放松运动，可以改善关节的灵活性。③力量练习，包括颈部、腰背肌的力量训练和四肢肌肉的力量训练。运动强度要适中，可以用自我疲劳程度来调节，在运动中稍累即可。运动持续时间每次 30~60 分钟，频次可以从隔日一次开始，坚持每日运动最好。不同人群运动指导有差异。

（1）伴高血压者：运动训练可以减低正常血压人群和高血压人群的血压，对高血压患者尤其明显。推荐进行小强度、长时间、大肌群的动力性运动，各类放松性活动，包括气功、太极拳等，以及中低强度的抗阻运动。

（2）伴糖尿病者：运动可以增加细胞对胰岛素的敏感性，促进肌肉和其他组织对糖的利用，降低血糖、稳定血糖和胰岛素水平，减少降糖药物的使用。运动可以使肌肉组织更多的利用脂肪酸，增强脂代谢，降低甘油三酯和低密度脂蛋白，增加高密度脂蛋白，可预防或减缓动脉粥样硬化及心脑血管疾病的发生；运动可以治疗肥胖症。2 型糖尿病患者可进行轻度至中度的耐力性运动，常用步行、慢跑、骑车、游泳。建议选用患者易于坚持的活动，注意避免高强度长时间运动，尤其是 1 型糖尿病患者，避免产生低血糖反应。

（3）伴高脂血症者：运动能够改善脂代谢过程中酶的活性，降低胆固醇、低密度脂蛋白和极低密度脂蛋白，降低甘油三酯。但需要长时间规律运动能达到这个效果。主要应采用耐力性运动为主,辅助以力量性运动。

(4) 伴肥胖或超重:运动能增加能量消耗,能提高安静状态下的机体代谢率;减少体脂、改善身体成分;改善脂代谢过程中酶的活性,并能调节肥胖基因的表达。运动减肥主要以耐力性运动为主,辅助以力量性运动。

3. 戒烟限酒　WHO 已将烟草依赖作为一种疾病列入国际疾病分类,属于精神类疾病。戒烟不但是一种生理矫正,也是一种行为心理的矫正。吸烟是脑血管病发病的重要危险因素,吸烟者脑卒中发病和死亡的相对危险性增加,中国 35~64 岁人群中,吸烟者急性缺血性脑卒中和出血性脑卒中发病风险分别是不吸烟者的 1.37 倍和 1.21 倍。被动吸烟同样会增加脑卒中风险。吸烟者戒烟 1 年内动脉硬化的风险就可以减至吸烟者的一半。吸烟者戒烟后出现戒断症状,多在戒烟 2 周内最严重,如果情况严重可以考虑使用戒烟药物,最常用的是尼古丁替代疗法,利用尼古丁递减的疗法可以减缓戒断症状,减轻吸烟欲望,从而达到逐渐戒烟的目的。

限酒而非戒酒主要是因为少量有节制的饮酒有可能对健康有益,但是结果有争议,所以目前在健康管理领域尚未完全建议戒酒,但限酒是必要的。目前对于饮酒者通常建议适度饮酒,建议每日男性 <2 标准饮酒单位,女性 <1 标准饮酒单位,65 岁以上老年人 <1 标准饮酒单位。1 标准饮酒单位相当于 12g 纯酒精,根据不同品种酒类可以换算。

4. 心理调节和情绪管理　发生脑卒中后,尤其患者遗留有肢体运动和感觉异常,言语、吞咽异常等后遗症以后,患者往往会产生心理压力,甚至伴随发生抑郁和焦虑情绪。心理压力一旦产生必然伴随情绪的变化,但情绪是可以控制的,通过情绪控制人们会获得一种和谐的情绪,这种情绪可以使人放松,最终获得积极的生活态度。

(二) 社区管理与健康教育

1. 目的和意义　让人们认识和了解脑血管病的严重危害,让需要二级预防人群认识到其复发的风险,引起足够的重视,主动积极地采取预防措施;对需要一级预防人群宣传脑血管病的危险因素和诱发因素,早期开始预防;让人群普遍了解脑血管病的症状和早期应对措施,及早治疗。

2. 主要内容

(1) 指导脑血管病患者和高危人群了解危险因素,主要是高血压:有高血压病史者应该经常测量血压,无高血压病史的中年人和有高血压病家族史的 35 岁以下青年人至少半年测量血压一次。

（2）指导脑血管病患者和高危人群定期体检：40岁以上人群每年应体检一次，重点检查血糖血脂、心脏功能、是否房颤等。

（3）指导脑血管病患者和高危人群改变不健康的生活方式：注意膳食、运动和烟酒等生活方式。

（4）指导脑卒中患者和高危人群了解脑卒中预警症状：2004年，美国北卡罗来纳大学医学院设计提出了FAST口诀作为脑卒中预警信号。即面瘫、口角歪斜（face），肢体无力（arm），言语不清（speech），迅速求助（time），由于这个方法简单易行，易于推广，目前全世界很多地方均采用该方法进行脑卒中预警宣传。

3. 当患者情绪难以自行控制时，需要社会、家庭和社区的支持

（1）情绪疏导：对于不善于发泄或释放情绪的患者需要外部的情绪疏导。可以通过音乐、旅行、改变环境来引导患者释放情绪。善于共情，从患者感受出发进行劝解和安慰。

（2）消除紧张：通过培养幽默感或者通过书籍、笑话、漫画等方法刺激大脑分泌儿茶酚胺，帮助患者消除紧张。

（3）激励和支持：脑卒中患者由于不同程度的失能影响了生活质量，很容易产生悲观情绪，对生活缺乏信心，因此帮助他尽可能做到自己能力范围内的事情，培养其生活信心尤为重要。患者经常失去对生活的兴趣，从其自身的兴趣爱好出发帮助患者提高兴奋性也非常重要。同时来自社会上的支持，来自亲朋好友，来自医护群体的关爱都可以为患者提供精神上的帮助和情感上的支持。

（三）医院管理

1. 一级预防　缺血性脑血管病的一级预防是指首次缺血性脑血管病的预防，即对有卒中倾向但尚未发生卒中病史的个体，通过干预可干预危险因素，从而达到卒中不发生或延缓发生的目的。我国于2019年发布了《中国脑血管病一级预防指南（2019）》，针对一级预防的内容给予详细的规范和解读。重点内容主要是强调高血压、糖尿病和高脂血症的预防目标。

（1）高血压：高血压治疗目标是提高控制率以减少脑卒中等合并症的发生。患者收缩压和舒张压的控制同等重要，但重点应控制收缩压。同时指南强调生活方式与用药同等重要，早期高血压可先通过控制生活方式来改善血压，3个月以上无明显改善再行用药。各种类型降压药均可应用，但钙通道阻滞剂在预防脑卒中方面有一定优势。一旦开始用药，应坚持随诊。

（2）糖尿病：糖尿病是脑卒中的独立危险因素，而且目前研究表明高血糖合并高血压可以明显增加糖尿病并发症的发生，其中包括缺血性脑血管病。脑血管病高危人群应定期检测血糖，及早识别糖尿病或糖尿病前期状态。糖尿病确诊后应首先改进生活方式，包括控制饮食，加强运动，如控制不佳者口服降糖药或采用胰岛素治疗。一般糖尿病患者血糖控制目标值为糖化血红蛋白 7.0% 以下。糖尿病合并高血压患者的降压目标应低于 130/80mmHg。

（3）血脂异常：采用健康的生活方式是血脂管理的首要步骤，必须贯穿生命全周期，包括减少饱和脂肪酸和胆固醇摄入，选择能降低低密度脂蛋白的食物，戒烟、减重、增加运动等。他汀治疗是一线治疗方案，对于他汀不耐受患者，其他药物如依折麦布等的作用尚未明确。

（4）心房颤动：瓣膜性心房颤动患者，如 CHA_2DS_2-VASc 评分 ≥2 分且出血性并发症风险较低的人群，建议长期口服华法林抗凝治疗（INR 目标值范围在 2~3）。非瓣膜性心房颤动患者，CHA_2DS_2-VASc 评分 ≥2 分且出血性并发症风险较低的患者，建议口服华法林抗凝治疗（INR 目标值范围在 2~3）；如有条件也可选择新型口服抗凝剂，如达比加群酯、阿哌沙班、利伐沙班或依度沙班；但对严重肾功能损害（肌酐清除率 <15ml/min）者或透析的非瓣膜性心房颤动患者，不推荐使用上述几种新型抗凝剂。非瓣膜性心房颤动患者，CHA_2DS_2-VASc 评分为 0 分的非瓣膜性心房颤动患者，不推荐抗栓治疗。对不适合长期抗凝治疗的心房颤动患者，在有条件的医疗机构可考虑行左心耳封堵术，但患者需能够承受至少 45 天的术后抗凝治疗。

（5）无症状性颈动脉狭窄：无症状颈动脉狭窄患者采用药物治疗可以使缺血性脑血管的发生率降低到 1% 以下。对于无症状颈动脉狭窄患者，无论是否进行血管重建，均应进行他汀类药物治疗。还可以选用外科手术来治疗无症状性颈动脉狭窄，包括或者动脉内膜切除术（carotid endarterectomy，CEA）和颈动脉支架置入术（carotid artery stenting，CAS）。

　　2. 二级预防　二级预防是指预防再次发生脑血管病。中国卒中登记研究显示：我国近 70% 脑卒中为缺血性卒中患者，缺血性卒中年复发率高达 17.7%，存活的卒中患者中 34% 为复发患者。中国脑卒中防治数据显示，高达 40% 的门诊卒中患者是复发人群。复发性卒中具有高致残率、高死亡率的特点，出现过二次卒中患者的死亡率是未出现过二次卒中患者的 2.67 倍，卒中复发使致残或死亡风险相对于未复发患者增加约 9.4 倍。针对缺血性脑卒中较高的复发率，因此我们更应重视缺血性脑卒中的二级预防。由于 TIA 发作后发生缺血性脑卒中的风险极大,我国于 2014 年发布的《中国缺血性脑卒中和短暂性脑缺血发作二级预防指南 2014》,明确地将 TIA 发作与缺血性脑卒中同等对待。有效的二级预防是减少缺血性脑卒中复发和死亡的有效手段。二级预防同样涉及生活方式的管理,例如戒烟限酒、运动饮食等因素,与一级预防基本相同。重点仍旧为高血压、糖尿病、高脂血症和颈部血管狭窄的管理。

(1)高血压:既往未接受降压治疗的患者,在发生缺血性脑卒中数天后,如果收缩压≥140mmHg 或舒张压 >90mmHg,应开始降压治疗。既往有高血压病史且长期接受降压药物治疗的患者,如果没有绝对禁忌,发生缺血性脑卒中后数天应重新启动降压治疗。由于颅内大动脉粥样硬化性狭窄(狭窄率70%~99%)导致的缺血性脑血管病的患者,需要保持脑血流灌注,推荐血压降至收缩压 140mmHg 以下,舒张压 90mmHg 以下。降压药物种类和剂量的选择以及降压目标值应个体化,应全面考虑药物、不同脑卒中分型的特点和患者个体三方面因素。

(2)血糖:糖尿病是脑卒中的独立危险因素,糖尿病患者发生缺血性卒中的概率为正常人的 2~3 倍。缺血性卒中患者的预后与血糖水平密切相关,因此控制血糖在缺血性脑血管病二级预防中显得十分重要。对糖尿病或糖尿病前期患者进行生活方式和 / 或药物干预能减少缺血性脑卒中发病率,推荐 HbA1c 治疗目标为 <7%。降糖方案应充分考虑患者的临床特点和药物的安全性,制定个体化的血糖控制目标,要警惕低血糖危害。缺血性脑卒中患者在控制血糖水平的同时,还应对患者的其他危险因素进行综合全面管理。糖尿病合并高血压患者,推荐选择血管紧张素转换酶抑制剂和血管紧张素II受体阻断剂。

(3)血脂异常的控制:国外一项研究(SPARCL)结果显示,总胆固醇(TC)和低密度脂蛋白胆固醇(LDL-C)水平升高与缺血性卒中密切相关。他汀类药物能够降低缺血性脑血管病发病率,首选此类药物控制高脂血症已成为共识。

TC>6.24mmol/L 者易发生脑卒中;发生过脑卒中的患者,应将 LDL-C 降至 <2.60mmol/L 或使其下降幅度达 30%~40%;对于伴多种危险因素,如冠心病、糖尿病、粥样硬化斑块形成的缺血性脑血管病患者,应将 LDL-C 降至 <2.10mmol/L 或使其下降幅度 >40%;对于存在颅内外大动脉粥样硬化易损斑块或动脉源性栓塞证据的缺血性脑血管病患者,无论是否伴血脂异常,均推荐尽早启动强化他汀类药物治疗,应将 LDL-C 降至 <2.10mmol/L 或使其

下降幅度 >40%。指南对于卒中患者推荐高强度他汀治疗。

针对危险因素进行一级预防和二级预防是有效减少缺血性脑卒中发病率的重要手段,脑卒中患者在完成急性期医院内治疗后,院外的康复治疗、居家和社区管理也都是建立在这个基础之上。

3. 抗血小板药物 应用抗血小板药物是缺血性脑卒中二级预防中必不可少的环节,抗血小板药物也是迄今研究证据最多、最充分的一类药物,包括阿司匹林、氯吡格雷、双嘧达莫、西洛他唑等。阿司匹林(50~325mg/d)或氯吡格雷(75mg/d)单药治疗均可以作为首选抗血小板药物。阿司匹林单药抗血小板治疗的最佳剂量为 75~150mg/d,阿司匹林(25mg)+ 缓释型双嘧达莫(200mg)2 次 /d 或西洛他唑(100mg)2 次 /d,均可作为阿司匹林和氯吡格雷的替代治疗药物。抗血小板药物的选择应考虑到患者的危险因素、费用、耐受性和其他临床特性,在此基础上进行个体化选择。单用阿司匹林或氯吡格雷作为缺血性脑卒中二级预防长期一线用药。非心源性栓塞性缺血性脑卒中患者,不推荐常规长期应用阿司匹林联合氯吡格雷抗血小板治疗。缺血性脑卒中患者如伴有主动脉弓动脉粥样硬化斑块证据的,推荐抗血小板药物及他汀类药物治疗。

(四) 综合健康教育

事实上,在实际工作中,居家、社区和医院的健康管理往往是无法完全分开的,需要三方面的协调配合,提高患者的依从性,尤其是提高脑卒中二级预防人群的依从性,可以采取多种形式、综合内容的健康教育。包括:

1. 院前社区健康教育 通过多种方式的组合,利用社区的优势,提高对脑卒中预防干预措施的依从性,加强社区人群预防干预的效果,加强社区居民对脑卒中的预防、运动相关知识的理解,促进疾病高危人群主动改变生活方式,增加运动,促进患病人群主动进行二级预防,加强全民医学普及教育。

2. 医院门诊多种形式的健康教育 在门诊采取候诊区教育、门诊咨询、门诊健康课堂等定期、有规律的教育形式。

3. 住院健康教育 目前健康管理师制度的建立和执行是基于大量医师临床经验和患者需求,医护干预的健康教育可以增强患者的二级预防依从性。

4. 出院后持续的系统健康教育 健康管理贵在持之以恒,但很多患者在出院后逐渐停止二级预防、停止复查,是我国脑卒中再发风险明显高于美国等发达国家的主要原因之一。应该建立出院后对患者进行系统的健康教育和咨询的服务措施,包含诊疗机构、医院协调员、家庭医生等构成。

第五节　脑　出　血

一、概述

脑出血（intracerebral hemorrhage，ICH）指非创伤性脑内血管破裂，导致血液在脑实质内聚集，其在脑卒中各亚型中的发病率仅次于缺血性脑卒中，位居第二。

二、病因及发病机制

高血压合并小动脉硬化、破裂是脑出血最常见的原因，称作高血压性脑出血。其他原因包括脑淀粉样血管病、动静脉畸形、动脉瘤、血液病、凝血功能异常、脑动脉炎、药物滥用、原发或转移性肿瘤、抗凝或溶栓治疗等。用力过猛、气候变化、不良嗜好（吸烟、酗酒、食盐过多，体重过重）、血压波动、情绪激动、过度劳累等为诱发因素。

高血压性脑出血的主要发病机制是长期高血压作用下，颅内细小动脉发生玻璃样变性、纤维素样坏死，形成微动脉瘤或夹层动脉瘤。当血压骤然升高，极易导致血管破裂出血。如自大脑中动脉发出的豆纹动脉、自基底动脉发出的旁正中动脉等深穿支，这些血管直接来自压力较高的大动脉，血管细长且垂直穿透，承受较高的血流冲击，易导致血管破裂出血，故又称为出血动脉。

三、临床表现

常发生于中老年人，男性略多于女性，冬春季发病率较高，多有高血压病史，常在剧烈的情绪激动、用力排便或剧烈运动时发生，数分钟到数小时达高峰，少数也可在安静状态下发病。

发病后多伴有血压明显升高。常有剧烈头痛、恶心呕吐，可伴有不同程度的意识障碍。局灶性神经缺损症状取决于出血量和出血部位。小量出血者，可无任何症状和体征。大量出血者，出现严重的症状和体征，甚至发生脑疝。高血压性脑出血的出血部位以壳核最多见，其次为丘脑、尾状核、脑叶、脑桥、小脑和脑室等。偶见中脑出血，延髓出血罕见。

四、辅助检查

对疑似脑出血患者,应尽快行头部 CT 或头部 MRI 检查明确诊断。头 CT 可清楚地显示出血部位、出血量、血肿形态、有无水肿及占位效应等;头 MRI 的影像特征随着血肿内血红蛋白的病理生理变化而表现出一系列特征性改变 (表 2-2-2):为进一步查找脑血管基础病变时,可进一步检查 MRA、MRV、CTA 及 DSA 等。其他检查包括血、尿、便常规、肝肾功能、凝血功能、心电图等。

表 2-2-2 血肿的变化特点

生化形态	临床分期	出现时间	T1 像信号强度	T2 像信号强度
红细胞内氧合血红蛋白	超急性	发病至数小时	等	稍高
红细胞内脱氧血红蛋白	急性	数小时至数天	等或稍低	低
红细胞内正铁血红蛋白	亚急性早期	最初几天	高	低
红细胞外正铁血红蛋白	亚急性 - 慢性	数天至 1 个月	高	高
铁蛋白和含铁血黄素	陈旧性	>1 个月	等或稍低	低

五、院前诊断与评估

根据患者活动或情绪激动时突然发病,迅速出现头痛、呕吐、意识障碍,以及偏瘫、失语等脑部局灶体征,急诊行头颅 CT 检查发现高密度病灶,可明确脑出血的诊断。

ICH 的院前管理与缺血性卒中相似,主要目标是在需要时提供气道管理,提供心血管支持,并将患者转移到附近有救治条件的医疗机构;次要优先事项包括询问症状出现时间(或患者最后正常时间)、药物使用情况,以及家人的联系方式等;同时通知急诊科可疑卒中患者即将到来,以便启动快速通道。

六、院内管理

脑出血的治疗目的为挽救生命,降低病死率、残疾率,减少复发,包括内科保守治疗和外科治疗。多数患者以内科治疗为主,如果病情危重或有继发原因,且有手术适应证者,则应进行外科治疗。

(一) 内科治疗

1. 一般治疗 脑出血患者在发病后的最初数天病情往往不稳定,应常规予以持续生命体征监测、神经系统评估、持续心肺监护。脑出血患者的吸氧、呼吸支持及心脏病的处理原则同《中国急性缺血性脑卒中诊治指南(2018)》，主要包括：①吸氧，维持氧饱和度 >94%，气道功能严重障碍者应给予气管插管或切开，辅助呼吸。②无低氧血症者不需常规吸氧。③24 小时内常规进行心电图检查，如病情需要可进行持续心电监护，以便早期发现心律失常等心脏病变。④避免或慎用增加心脏负担的药物。⑤对体温升高者应积极寻找发热原因，如存在感染，应给予抗感染治疗，体温 >38℃时给予退热。

2. 血压管理　应分析血压升高的原因，综合管理脑出血患者的血压。对于收缩压 150~220mmHg 的住院患者，在没有急性降压禁忌证的情况下，将血压数小时内降压至 130~140mmHg，但其改善患者神经功能的有效性尚待进一步验证；对于收缩压 >220mmHg 的脑出血患者，在密切监测血压的情况下，可持续静脉输注药物控制血压，收缩压目标值为 160mmHg。在降压治疗期间应严密观察血压水平的变化，避免血压波动，每隔 5~15 分钟进行 1 次血压监测。

3. 血糖管理　推荐血糖值可控制在 7.8~10.0mmol/L。应加强血糖监测并相应处理：①血糖超过 10mmol/L 时可给予胰岛素治疗；②血糖低于 3.3mmol/L 时，可给予 10%~20% 葡萄糖口服或注射治疗。目标是达到正常血糖水平。

4. 体温管理　脑出血患者可出现中枢性发热，特别是在大量脑出血、脑室出血、丘脑出血或脑干出血者中出现。入院后 72 小时内发热持续时间与临床转归相关，然而，尚无资料表明治疗发热能改善临床转归。发病 3 天后，患者可因感染等原因出现发热，此时应针对病因治疗。

5. 止血药物及病因治疗　潜在的凝血功能异常可导致 ICH。高危患者包括口服抗凝药物、抗血小板药物，获得性或先天性凝血因子缺陷患者，以及遗传或获得血小板异常患者。

(1) 止血治疗：临床上止血药物有重组 VIIa 因子(recombinant factor VIIa，rFVIIa)氨甲环酸等。但 rFVIIa 治疗脑出血的疗效尚不确定，且可能增加血栓栓塞的风险，故不推荐常规使用。氨甲环酸能限制急性期血肿体积扩大，降低早期病死率，但长期能否获益尚不明确，故也不推荐常规使用。

(2) 输注凝血因子或血小板：对于严重凝血因子缺乏接受适当的因子替代治疗，有严重血小板减少的患者应输注血小板治疗。

(3) 药物相关性脑出血：使用抗栓药物发生脑出血时，应立即停药；不推荐 rFVIIa 单药治疗口服抗凝药相关性脑出血。

1) 华法林相关性脑出血：可考虑将浓缩型凝血酶原复合物(PCC)作为新

鲜冰冻血浆（FFP）的一种替代选择，同时静脉应用维生素 K。

2）对新型口服抗凝药物：对于正在服用达比加群、阿哌沙班或利伐沙班而发生脑出血者，可考虑单独使用 PCC 或 rFVIIa，有条件者可应用相应拮抗药物，如依达赛珠单抗。

3）普通肝素相关性脑出血：可使用硫酸鱼精蛋白治疗。

4）溶栓药物相关脑出血：可选择输注凝血因子和血小板治疗。

5）抗血小板药物相关性脑出血：输注血小板对该类 ICH 患者作用并不明显，故不推荐常规输注血小板治疗。

6. 并发症治疗　包括颅内高压、痫性发作、深静脉血栓、肺栓塞、肺炎等的防治。

（1）颅内压增高的处理：有研究表明颅内出血患者颅内压的高变异性与其不良预后相关，脑出血患者早期的颅内压控制在合适的水平，可以改善患者的功能预后。有条件情况下，重症患者可以对颅内压和脑灌注压进行监测。常用控制颅内压增高的方法：

1）头高位法：将床头抬高 30° 有利于降低颅内压。

2）镇痛和镇静：适当镇静、阵痛，可减轻颅内压升高。

3）脱水降低颅内压：高渗盐水或甘露醇可用于治疗颅内高压，减轻灶周水肿。我国目前多将甘露醇作为降颅压的首选药物，但应该注意其不良反应，尤其较长时间使用时，需要监测心肾功能及水电解质等。呋塞米、甘油果糖和白蛋白也常用于降低颅内压，可酌情个体化应用。不推荐糖皮质激素用于脑出血后的降颅压治疗。

4）脑室引流：脑出血患者出现严重的脑积水，尤其是伴意识水平下降者，如药物脱水治疗无效，可考虑行脑室引流，以挽救生命。

（2）痫性发作：痫性发作的危险因素包括脑出血严重程度、皮质出血、晚发型痫性发作。早发痫性发作（脑出血 7 天内）由脑出血所致的组织损伤所致，应给予 3~6 个月抗癫痫药物治疗。对于晚发痫性发作抗癫痫药物治疗原则与其他癫痫患者相同。疑为痫性发作者应考虑持续脑电图监测，如检测到痫样放电，应给予抗癫痫药物治疗。不推荐预防性应用抗癫痫药物。

（3）深静脉血栓和肺栓塞：二者可明显增加病死率，因此有必要积极防治：①对 DVT 高危患者可行 D- 二聚体检测及下肢多普勒超声检查；②鼓励患者尽早活动、腿抬高；尽可能避免瘫痪侧肢体静脉输液，尤其是瘫痪侧下肢。③对瘫痪患者应用气压泵装置，可有效预防深静脉血栓及相关栓塞事件；弹力袜并不能有效预防深静脉血栓，也不能改善预后，因此不推荐穿弹力袜。④对易发生深静脉血栓的高危患者（凝血功能障碍所致的脑出血患者除外），血肿稳定后可考虑在发病 1~4 天后给予皮下注射小剂量低分子肝素或普通肝素，以预防DVT，但应注意出血的风险。⑤当患者出现深静脉血栓或肺动脉栓塞症状时，可使用系统性抗凝治疗或下腔静脉滤器植入；合适治疗方案的选择取决于多重因素，包括出血时间、血肿稳定性、出血原因及全身情况等。

（4）肺炎及其他并发症：脑出血的常见并发症还有肺炎、呼吸衰竭、脓毒血症、心脏事件（心衰、心肌梗死）等。其中吞咽困难和误吸是肺炎的主要危险因素，因此有必要在经口进食前进行吞咽障碍筛查，从而降低肺炎风险。对脑出血患者，建议常规进行心电图及心肌酶检查来筛查心肌缺血或梗死。

7. 其他治疗措施　其他治疗包括神经保护剂、中药等。如依达拉奉，在改善脑出血患者神经功能起到一定的积极作用，中药制剂在我国也有较多应用，但其疗效及安全性尚需开展大样本随机对照研究予以进一步证实。

（二）外科治疗

严重脑出血者内科治疗往往无效，外科手术能快速清除血肿、缓解颅高压、解除机械压迫，成为高血压脑出血治疗的重要方法，有可能挽救患者生命，但可增加严重残疾风险。根据出血部位不同，采取不同手术方式。

1. 脑实质出血　常用的有开颅血肿清除术、微创手术、去骨瓣减压术。对于大多数原发性脑出血患者，外科开颅手术治疗的有效性尚不能充分确定，不主张无选择地常规使用外科开颅手术。可根据临床具体情况，个体化选择开颅手术或微创手术治疗：①出现神经功能恶化或脑干受压的小脑出血者，无论有无脑室梗阻致脑积水的表现，都应尽快手术清除血肿；不推荐单纯脑室引流而不进行血肿清除；②对于脑叶出血超过 30ml 且距皮质表面 1cm 内的患者，可考虑标准开颅术清除幕上血肿或微创手术清除血肿；③40ml 以上重症脑出血患者由于血肿占位效应导致意识障碍恶化者，可考虑微创手术清除血肿；④发病 72 小时内、血肿体积 20~40ml、GCS≥9 分的幕上高血压脑出血患者，在有条件的医院，经严格选择后可应用微创手术联合或不联合溶栓药物液化引流清除血肿；⑤微创治疗应尽可能清除血肿，使残余血肿体积≤15ml；⑥病因未明确的脑出血患者行微创手术前应行血管相关检查，以排除血管病变，规避和降低再出血风险。

2. 脑室出血　由于难以保证引流管通畅，单纯脑室外引流（external ventricular drainage，EVD）可能无效。有研究者尝试 EVD 联合 rt-PA 治疗脑室出血,结果显示该方法安全性好,可降低严重脑室出血患者的病死率,但对神经功能改善并无益处,因此尚需进一步研究。联合腰椎穿刺置管引流有助于加速清除脑室出血、降低行脑室腹腔分流的风险。

(三) 预防脑出血复发

脑出血患者的复发和其他主要血管疾病的风险很高,年复发率为1%~5%。在培哚普利预防脑卒中复发研究(PROGRESS)中,有脑出血病史的受试者与有缺血性脑卒中病史的首次脑出血患者的脑出血复发风险比(HR)为6.60。

预防脑出血复发的措施推荐如下:

1. 风险评估 对患者脑出血复发风险进行分层评估将影响管理策略,脑出血复发风险应考虑以下因素:①初发脑出血的部位(脑叶);②年龄;③MRI GRE-T2,SWI 序列上有无微出血及其数量;④正在进行抗凝治疗;⑤载脂蛋白 Eε2 或 ε4 等位基因的携带者。

2. 控制血压 所有脑出血患者均应控制血压,脑出血发生后应立即给予控制血压的措施,长期血压控制目标为 130/80mmHg 是合理的。

3. 生活方式的改变 包括避免每天超过 2 次的饮酒,避免吸烟和违禁药物的使用,以及治疗阻塞性睡眠呼吸暂停等可能对预防脑出血复发有益。

4. 抗凝 / 抗栓方案的选择 在华法林相关性的自发脑叶性脑出血后,对合并非瓣膜性心房颤动的脑叶出血患者,建议避免长期服用华法林抗凝治疗以防增加出血复发风险;当具有抗栓药物的明显指征时,非脑叶出血患者可以应用抗凝药物,所有脑出血患者都可应用抗血小板单药治疗。

5. 重启抗凝 / 抗栓时间 当有明显的抗凝药物使用指征时,抗凝药物相关性脑出血重启抗凝治疗的最佳时间尚不明确。在非机械性瓣膜患者中,至少在 4 周内应避免口服抗凝药物。如果有使用指征,脑出血后数天可开始阿司匹林单药治疗,尽管其最佳使用时间尚不清楚。

6. 他汀药物的使用 没有足够证据表明脑出血患者中应限制他汀类药物的使用。

第六节 脑卒中的康复治疗

一、脑卒中的医院内早期康复

脑卒中早期康复的根本目的是预防并发症,最大限度地减轻障碍和改善功能,提高日常生活能力,其最终目的是使患者回归家庭,回归社会。规范的康复流程和康复治疗方案对降低急性脑血管病的致残率,提高患者的生存质量具有十分重要的意义。

1. 卒中早期康复的组织管理　脑卒中患者一般入住综合医院的神经内科或神经外科进行救治。脑卒中康复管理应采取多学科、多专业人员的团队工作方式,除常规的脑卒中抢救治疗外,还应该能够为卒中患者提供肢体功能训练、语言训练、生活活动训练、认知训练、心理康复和健康教育等全面管理和系统康复。理想情况下,康复服务由接受过神经病学、康复护理、职业治疗(occupational therapy,OT)、物理治疗(physical therapy,PT)、言语和语言治疗(speech and language therapy,SLT)培训的多学科医疗保健提供者提供,由在物理医学和康复方面受过培训的医生(理疗师)或在康复医学方面受过专门训练或获得委员会认证的神经病学专家来担当组长。这一过程中,其他卫生专业人员包括社会工作者、心理学家、精神病学家和心理咨询师也发挥重要作用。

卒中单元(stroke unit)是脑卒中患者的一种有效的组织化医疗和康复管理模式,注重早期康复是其特点,包括药物治疗、肢体康复、语言康复、心理康复、健康教育等。系统评价已证实卒中单元至少能明显降低脑卒中患者致死率和残疾率,因此受到各国脑卒中康复治疗指南的普遍推荐。

2. 早期康复的开始时机和强度　证据显示,只要患者已做好准备并能够耐受,就可以开始康复治疗。根据《中国脑卒中早期康复治疗指南》,推荐意见如下:①脑卒中患者生命体征稳定,症状体征不再进展后,应尽早介入康复治疗。②轻到中度的脑卒中患者,在发病24小时后可以进行床边康复、早期离床期的康复训练,康复训练应循序渐进,必要时在监护条件下进行。③如患者的体力、耐力和心肺功能情况允许,每天至少45分钟的康复训练,能够改善患者的功能;如条件许可,适当增加训练强度是有益的。

3. 早期良好肢位摆放、体位转移和关节活动度训练　脑卒中早期良好的肢位摆放和适当的关节活动度训练,能够减少并发症、提高护理质量、加快卒中患者的康复速度,是脑卒中康复护理的基础和早期康复的重要方面。脑卒中卧床期应鼓励患侧卧位,增加了患肢的感觉刺激,并使整个患侧被拉长,从而减少痉挛;适当健侧卧位,尽可能减少仰卧位;尽量避免半卧位,因半坐卧位能引起对称性颈紧张性反射,增加肢体上肢屈曲、下肢伸直的异常痉挛模式;保持正确的坐姿,与卧床相比,坐位有利于躯干的伸展,可以达到促进全身身体及精神状态改善的作用。注意定时改变体位,一般每 2 小时体位转换 1 次。卧床期患者应坚持肢体关节活动度训练,注意保护患侧肢体避免机械性损伤。

尽早在护理人员的帮助下渐进性地进行体位转移训练,并注意安全性问题,在身体条件允许的前提下,应尽早离床。体位转移主要包括被动转移、辅助转移和主动转移等方式,由治疗师、患者、家属、护士和其他陪护人员共同参与,循序渐进进行。训练内容包括翻身、由卧位坐起训练、床上坐位转移、轮椅与床之间转移等。

脑卒中急性期肢体呈弛缓性瘫痪,长期不活动可导致关节挛缩。关节活动度训练可以维持关节正常的活动范围,有效促进运动功能恢复。关节训练需坚持以下几个原则:①早期开始,可在病情平稳后 2~3 天进行;②采取仰卧位;③两侧均要进行,先健侧后患侧;④活动某一关节时,需固定近端关节;⑤手法要轻柔,避免疼痛;⑥各个方向均要训练,活动范围在正常的 2/3 以内,尤其是肩关节,注意保护关节,避免机械性损伤。随着运动功能改善,关节活动度训练可由完全被动形式逐渐过渡到辅助和完全主动的方式进行。

4. 早期站立、步行康复训练　偏瘫患者步行基本要素主要包括:①颈肌、躯干肌及偏瘫侧下肢能抗重力;②患侧下肢能负重、支撑身体;③站立时重心能够前后、左右移动;④患侧髋关节能够屈曲、迈步。

脑卒中偏瘫患者应在病情稳定(生命体征平稳,且 48 小时内病情无进展)后尽快离床,借助器械进行站立、步行康复训练。早期应积极进行抗重力肌训练、患侧下肢负重支撑训练、患侧下肢迈步训练及站立重心转移训练,以尽早获得基本步行能力。

5. 肌力训练和康复　脑卒中后肌无力和肌肉痉挛是影响卒中后患者运动功能的主要因素,卒中后肌力强化训练对患者运动功能恢复有积极作用。脑卒中早期应重视瘫痪肌肉的肌力训练,针对相应的肌肉进行高强度渐进式抗阻训练、交互性屈伸肌肉肌力训练可以改善脑卒中瘫痪肢体的功能。早期功能电刺激治疗、肌电生物反馈疗法可以提高瘫痪肢体的肌力和功能。

6. 肌痉挛的康复　脑卒中后早期多是弛缓性瘫痪,随着病情的恢复,瘫痪肢体肌张力逐渐增高,并出现痉挛。

痉挛的处理要从发病早期开始,痉挛的处理原则主要是提高患者的功能能力。抗痉挛肢位、关节活动度训练、痉挛肌肉缓慢牵伸、夹板疗法等方法可以缓解肢体的痉挛。痉挛影响肢体功能时,可使用替扎尼定、丹曲林和巴氯芬等口服抗痉挛药。应用静置手夹板结合其他治疗,包括腕部和指部屈肌早期注射肉毒杆菌毒素,可能是有益的。卒中后早期,每天在床上或椅子上以最大外旋的姿势将偏瘫的肩膀定位 30 分钟,可预防肩膀挛缩。应用系列铸型或静态可调夹板对防止肘部或腕关节挛缩可能是有益的。对于已发生的肘部屈肌挛缩患者,手术解除肱、肱桡和肱二头肌挛缩是治疗疼痛和活动范围受限的合理选择。卒中后踝关节跖屈挛缩会影响步态质量和安全性。使用踝足矫形器(AFO)可以改善在步态摇摆阶段主动跖屈患者的步态,但也可能有助于防止踝关节挛缩。对于不能走动的患者,在夜间使用踝部休息夹板,放置在跛行肢体的位置(踝关节 90° 和距下中立),或在倾斜的桌子上站立 30min/d 可能有助于防止挛缩。

7. 早期语言功能的康复　交流障碍及其相关的认知损害存在于高达 40% 的卒中后患者。脑卒中早期失语症患者的康复目标主要是促进交流的恢复,教育患者的照料者,促使其与患者积极交流、减少对患者的孤立、满足患者的愿望和需求。卒中后早期开始康复(从 3 天开始),每日失语症治疗可改善中度至重度失语患者的预后。对于何时开始治疗,治疗强度、治疗持续时间等尚没有共识。多数认为应在可耐受和可行的情况下尽早提供强化治疗。由言语治疗师对交流障碍从听、说、读、写、复述等几个方面进行评价,针对性地对语音和语义障碍进行治疗。卒中早期可针对患者听、说、读、写、复述等方面的语言障碍给予相应的简单指令训练、口颜面肌肉发音模仿训练、复述训练,口语理解严重障碍的患者可以试用文字形式进行交流。

8. 脑卒中后认知障碍的康复　脑卒中后认知障碍,可应用 MMSE、MoCA 进行筛查,并评估其对康复和护理的影响。进一步认知功能检查和康复,可待急性期过后进行详细的评测,早期发现和干预是卒中后认知康复的重要部分。建议通过丰富患者周围环境来加强认知,可以通过认知康复来提高注意力、记忆力、视觉忽视和执行能力。通过练习、适应等补偿策略可能改善记忆功能,包括使用内部化战略(如视觉表象、语义组织的实践)和外部内存辅助技术(如笔记本电脑、传呼系统等设备)。某种特定的记忆训练对记忆恢复可能有效,音乐疗法用于改善非文字记忆可能是合理的。

9. 脑卒中后吞咽障碍的康复和营养管理　临床医师、康复护士或语言治疗师应在入院 48 小时内,对所有脑卒中患者完成标准的吞咽功能临床床旁评价。对有吞咽障碍的患者建议应用口轮匝肌训练、舌运动训练、增强吞咽反射能力的训练、咽喉运动训练、空吞咽训练、冰刺激、神经肌肉电刺激等方法进行吞咽功能训练。吞咽评估之后可以采用改变食物性状和采取代偿性进食方法以改善患者吞咽状况。

对不能经口维持足够的营养和水分的患者应考虑经鼻胃管肠内营养。有胃食管反流和误吸风险的患者,建议使用鼻肠管进行肠内营养,需长期胃肠营养者(>4周)建议给予经皮内镜引导下胃造口术(percutaneous endoscopic gastrostomy,PEG)喂养。需要长期管饲者应该定期评估营养状态和吞咽功能。患者应在入院后48小时内进行营养筛查,任何患者存在营养缺乏或进食困难时都应给予营养支持。

吞咽障碍患者鼻胃管拔管参考指征如下:病情稳定,饮水试验基本正常;意识清楚并有一定的认知功能;有时训练中每餐可进食200ml以上,连续3天无不适;行常规体位或体位代偿下仪器检查未见严重误吸、重度口咽腔滞留。

10. 脑卒中后肩痛的预防与康复　肩痛是脑卒中患者常见的并发症之一,发生率为5%~84%。脑卒中后肩痛的发生与肩关节半脱位和运动无力有关,部分患者的肩膀疼痛是由痉挛引起的。肩痛的其他因素包括年龄、触觉减退、被动关节活动减少、机械损伤等。

脑卒中早期应避免用力牵拉患者的肩关节,可采取局部经皮电刺激、持续肩关节活动范围训练、保护肩关节等措施来预防和治疗肩痛和肩关节半脱位。应避免过度的肩部屈曲外展运动和做双手高举过头的滑轮样动作进行肩关节运动,这会导致不可控制的肩部外展从而导致肩痛。适当运动功能训练和物理治疗可以改善肩痛。对肩手综合征患者建议抬高患肢配合被动活动,联合应用神经肌肉电刺激较单纯抬高患肢有效。对于手肿胀明显的患者可采取外用加压装置,有利于减轻肢体末端肿胀。对于严重肌无力、有发展为肩关节半脱位危险的卒中患者,推荐使用电刺激联合传统运动疗法降低肩关节半脱位的发生率,且优于单独使用传统治疗。对于肩关节半脱位的患者建议使用牢固的支撑装置防止恶化,持续肩关节位置保持训练可以改善肩关节半脱位。

二、社区及居家康复

原则上只要是明确诊断的脑卒中患者,或经医疗机构治疗后临床症状稳定者,均可接受居家康复治疗。脑卒中居家康复的目的在于提高患者日常活动能力、提高生活质量,降低复发率。社区提供的康复服务,特别是运动项目,可以改善患者从卒中单元或康复机构出院后的心血管健康状态,降低心血管事件的风险,增加卒中患者的短期生存率。社区和家庭康复可以降低医疗成本,缩短住院时间,增加患者和家人参与治疗过程的机会,减轻看护者和家庭成员的压力。

1. 居家康复适宜人群标准　由医疗机构转入居家康复标准：①已在医院诊断明确，经 CT 或 MRI 检查，无新鲜出血和脑梗死的患者；②生命体征平稳，脑卒中相关临床实验室检查指标基本正常；③无须住院治疗的并发症或合并症；④存在轻度功能障碍，无须住院治疗，可进行社区康复或居家康复；⑤诊断明确，但患者不能或不便出门接受康复治疗者。

2. 居家康复健康宣教　在正式的康复前，就应向患者及照料者宣教，灌输长期积极的生活方式，规律起居，避免劳累；饮食清淡，避免过于油腻；减少烟、酒摄入。控制高危因素，如血压、血糖、血脂等。定期体检，一般 3~6 个月 1 次为宜，可了解血糖、血脂水平。开始康复治疗的时间越早越好。一般来说，只要病情稳定，无其他严重合并疾病，如心肌梗死、上消化道出血、肺部感染、肾功能不全等，即可进行康复治疗。

康复训练需要在综合检查与康复评定的基础上，制订相应的康复治疗计划和目标。训练强度由小到大，循序渐进；康复训练原则上每周 5 次，每次不少于 1 小时。针对部分可自行锻炼的患者，可有规律地参加中、高等强度有氧运动，如快走、慢跑、骑车、游泳、打乒乓球等，每次不少于 40 分钟，每周 3~4 次。

3. 康复个人准备　康复训练前衣着宽松舒适；运动前后要放松肌肉；运动时用力要求柔和、缓慢，循序渐进，以不加剧患者的劳累和疼痛为度。被动训练时患者应处于舒适的体位，肢体充分放松；关节被动活动的顺序应从近端至远端；关节被动活动时，应固定或撑托好肢体，以便充分活动肢体远端。康复训练一般应在无痛范围内进行，应以患者能忍受、不引起肌肉反射性痉挛为度。

4. 康复环境准备

(1) 转移辅具选择：①单足手杖：提供单点接触，可有限的改善平衡和稳定性，适用于握力好、上肢支撑力强的患者。②多足手杖：有 3~4 个接触点，较单足手杖有更好的稳定性，但较笨重，适用于平衡能力欠佳、但抓握能力较好的患者。③带座式手杖：折叠时为多足手杖，打开可提供座位，供患者休息。④框架式助行器：可支撑体重，便于患者站立和行走，支撑面积大，稳定性好，适用于上肢肌力差、下肢肌力不足或立位平衡差的患者。⑤助行台：适于全身肌力低下的患者。

(2) 轮椅的选择与使用：适用于站立能力差而不宜使用助行器、手杖等的患者。比手杖能支撑更重的重量，也更节能，但不能在楼梯上使用。轮椅应该选择轻质的,可折叠的,方便在户外使用。四轮行走的轮椅在下坡时可能需要手电协调才能控制手闸。轮椅的设计有很大的不同,轮椅处方应该根据患者的需要、环境以及患者和家属/照顾者的喜好而定。

(3)居家康复环境要求:参照无障碍环境改造标准,对家居环境及辅助器具的设置进行改造。居家环境改造主要包括住宅类型、入口、进入住宅的通道、户内、卧室、卫生间、客厅、餐厅、厨房等项目。

5. 物理治疗　物理治疗是将自然界和人工的各种物理因子(如:声、光、电、磁、热、冷、矿物质和机械、运动等)作用于人体,通过人体神经、体液、内分泌等生理机制的调节,达到预防、治疗和康复目的的方法。物理治疗在脑卒中康复中起着极其重要的作用。

(1)体位摆放:参考卒中早期康复期的体位摆放。

(2)床上翻身及移动

1)辅助患者向患侧翻身:患者仰卧,抬起健侧肢体向前摆动,治疗师辅助患侧腿向外旋,完成翻身后将患肢摆放在正确位置。

2)辅助患者向健侧翻身:患者双手交叉握在一起,患侧下肢屈曲,治疗师双手分别置于患侧臀部和足部,用适当的力量将患者翻向健侧。

3)患者独立向患侧翻身:仰卧位,双手交叉握,健侧上肢带动患侧上肢;屈曲健侧下肢,伸直患侧下肢。双上肢左右摆动,当摆向患侧时,顺势将身体翻向患侧。

4)患者独立向健侧翻身:仰卧位,将健侧腿置于患侧腿下方,双手交叉握,向上伸展上肢,左右摆动,当摆至健侧时,顺势将身体翻向健侧,同时以健侧腿带动患侧腿,翻向健侧。

(3)床上被动运动:床上被动运动以关节活动为主,上肢包括肩关节屈曲与外展、肘关节伸展、前臂旋后、腕关节背屈及手指伸展;下肢包括髋关节及膝关节屈曲、髋关节伸展、髋关节旋转、髋关节外展、踝关节背屈等。

1)肩关节:治疗师一手扶住肩部,另一手持腕部,向前、向上抬起上肢,进行肩关节屈曲运动;在水平方向将患侧上肢向外活动,进行肩关节外展运动。

2)肘关节:治疗师一手握住上臂,另一只手握住腕部,将肘关节由屈曲位拉至伸展位。

3)腕关节:肘关节屈曲90°,治疗师一手以拇指将患侧拇指伸直,其余四指握住患侧拇指根部与腕部之间;另一手将患侧手其余四指伸直,使患侧前臂直立于床面,双手同时向下压患侧手。

4）髋关节：①屈曲：仰卧，治疗师一手握住腘窝部，另一手握住足跟，同时屈髋、屈膝、屈踝90°；②外展：患者仰卧位，治疗师一手托住膝关节后侧，另一手从踝关节内侧托住患侧足跟，然后水平向外活动，使髋关节外展；③髋关节旋转：患者仰卧，屈髋屈膝90°，治疗师一手扶住患侧膝关节，另一手扶住患侧足跟，将足跟向内侧转，使髋关节外旋；然后将足跟向外侧转，使髋关节内旋。

5）膝关节屈曲：方法同髋关节屈曲。

6）踝关节背屈：向患者头部方向按压足跟部，使踝关节背屈。

（4）床上自主训练：

1）抱膝运动：患者仰卧，双手指交叉抱住双膝，将头抬起，轻轻前后摆动使下肢屈曲。

2）髋部主动运动：患者仰卧，屈膝，足支撑于床上，将患侧膝从健侧膝旁移开，并保持稳定，且不倒向外侧。

3）桥式运动（伸髋动作）：仰卧，屈膝，抬起臀部，保持骨盆水平。

4）其他：包括肩关节前屈、肘关节屈曲和伸展、前臂旋前和旋后、腕和手的屈曲和伸展训练。

（5）坐位训练

1）在床上的坐姿：髋关节屈曲90°，躯干伸直，可用枕头或棉被垫起，帮助患者达到直立位。

2）辅助患者坐稳：患者坐位，保持头部直立，治疗师坐于患者身旁，辅助其左右转移重心，拉长躯干。随着患者的主动性增加，治疗师逐渐减少辅助力量，直至患者能自己完成重心转移。

（6）从床转移到椅

1）辅助患者从床转移到椅：患者坐于床边，双足平放地上。治疗师面对患者，以自己的双膝抵住患者双膝，将患者前臂放在自己的肩上，把自己的手放在患者的肩胛部。抓住肩胛骨的内侧缘，使患者向前，将其重心前移至其足上，直到患者臀部离开床面，以健侧足为轴，使臀部对准椅面，协助患者缓慢坐在椅子上。

2）部分辅助患者从床转移到椅：患者有部分主动运动时，在患者前面放一把椅子，患者双手交叉握，放在上面时，头部前伸能超过足，治疗师抓握患者的臀部，协助其从床上抬起臀部并站起，然后转坐到椅子上。

3）患者主动从床转移到椅：患者借助前面的凳子从床到椅的转移，将交叉握的双手主动向前、向下伸，当重心置于双足上时，抬起臀部，躯干顺势站起,重心落于健侧腿上,转身,使臀部对准椅面慢慢坐下。

4) 患者在椅子的坐姿:最好选择靠背较硬且直立的椅子,患者坐立时保持直立的坐姿。

(7) 从坐到站

1) 协助患者站起:患者取坐位,双足平放地上,交叉握的双手放在前面的凳子上,凳子所放位置应使患者的手放在上面时两肘能伸直,头向前能超过足。治疗师站在患者患侧,一手将患侧膝部向前拉,另一手放在对侧髋部帮助患者抬起臀部,完成站立。

2) 患者独立站立训练:患者的手分开平放在凳子上,重心前移置于双足,抬起臀部。最后患者可以不用凳子,双手向前伸直,或双上肢稍向前摆动,练习由坐到站。

(8) 行走训练

1) 步行训练前应具备的条件:患者要完成站立、平衡和重心转移的训练,同时要掌握屈膝、屈踝、伸髋屈膝、伸髋屈膝屈踝、患侧腿的负重、扶持站立下患侧腿的摆动,以及患侧腿负重健侧腿前后摆动等步行前的训练。

2) 屈膝练习:患者俯卧位,治疗师一手握住患者患侧腿踝部,另一手放在患者臀上,帮助患者练习屈膝。

3) 屈踝练习:患者仰卧,患侧足支撑在床上,治疗师用一只手向下压患者踝关节,另一只手将患者足和足趾提至充分背屈,并呈外翻位。

4) 伸髋屈膝练习:患者仰卧,治疗师一手托住患者患侧足,让患者屈膝并将患侧下肢放在床沿以下,此时患者已伸髋,然后治疗师再协助其将患侧足放回原位。可逐步过渡到患者主动进行练习。

5) 伸髋屈膝屈踝训练:患者仰卧,将患侧腿屈膝垂于床边,伸髋,治疗师托患侧足于背屈位,将足推向患者头的方向,协助患者在不屈髋的情况下继续屈膝和背屈踝。

6) 患侧腿负重训练:①帮助患者用患侧腿站立,骨盆呈水平位,将健侧足放在患侧腿前面,与患侧足成直角;②患者健侧足放到患侧腿足跟后面,并与之成直角;③治疗师用双手控制好患者骨盆,患者患侧腿负重并防止膝关节过伸,让健侧腿的脚画"8"字;④治疗师用大腿内侧夹住患者患侧腿膝部,一手帮助患者伸髋,另一手控制患者患侧躯干,患者将健侧腿抬起。

7) 患侧腿向前迈步:治疗师站在患者患侧后方,双手扶持其骨盆,患者躯干保持竖直。患者用健侧手扶住栏杆,重心移至健侧腿,膝关节轻度屈曲,治疗师扶持其患侧骨盆,帮助患侧骨盆向前下方运动,并防止患侧腿迈步时外旋。

8)健侧腿向前迈步:治疗师站在患者患侧后方,一手放置在患侧腿膝部,防止患者健侧腿迈步时膝关节突然屈曲以及发生膝反张;另一手放置在患侧骨盆部,以防其后缩。患者躯干竖直位,健侧手扶住栏杆,重心前移,健侧腿开始时只迈至患侧腿平齐位,随着患侧腿负重能力的增强,健侧腿可适当超过患侧腿。

9)练习行走:治疗师位于患者患侧,握住其患侧手,使手指伸展、腕背屈,并使患侧肩保持外旋位;另一手通过患者腋下放于患者胸前,使患者保持躯干竖直并向前行走。治疗师也可在患者后方,双手扶持其骨盆进行行走训练。

6. 作业治疗　作业治疗是有选择地指导患者通过设计和利用治疗活动来提高其日常生活活动能力(activities of daily living,ADL),最大限度地恢复躯体、心理和社会方面的功能。作业疗法干预基于脑可塑性,通过反复 ADL 训练,在病灶周围形成新的神经通路,充分发挥中枢神经的代偿作用,不断在大脑皮质进行功能重组,从而建立肢体由高级中枢控制的运动模式。治疗活动来提高其日常生活能力,最大限度地恢复躯体、心理和社会方面的功能。

(1)偏瘫上肢训练

1)手部负重训练患者取坐位,肘伸直,患侧手放在体侧,手指伸展分开,撑于椅面上,然后将重心缓慢移至患侧。

2)肘关节被动伸展时,患者仰卧,治疗师一手握住患侧前臂,缓慢、轻柔地将患者患侧肘关节伸直,上肢屈肌痉挛就会有所缓解;用手轻拍患者患侧上臂的伸肌,刺激伸肌用力,可协助使肘关节放松,伸展肘关节。

3)肘关节主动伸展:①推拉小滑车:在一个木块下方装上 4 个小轮做成小车,将患者的患侧手用绷带固定在小车上,或者在小车上安装一个把手,患者将患侧手插入把手中,在桌面上推拉小车;②擦桌子:原理同上,只是在木块下方固定一块毛巾,让患者做擦桌子的动作。

4)前臂旋后训练:①患侧手的背侧放一块面团或橡皮泥,让患者进行搓法训练;②患者将背面朝上的扑克牌逐一翻成正面朝上。

5)伸腕训练:①将患侧手放在桌面上,拇指在上,小指在下,腕稍屈,在手背部放一小球或木块,让患者伸腕推开物品;②患者坐在矮凳上,用患侧手手背推动面前的球去撞击前方排列的物品,如一些空瓶或易拉罐等。

6)伸指训练:①治疗师托住患者的患侧手臂,从前臂背面自肘向指尖用力快速擦过,当擦过手背时,应稍向下用力,再快速向上擦过手指;②治疗师握住患者的患侧手放入有碎冰的冷水,每次浸泡约3秒,可反复进行3次,每次间隔仅需数秒钟,可以抑制手指屈肌痉挛。

7)抓握训练:①患者用患侧手握住一根木棍,然后将患侧手松开,用健侧手抓住,两手交替抓握,保持患侧上肢伸直;②在患者前面的地上摆放几个稍大的瓶子,让患者用患侧手抓握网球或儿童玩耍的小皮球,击打前面的瓶子。做抛球的动作时,应保持患侧手臂伸直。

8)增加手敏感性,可在盘子中放置直径不同的滚珠,以及表面粗糙程度不同、质地不同、软硬不一的物品(如:百洁布、砂纸等),让患者用患侧手触摸。

9)拇指和其他手指配合训练:患侧手拇指分别与其他四指配合,捏起一些较小或较细的物品(如铅笔、橡皮等),并从一个地方放到另一个地方。

10)患侧手不活动时的摆放:患侧肘关节自然伸展,放于前面的桌子上,手指伸展,手心朝下放于桌面上。

(2)进食训练

1)进食动作的训练:在发病后应尽早开始,于患者的背部或患侧分别放一只枕头以保持坐位平衡,同时患侧上肢有一定的依托,防止患侧肩胛带的后撤。

2)可用健侧带动患侧开始训练,若患侧手是利手,但握力尚可时,要注重对患侧手的训练;但如果瘫痪严重时,必须用非利手(健手)逐渐开始进食,即进行利手交换训练。

3)在进食训练中,既要考虑患者的疲劳程度,又要鼓励患者用勺子或叉子自行进食。

4)进食时一口一口地咀嚼,每口吞咽量不宜过多,速度不宜过快;饮水时同样每口量不宜过多,速度不宜过快。

5)当患者出现痉挛或联合反应等异常姿势时,应马上纠正异常姿势,同时诱导正确的姿势。

(3)个人卫生训练

1)个人卫生活动训练:个人卫生活动包括洗手和脸、拧毛巾、刷牙、梳头和做发型、化妆、刮胡子、修剪指甲等。

2)穿脱衣训练:包括穿前开襟、套头衫的方法;脱前开襟、套头衫的方法;床上穿裤子方法、床上脱裤子方法。

3)穿脱鞋袜训练:患者取坐位,叉握双手,将患侧下肢交叉放在健腿上。

用健侧手的五指张开袜口,套上袜子;捏住鞋跟,穿上鞋子。

4)洗澡训练:包括移动到浴室、穿脱衣服、进入浴盆里、洗身、洗发等。

(4)辅具使用:为了提高脑卒中患者自身能力,使其较省力、省时地完成一些本无法完成的日常生活活动,可选择使用辅助用具。如平衡功能较好的患者可使用手杖,平衡稍差的患者可使用助行器。

1)利用手杖练习走路:原则是先用四足杖,走稳后改用三足杖,三足杖走稳后改用单足杖。也可由四足杖直接改为单足杖,训练两步走法、三步走法。

2)利用助行器练习走路:①三点步行:绝大部分偏瘫患者的步行顺序为伸出助行器,然后迈出患足,再迈出健足;少数患者为伸出助行器,迈出健足,再迈出患足的方式步行。②两点步行:即同时伸出助行器和患足,再迈出健足。这种方法步行速度快,适合于偏瘫程度较轻、平衡功能好的患者。

(齐 旭 陈洪苹)

参 考 文 献

[1]贾建平.神经病学.8版.北京:人民卫生出版社,2018.

[2]中国脑血管病一级预防指南2019.中华神经科杂志.2019,52(9):684-709.

[3]王陇德.脑卒中健康管理.北京:人民卫生出版社,2016.

[4]Winstein CJ,Stein J,Arena R,et al. Guidelines for Adult Stroke Rehabilitation and Recovery:A Guideline for Healthcare Professionals From the American Heart Association/American Stroke Association.Stroke,2016,47(6):e98-e169.

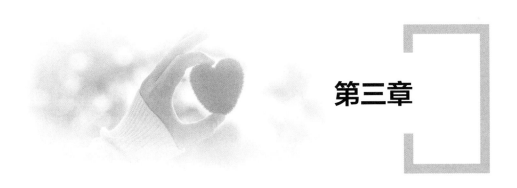

第三章

帕金森病及其健康管理

第一节 帕金森病的基础知识

一、概述

帕金森病（Parkinson disease，PD）又称震颤麻痹，由 1817 年英国医生詹姆斯·帕金森（James Parkinson）首次报道，距今已有 200 余年历史。帕金森病是一种多见于中老年人的神经系统变性疾病，以进行性加重的运动迟缓、肌强直、震颤，步态异常为特征。帕金森病对患者的家庭生活带来诸多不便，并影响患者的心理健康，积极的疾病健康管理可对提高患者生活质量和延缓疾病进展起到重要作用，并可帮助患者更好地融入社会。

二、流行病学

帕金森病的全人群患病率约为 0.3%，作为神经科较为常见的老年慢性疾病，在老年人群中的患病率成倍增加，我国流行病学结果显示，在 65 岁以上人群中帕金森病患病率约 1.7%，目前至少有 200 万帕金森病患者。随着我国步入老龄社会，帕金森病患病人数正在持续增长并维持在较高水平，男性多于女性。预计每年新增帕金森病患者近 20 万人，中国预计 2030 年将有 500 万帕金森病患者，占据全球帕金森病患者的半数左右。

三、病因及发病机制

帕金森病的主要病理生化改变为黑质多巴胺能神经元的变性死亡,导致体内多巴胺-乙酰胆碱两种递质失衡所致。引起黑质多巴胺能神经元死亡的确切原因尚不明确,伴随年龄增长导致的多巴胺能神经元减少、携带帕金森病致病基因(如 *parkin1*)、环境中存在多巴胺能神经毒性物质等多种因素共同作用并通过氧化应激、免疫反应和细胞凋亡等机制导致多巴胺能神经元大量丢失而致病。

四、临床表现

帕金森病多在 60 岁后发病,起病隐袭,进展缓慢,呈不对称发病或进展。临床上的主要特征包括运动症状和非运动症状。

(一) 运动症状

运动症状常起自一侧上肢或一个肢体,出现抖动,僵硬,不灵活感,数年后累及另侧肢体,呈"N"字形进展,患者也可有乏力,起步困难,声音低沉,构音障碍。各种症状严重程度因人而异,运动症状主要包括静止性震颤(static tremor)、肌强直(rigidity)、运动迟缓(akinesia)和姿势步态障碍(postural instability),可记忆为"TRAP"。

1. 运动迟缓　运动迟缓是帕金森病最具致残性症状之一。表现为随意运动减少、运动缓慢和持续运动中运动的幅度及速度的下降。可出现"小写征""面具脸"、流涎,严重者出现吞咽困难。症状逐渐进展,全身运动缓慢,在疾病晚期伴有肌张力增高可出现坐起、翻身困难,日常生活完全不能够自理。

2. 静止性震颤　静止性震颤最常见的首发症状,静止状态时出现的 4~6Hz 震颤,称为静止性震颤。典型的震颤表现为拇指和屈曲的食指呈"搓丸样"或"数钞票样"动作。

3. 肌强直　肌强直患者全身放松,四肢及颈部主要关节被动运动时肌张力保持均匀一致的增高,如同弯曲软铅管,称为"铅管样强直"。如患者伴有震颤,则在均匀一致的阻力中伴有间断停顿,如同齿轮转动,称为"齿轮样强直"。

4. 姿势步态障碍　由于累及患者全身肌肉,可出现特殊步态以及姿势。患者可出现行走时突然停滞,全身僵住,称为"冻结"现象,也可出现"慌张步态"。患者可表现为头部前倾、颈部,背部俯曲、上臂内收、肘关节弯曲、腕关节伸直、手指内收、拇指对掌、指间关节伸直、髋膝关节略为弯曲的特殊屈曲姿势。

（二）非运动症状

帕金森病的非运动症状发生率高,疾病越重非运动症状越多,其对患者生活质量的影响可能超过运动症状。主要表现为自主神经症状、感觉症状以及神经精神症状。

1. 自主神经症状　较为常见,排便障碍可有便秘,排尿困难;汗液分泌异常,脂溢性皮炎;男性可出现勃起功能异常以及性欲减退;直立性低血压。

2. 感觉症状　早期可有嗅觉减退。肌肉麻木、酸痛或疼痛,有些症状与左旋多巴减少有关,补充左旋多巴后症状可改善,有些症状是由肌张力障碍有所致。

3. 神经精神症状　患者可出现睡眠障碍,尤其是快速动眼期睡眠行为异常。近半数患者存在焦虑,抑郁。病程晚期可出现幻觉,以及认知功能障碍。

临床中人们通常注意的是帕金森病患者的运动症状,而近年来非运动症状越来越多地受到关注,其总的发生率可达到 90% 以上,并且对患者生活质量的影响甚至超过运动症状。

五、辅助检查

血液、脑脊液多无明显异常,头部 CT、MRI 亦无特征性改变。嗅觉测试早期可有嗅觉减退;经颅超声探测灰质超声可发现 PD 患者黑质回声增强;心脏间碘苄胍闪烁显像法提示去交感神经支配;

六、临床分期

临床中有多个帕金森病分级评价量表,常用的分级表为 1967 年 Margaret Hoehn 和 Melvin Yahr 提出的帕金森病分级量表,简称 Hoehn-Yahr（HY）分期量表,可对帕金森病严重程度进行粗略分期（表 2-3-1）。

表 2-3-1　Hoehn-Yahr 分期量表

分级	表现
1 级	单侧肢体受累表现,功能减退很少或无减退
1.5 级	单侧肢体受累并影响躯干
2 级	双侧肢体受累,无平衡障碍
2.5 级	轻度双侧肢体受累表现,姿势反射差,但能自己纠正
3 级	双侧肢体受累表现,姿势平衡障碍,后拉试验阳性
4 级	严重双侧肢体受累表现,面前能独立行走或站立
5 级	不能起床或生活在轮椅上

根据临床症状严重程度不同,将帕金森病的症状和严重程度分为早期、中期和晚期。HY1-2 级定义为早期,HY 3-4 级定义为中期,HY 5 级定义为晚期。

第二节　帕金森病的诊断与治疗

一、帕金森病诊断思路

国际运动障碍协会(MDS)最新的诊断标准以及《中国帕金森病的诊断标准(2016 年版)》中将帕金森病的特征分解为核心症状、支持标准、警示标准和绝对排除标准,满足必要的条件后即可诊断为临床确诊和临床可能的帕金森病。帕金森病确诊的先决条件是帕金森综合征(Parkinsonism)的诊断。

1. 诊断第一步　明确是否为帕金森综合征,符合(1)和(2)两项即可诊断帕金森综合征。

(1)运动迟缓(是确定帕金森综合征必需条件)。

(2)静止性震颤和 / 或肌强直。

2. 诊断第二步　明确帕金森综合征是否由帕金森病引起

(1)符合以下三项可诊断为临床确诊的帕金森病(特异性 98%,敏感性 60%)

1)排除标准 =0 条。

2)支持标准≥2 条。

3)警示征象 =0 条。

(2)符合以下三项可诊断为临床很可能的帕金森病(特异性 88%,敏感性 94%)

1)排除标准 =0 条。

2)支持标准条数≥警示征象条数。

3)警示征象≤2 条。

3. 支持标准

(1)患者对多巴胺能药物的治疗明确且显著有效。

1)在初始治疗期间,患者的功能可恢复或接近至正常水平。

2)在没有明确记录的情况下,显著疗效包括症状改善与否与药物剂量相关。可通过客观评分(治疗后 UPDRS-III 评分改善超过 30%)或主观描述(由患者或看护者提供的可靠而显著的病情改变)来确定。存在明确且显著的开 / 关期症状波动,并在某种程度上包括可预测的剂末现象。

(2)出现左旋多巴诱导的异动症。

（3）既往或本次检查存在单个肢体的静止性震颤。

（4）嗅觉减退或丧失，或头颅超声显示黑质异常高回声（>20mm²），或心脏间碘苄胍闪烁显像法显示心脏去交感神经支配。

4. 绝对排除标准　患者符合绝对排除标准中的任何一项，即可排除帕金森病诊断。

（1）明确的小脑性共济失调、小脑性步态或者小脑性眼动异常（持续的凝视诱发的眼震、巨大方波跳动、超节律扫视）。

（2）出现向下的垂直性核上性凝视麻痹，或者向下的垂直性扫视选择性减慢。

（3）在发病后5年内，患者被诊断为高度怀疑的行为变异型额颞叶痴呆或原发性进行性失语。

（4）发病3年后仍局限于下肢的帕金森样症状。

（5）多巴胺受体阻滞剂或多巴胺耗竭剂治疗诱导的帕金森综合征，其剂量和时程与药物性帕金森综合征相一致。

（6）尽管病情为中等严重程度（即根据MDS-UPDRS，评定肌强直或运动迟缓的计分大于2分），但患者对高剂量（不少于600mg/d）左旋多巴治疗缺乏显著的治疗应答。

（7）存在明确的皮质复合感觉丧失（如在主要感觉器官完整的情况下出现皮肤书写觉和实体辨别觉损害），以及存在明确的肢体观念运动性失用或进行性失语。

（8）分子神经影像学检查突触前多巴胺能系统功能正常。

（9）存在明确可导致帕金森综合征或疑似与患者症状相关的其他疾病，或者基于全面诊断评估，由专业医师判断其可能为其他综合征，而非帕金森病。

5. 警示征象

（1）发病后5年内出现快速进展的步态障碍，以至于需要经常使用轮椅。

（2）运动症状或体征在发病后5年或5年以上完全不进展，除非这种病情的稳定是与治疗相关。

（3）发病后5年内出现延髓功能障碍，表现为严重的发音困难、构音障碍或吞咽困难（需进较软食物，或通过鼻胃管、胃造瘘进食）。

（4）发病后5年内出现吸气性呼吸功能障碍，即在白天或夜间出现吸气性喘鸣或者频繁的吸气性叹息。

（5）发病后5年内出现严重的自主神经功能障碍，包括：

1）直立性低血压，即在站起后 3 分钟内，收缩压下降至少 30mmHg 或舒张压下降至少 20mmHg，并排除脱水、药物或其他可能解释自主神经功能障碍的疾病。

2）发病后 5 年内出现严重的尿潴留或尿失禁（不包括女性长期存在的低容量压力性尿失禁），且不是简单的功能性尿失禁（如不能及时如厕）。对于男性患者，尿潴留必须不是由前列腺疾病所致，且伴发勃起障碍。

（6）即使发病 5 年仍不出现任何一种常见的非运动症状，包括嗅觉减退、睡眠障碍（睡眠维持性失眠、日间过度嗜睡、快动眼期睡眠行为障碍）、自主神经功能障碍（便秘、日间尿急、症状性直立性低血压）、精神障碍（抑郁、焦虑、幻觉）。

（7）发病 3 年内由于平衡障碍导致反复跌倒（>1 次 / 年）。

（8）发病 10 年内出现不成比例的颈部前倾或手足挛缩

（9）出现其他原因不能解释的锥体束征，表现为锥体束性肌无力或明确的病理反射亢进，排除轻度的反射不对称以及孤立性的跖趾反应（偶发颈椎狭窄等）

（10）起病或病程中表现为双侧对称性的帕金森综合征症状，没有任何侧别优势，且客观体检亦未观察到明显的侧别性

二、鉴别诊断

主要与其他原因引起帕金森综合征的疾病相鉴别

1. 继发性帕金森综合征　有明确病因可寻，如感染、中毒、外伤、药物、脑卒中、肝性脑病、甲状旁腺功能异常等。

2. 神经系统变性疾病伴发的帕金森综合征　多系统萎缩、皮质基底节变性、进行性核上性麻痹、额颞叶痴呆、阿尔茨海默病、偏侧萎缩 - 偏侧帕金森综合征等。

3. 遗传变性性帕金森综合征　亨廷顿病、肝豆状核变性、哈勒沃登 - 施帕茨病、家族性帕金森综合征伴周围神经病、家族性基底核钙化等。

4. 帕金森病早期的震颤要与原发性震颤、甲状腺功能亢进所导致震颤相鉴别。抑郁症患者出现的表情缺乏，运动减少等也需要和帕金森病进行鉴别。

三、帕金森病的治疗

帕金森病的治疗包括药物、外科、中医、康复和心理治疗等。药物治疗

是帕金森病全程管理中的首选方法和主要治疗手段,手术治疗是药物治疗的补充。

1. 药物治疗药物治疗　原则为小剂量开始、逐渐递增、个体化治疗。

(1) 抗胆碱能药:常用药物为苯海索,对震颤和肌僵直症状有一定疗效。剂量为 1~2mg,每日 3 次。禁用于青光眼或前列腺肥大,不主张用于对 60 岁以上的患者。

(2) 金刚烷胺:50~100mg,每日 2~3 次,末次应在 16:00 前服用。

(3) 复方左旋多巴:常用药物有美多芭和息宁控释片。美多芭开始剂量可用 125mg,每日 3 次。息宁控释片开始剂量可用 125mg,每日 3 次。效果不满意可根据病情而逐渐增加剂量至疗效满意和不出现不良反应的适宜剂量维持。建议复方左旋多巴单药治疗时剂量不超过 400mg/d(以左旋多巴含量计),以免出现运动并发症。

(4) 多巴胺受体(dopaminereceptor,DR)激动剂:兴奋多巴胺受体,小剂量开始,逐渐增加剂量至获得满意疗效而不出现不良反应为止。以下为常用的非麦角类 DR 激动剂。

1) 吡贝地尔缓释剂:初始剂量为 50mg,每日 1 次,产生不良反应的患者可改为 25mg,每日 2 次,第 2 周增至 50mg,每日 2 次;有效剂量为每日 150mg,分 3 次口服,最大剂量不超过每日 250mg。

2) 普拉克索:常释剂的用法:初始剂量为 0.125mg,每日 3 次,每周增加 0.125mg,每日 3 次,一般有效剂量为 0.5~0.75mg,最大剂量不超过每日 4.5mg。缓释剂的用量与常释剂相同,每日 1 次服用即可。

3) 罗匹尼罗:初始剂量为 0.25mg,每日 3 次,每服用 1 周后每日增加 0.75mg 至 3.0mg,一般有效剂量为每日 3.0~9.0mg,分 3 次口服,最大剂量为每日 24.0mg。

4) 罗替高汀贴片:为经皮肤吸收的 DR 激动剂。初始剂量 2mg,贴于皮肤之上,每日 1 次,1 周后,每日增加 2mg,达到有效剂量。

(5) 单胺氧化酶 B 型(MAO-B)抑制剂:代表药物有司来吉兰和雷沙吉兰。司来吉兰 2.5~5.0mg,每日 1~2 次,在早晨、中午服用,勿在傍晚或晚上应用。雷沙吉兰的用量为 1mg,每日 1 次,晨起服用,胃溃疡者慎用。

(6) 儿茶酚 -O- 甲基转移酶(COMT)抑制剂恩他卡朋用量为每次 100~200mg,与复方左旋多巴同时服用,该药物单用无效。

2. 其他治疗疾病晚期可进行外科治疗,如:毁损术(苍白球或丘脑)和脑深部刺激术；中药，针灸以及康复治疗可对症状改善起到一定作用。

3. 日常活动训练、优化生活环境以及心理疏导教育均是重要的辅助治疗措施。

四、疾病预后

对于帕金森病，目前尚无治愈方法，在疾病早期患者尚能工作，但疾病晚期往往丧失工作能力。在晚期可因严重肌强直和运动迟缓，导致卧床不起引起肺炎、骨折等并发症而致死。

第三节　帕金森病的健康管理

一、帕金森病的医院管理

（一）充分认识疾病，准确诊断疾病

在病史询问和体格检查基础上，根据《中国帕金森病的诊断标准（2016 年版）》PD 诊断标准，明确 PD 诊断。

（二）治疗

1. 药物治疗

（1）针对不同时期运动症状的药物治疗

1）早期帕金森病治疗：早期诊断，早期治疗。疾病初期多给予单药治疗，也可采用小剂量、多种药物（体现多靶点）联合应用，力求达到疗效更佳、维持时间更长而运动并发症发生率最低的目标。

2）中晚期帕金森病治疗：运动并发症（症状波动和异动症）是帕金森病中晚期常见的症状。①症状波动有两种形式，包括疗效减退和"开 - 关"现象。疗效减退又称剂末恶化是指患者症状出现在血药浓度降低时，通过增加每日服药次数、每次服药剂量或改用缓释剂、增加其他辅助药物的方式治疗；"开 - 关"现象指症状在突然缓解（"开期"）与加重（"关期"）之间波动，"开期"常伴异动症，发生机制不详，由于症状的发生与血药浓度、服药时间无关，治疗极其困难，可尝试 DR 激动剂治疗；②异动症又称运动障碍。异动症的形式包括剂峰异动症、双相异动症和肌张力障碍。剂峰异动症通过减少复方左旋多巴单次剂量缓解症状，晚期患者减少复方左旋多巴剂量的同时，需加用 DR 激动剂；双相异动症在剂峰和剂末均可出现，可尝试增加复方左旋多巴的单次剂量

及服药次数,或加用 DR 激动剂;肌张力障碍表现足或小腿痛性痉挛,睡前服用复方左旋多巴控释剂或长效 DR 激动剂、起床前服用弥散型多巴丝肼或标准片可改善症状,如发生于剂末或剂峰的肌张力障碍可相应增加或减少复方左旋多巴用量。

（2）非运动症状的治疗:帕金森病的非运动症状主要包括精神障碍、自主神经功能紊乱、感觉障碍等。

1）精神障碍的治疗:PD 患者的精神症状表现形式多种多样。首先逐渐减停可能引起精神障碍的药物,停药顺序为抗胆碱能药、金刚烷胺、DR 激动剂、司来吉兰等。经药物调整无效可加用非经典抗精神病药如氯氮平、喹硫平。较重的抑郁症、焦虑症可用 5- 羟色胺再摄取抑制剂。

2）自主神经功能障碍:常见便秘、排尿障碍及直立性低血压等。便秘通过提高纤维素摄入,停用抗胆碱能药,可尝试通便药;排尿障碍患者可试用奥昔布宁、莨菪碱等外周抗胆碱能药;直立性低血压患者 α 肾上腺素能激动剂米多君治疗有效。

3）睡眠障碍:主要为失眠和快速眼动期睡眠行为异常,可应用镇静安眠药。失眠与夜间帕金森病运动症状相关,睡前需加用复方左旋多巴控释片。若伴不宁腿综合征,睡前加用 DR 激动剂或复方左旋多巴控释片。

2. 手术治疗

（1）脑深部电刺激（deep brain stimulation,DBS）:又称脑起搏器,可改善患者运动症状、部分非运动症状及运动并发症,定位准确、损伤范围小、并发症少、安全性高和疗效持久等,是目前帕金森病神经调控治疗的主要手段,适应证为:①原发性帕金森病,病程 5 年以上,HY 分级为 2.5~4.0 级;②服用复方左旋多巴曾有良好疗效,目前疗效明显下降或出现严重的运动波动或异动症,影响生活质量;③除外痴呆和严重的精神疾病;④年龄 75 岁以下。

（2）立体定向损毁手术:通过射频加热损毁脑内产生帕金森症状的核团,如出现治疗效果不佳或副作用则不可逆转。目前临床上较少使用。

3. 康复治疗康复治疗的目的是在药物治疗的基础上,加强自我管理和参与,最大限度地延缓疾病进展,改善各种功能障碍,提高功能独立性和整体适应性,尽可能减少继发性障碍和各种并发症,最终改善帕金森病患者的生活质量。

（1）运动症状康复训练方法

1）基本康复训练方法:包括放松训练、躯干与四肢各个关节全活动训练、姿势训练和平衡训练。

2）特异性康复训练方法:双重任务训练是指导患者同时进行另一项运动或认知任务训练,如行走时举着一个盛满水的杯子(步行与携带双重任务),或边走边说出以"中"字开头的词语(行走与言语流畅性双重任务)。在疾病早期,帕金森病患者在双重任务中仅有轻微障碍,应鼓励进行双重任务训练;在疾病中晚期影响活动以及任务质量,应尽量避免或减少双重任务,使其专注于执行当前的活动或操作任务。

(2)言语功能训练:针对言语产出的呼吸系统(腹式和胸式呼吸)、发声系统(声带和喉)和调音系统(唇、舌、齿、下颌和软腭等)进行训练。

1）呼吸训练:反复进行深呼吸训练,以增大胸廓扩展度,通过增加肺活量提高音量增加言语长度等。

2）发声训练:通过对声带和喉部的控制训练,及延长元音最大持续发声时间训练,改善音强、音调和音质。

3）调音训练:重点进行口颜面肌肉(如唇、舌)等调音器官的运动训练,以改善僵硬程度,增加活动度、运动协调性和发音清晰度。

(3)吞咽功能训练:通过改变食物性状、减少一口量、吞咽时下颌回缩以及增加吞咽力度改善吞咽功能。

(4)非运动症状康复

1）认知功能康复:包括认知训练、认知刺激和运动训练。认知训练主要进行注意、执行和视空间等功能训练,将训练内容与日常生活工作任务相结合可更好促进认知功能改善。认知刺激即让患者参加一系列群体活动和讨论,提高患者认知功能和社会功能。运动训练对认知功能有促进作用,如骑脚踏车。

2）情绪康复:常用认知行为疗法,通过改变思维和行为来改变不良认知,达到消除不良情绪和行为的效果。

3）睡眠康复:失眠常采用刺激控制和睡眠限制疗法。刺激控制疗法以恢复卧床作为诱导睡眠信号的作用,使患者易于入睡。睡眠限制疗法旨在引起轻度睡眠剥夺,重新建立床与睡眠的条件反射,提高睡眠效率。

(5)其他康复技术

1）神经调控治疗:无创性神经调控技术主要包括重复经颅磁刺激和经颅直流电刺激,可改善运动迟缓和冻结步态、异动症、改善言语清晰度;改善工作记忆和执行功能等认知障碍;缓解对抑郁等情绪障碍、疼痛和失眠等。

2）生物反馈训练：包括肌电、呼吸、皮阻、心率变异性等多项生理指标的生物反馈训练。

3）虚拟现实：虚拟现实技术通过多种不同沉浸程度的情景交互，对患者的步态、平衡、情绪、睡眠、认知等功能障碍均有改善作用。

4. 针灸、推拿、按摩和中药治疗对 PD 多种症状均有较好疗效。

二、帕金森病的社区管理

（一）定期随访

1. 采用电话随访、微信指导，并定期组织帕金森病专科医生培训过的社区医生团队入户进行个体指导，通过与患者、家属、陪护交谈对话、仔细询问、回答咨询等了解患者疾病控制情况、用药情况、身心状况及生活质量等，依据病情调整后续干预措施，拟订安全陪护计划措施，对于疾病控制差或者出现并发症者，协助转诊上级医院就诊。

2. 定期对患者进行卧 - 立位血压测量、血糖监测等，以便对患者症状及时掌握。

3. 定期运用量表对患者的运动功能、平衡功能、吞咽功能、心理 - 精神障碍、疼痛、睡眠和便秘情况进行客观量表评估，治疗方案及时作出调整。

（二）建立健康档案

健康档案内容包括患者的基本信息（姓名、性别、年龄、民族、文化程度、婚姻状况、家庭收入、本人电话、联系人姓名及电话、与联系人关系）、既往史（过敏史、疾病史、毒物药物接触史、手术史、外伤史、吸烟饮酒史）、服药情况（是否规律服用抗帕金森病药物以及药物种类）、定期复查情况、生命体征（呼吸、体温、脉搏、卧立位血压、血糖）、生活照护情况（是否能独自行走、有无睡眠障碍、是否存在大小便功能障碍）、常见症状（运动障碍、平衡障碍、吞咽障碍、疼痛、心理 - 精神障碍）、风险与安全（感觉障碍、6 个月内跌倒 / 坠床次数、压疮、是否使用辅具、是否有胃管和尿管）、健康教育（患者对疾病的知晓程度、对药物的知晓程度以及知识的来源）。每一次患者随访后均要完善档案内容。

（三）开展帕金森病的健康教育和健康指导工作

1. 健康教育 对于帕金森病患者合理用药是重点，生活行为方式的改善是关键，受专科医生培训过的社区医生对帕金森病患者以及家属进行健康教育，包括印制宣传小册子、制作宣传海报、讲座咨询、家庭护理培训、召开病友俱乐部，有效地提升患者的健康行为；健康教育的内容可涉及帕金森病运动症状和非运动症状的基础知识、帕金森病的相关并发症、药物相关副作用以及识别等。

2. 健康指导 包括指导患者进行适当的康复运动、指导家属对患者居家照料方法、指导患者规律饮食、指导改变不良生活习惯以及指导患者合理用药等。

(四)转诊制度

1. 普通转诊

(1)帕金森病的临床确诊对于基层医疗机构医生来讲有一定的难度,若遇到病情复杂,初诊诊断困难,且怀疑是帕金森病的患者,可建议进一步就诊上级医院以明确诊断以及治疗。

(2)注重帕金森病患者的情绪管理,如存在严重抑郁出现自杀或伤人等精神症状时建议转诊。

(3)建议患者定期(6~12 个月)到上级医院复诊,重新评估是否存在非典型的临床症状,并考虑诊断是否恰当,必要时及时修正诊断。

2. 紧急转诊对于已经确诊的帕金森病患者若出现以下情况,需要紧急转诊

(1)出现严重的合并疾病如肺炎、骨折、严重压疮等。

(2)意识障碍,如嗜睡等。

(3)症状控制不佳或出现运动并发症,如"开 - 关"现象、冻结步态、异动症等。

(4)严重的精神症状。

(5)服用抗帕金森病药物的患者在突然停药后,出现发热、大汗、肌强直及震颤加重等撤药综合征表现。

三、帕金森病的居家管理

疾病后期 PD 患者主要在家中度过,因此居家康复训练,居家管理同疾病的诊断、药物治疗以及手术治疗同等重要。坚持居家康复训练可以帮助患者维持以及改善关节、躯干活动度,肌肉强直,改善步态异常,维持平衡,以及生活自理能力。饮食更加合理,生活环境更加优化,可极大限度的提高生活质量,居家管理在帕金森病患者的全程管理中起到至关重要的作用。

(一)居家康复训练方法

帕金森病患者的居家康复训练不能够治愈疾病,但可减少延缓残疾的发

生,保持肺活量,维持关节的活动度,保持躯干旋转,平衡和耐力,缓解肌肉紧张,纠正异常姿势,提高生活质量,增强自信心。康复训练应遵循个体化,每次训练 30~60 分钟为宜,每天 1~2 次,每周 5 次以上。居家训练方法主要包括运动疗法、语言障碍训练、心理提示训练和认知运动训练等。

1. 运动疗法　患者通过自身力量,采取主动或被动运动进行躯干、四肢的运动,关节活动,步态以及平衡训练,使患者学会正常的运动模式。

(1) 全身放松训练:患者可取坐位或仰卧位,全身放松,腹部呼吸法。如患者仰卧位可在腹部放置 1~2kg 沙袋,辅助练习腹式呼吸。反复 5~15 分钟,每日两次,提高呼吸功能。

(2) 面部以及头颈部锻炼:患者夸大面部表情运动,如用力睁眼 - 闭眼、皱眉 - 展眉、示齿 - 吹口哨动作。头颈部运动时患者要缓慢、轻柔,避免损伤颈椎,头部依次做低头、后仰,左倾、右倾,左转、右转、下颌前伸、下颌内收动作,每个动作持续 5 秒。每组动作可做 5~10 个,每日 1~2 次,也可反复练习。

(3) 肩关节放松:用力耸肩,随后尽量下垂双肩,反复多次;双手置于身后并十指紧扣,用力下拉双手持续 5~10 秒。每组动作可做 5~10 个,每日 1~2 次,也可反复练习。

(4) 躯干练习:躯干侧屈以及旋转训练。双脚分开与肩同宽,左手置于左腰间,右上肢向上伸直,掌心向内,保持髋部位置固定,向左侧最大限度侧屈躯干。右侧重复上诉动作。双脚分开略宽于肩,双上肢置于同侧腰间,依次向左向右转体,重复 3~5 组。患者站立双脚微分开,膝关节微屈,腰背部挺直,屈髋关节,双手尽量触地。

(5) 腹肌训练:患者仰卧位,屈膝关节,大腿尽量靠近腹部,双手抱膝,腹部内收,头部抬起,尽量靠近双膝;患者也可采用仰卧位,双手置于身体两侧,掌心向下,双腿并拢,腹部内收,直腿并逐渐抬高。反复数次上述动作。

(6) 背肌训练:患者俯卧位,双手双脚分别向头侧以及脚侧伸展,利用背部力量抬高双臂、双腿以及头部,持续 10 秒,反复多次。

(7) 上肢及手部训练:双上肢向左右两侧伸展,在头顶上方击掌;左、右手拍打对侧肩部;双手可行紧握,松拳动作,防止手指畸形;双手并指伸直,一只手紧握另只手的手指,向手背侧弯曲,可防止掌指关节畸形。

(8) 下肢训练:患者坐于地面,双脚掌置于地面并相对,坐直,双手置于双脚处,膝关节接触地面,反复多次练习;患者站立位,右脚向右跨一步,左脚向右跨一步,左脚向左跨一步,右脚向左跨一步,交替各 5 次。

（9）步态训练：双眼要目视前方，站稳后起步，高抬一侧足尖，尽量大的跨步，先脚跟着地，足部背屈，再脚掌，脚尖着地，动作缓慢，配合双上肢摆臂动作。因步态训练的关键在于脚的抬高和尽量大的跨步，因此可在每一步的前方放置 10~15cm 的障碍物，最好有陪同可随时指导纠正练习过程中异常姿势和步态。

（10）平衡训练：平衡是患者各种运动的基础。患者可坐于床上，反复的起立，坐下，保持稳定，并不断提高运动的速度；患者也可双脚分开 25~30cm，向前，向后，向左，向右移动重心，并保持身体平衡。

2. 语言障碍训练　恰当的语言障碍训练，可促进言语表达恢复，增加患者与家属沟通，提高生活治疗。从发音器官和语言两方面进行训练。

（1）调音训练：包括对舌、嘴唇运动的训练。舌的训练可采用快速伸出与收回，在口腔内快速左右运动，舌在牙齿内以及牙齿外侧做滑动动作；嘴唇训练采用反复噘嘴 - 放松；张嘴 - 闭嘴；用力闭嘴 - 放松动作。每组动作可做 5~10 个，每日 1~2 次，也可反复练习，增加发音器官运动的灵活性。

（2）发音训练：鼓励患者大声，准确说出每一句话，并可照镜子进行训练，关注言语表达时口、舌的运动以及表情。可采用唱歌以及朗读方式改善语言。将语言表达赋予有趣的形式表达出来，可增加患者语言表达的乐趣以及积极性。

3. 心理提示训练　将注意力有意识地集中于当前任务，以改善运动表现。如要求患者学会步行时要想着迈大步，转弯时要转大弯，写作时写大字。

4. 认知运动训练　通过将复杂运动分解成多个简单步骤，让患者集中注意力按顺序逐步完成这些动作，改善复杂动作的执行能力，尤其是转移能力。

除以上方法外，患者还可做太极、体操、瑜伽以及有规律的步行，骑自行车等可增加心肺耐力，关节活动度以及肌肉力量的运动。

（二）帕金森病患者常见症状管理

患者在保留运动能力阶段家属或照料者要积极鼓励患者独立完成，不应给予过度照护，剥夺患者独立完成任务的机会，导致患者生活能力快速下降或丧失。

1. 运动症状管理

（1）运动迟缓：照顾者要充分了解患者病情做到与患者积极沟通，鼓励患者坚持面部表情肌运动训练以及发音训练。针对吞咽困难的管理将在饮食管理中详细介绍。当患者不能够独立上下床时，照料者要予以协助，上床时患者背部靠近床旁,坐于床边,向一侧侧躺,进而将双腿置于床上,下床时同样先侧躺于床上,将双腿置于床下,一侧上肢支撑起身,家属可面向患者双手分别置于患者的颈部、肩部给予以协助。由于患者日间活动多数在床下,而夜间床上翻身困难问题容易被忽视,因此需要照料者对疾病晚期患者的翻身困难应给予足够重视,避免出现压疮。

(2)震颤:震颤对患者生活能力的影响较小,但同样降低患者生活质量。在震颤存在的情况下也可能出现烫伤的危险,尽量避免患者独立接触开水以及过热饮食。鼓励患者对手部精细动作进行练习,如拼插游戏、拾豆等。

(3)肌强直:由于颈部、躯干张力高,会出现转颈、转身困难,因此尽量减少患者转颈动作,在呼叫患者或谈话过程中尽可能与患者面对面进行,避免在患者身后呼叫时出现转颈困难跌倒情况。

(4)姿势步态障碍:患者可以出现慌张步态,冻结现象。避免行走过程中突然出现障碍物,可使用助行推车,鼓励患者坚持步态训练。患者出现慌张步态后,步伐快而幅度小,最终演变为冻结现象。如患者出现冻结现象,可给予声音和视觉暗示缓解症状,如规律有节奏击掌协助患者起步及行走,地面标记"斑马线"或有红外线功能的手杖协助患者行走。患者活动区域尽量减少障碍物,以免由于冻结现象出现跌倒受伤情况。

2. 非运动症状

(1)便秘:可表现为排便次数减少或排出困难。一方面便秘症状影响患者生活质量,另一方面便秘可导致胃排空慢,影响抗帕金森药物吸收和疗效。因此配合药物治疗的同时,养成良好生活饮食习惯。第一,患者应当养成良好的排便习惯,无论有无便意,患者均应每日晨起后固定时间排便,排便前可稍做运动或顺时针方向按摩腹部。在疾病允许范围内多饮水,多进食含高纤维素的食物,如菠菜、芹菜等。第二,如患者粪便干结,不易或不能够排出,患者本人或照料者需协助排便。如粪便不易排出,可用开塞露、肥皂水等肠道软化剂使粪便充分软化后排出;粪便软化后仍不能排出,患者或照料者可用双手食指和中指分别置于肛门两侧,在患者用力排便时双两手指向上按压,以上方法均不奏效时,照料者需将手指戴好指套,涂润滑剂后伸入患者肛门内,同时患者放松肛门,手指将粪便捣碎后轻柔将粪便拉出体外。第三,鼓励患者做凯格尔训练,有助于增加盆底肌力量协助排便,第一阶段缓慢收缩 - 放松会阴部各3~5秒,持续 10 分钟,第二阶段快速收缩会阴部 1 秒,放松 2 秒,共 10 分钟。每天做 2 次,持续 6~8 周。

（2）直立性低血压：患者学习出现直立性低血压时采取的措施，如起立时出现眼前发黑，头晕症状，患者应迅速扶好支撑物，避免跌倒，缓慢蹲下或坐下，可配合收紧腹部，允许情况下多饮水。预防直立性低血压需穿高腰弹力袜或腹带，避免洗热水澡、泡温泉，避免用力排便等增加腹腔内压力情况。起床动作慢，做好"三个30秒"，即起床前于床上稍活动肢体30秒后坐起，坐位持续30秒，双腿垂下床旁30秒后站起。

（3）疼痛：在没有明确患者疼痛原因，而给予止痛药物治疗可能导致症状加重。帕金森病本身可导致中枢性疼痛，疼痛部位不明确，补充多巴胺能药物有效。肩颈痛以及腰背痛多由于姿势异常，肌张力增高，肌肉活动少引起，可给予患者局部按摩缓解症状。四肢疼痛以小腿疼痛最为多见，多由于腓肠肌强直所致的肌肉抽搐、痉挛引起也可由于药物引起肌张力障碍所致，夜间发作次数多。小腿疼痛发作时，患者需要伸直小腿，照料者一手紧握患者前脚掌，由内向外最大幅度连续旋转脚掌。

（4）睡眠障碍：患者夜间觉醒或早醒后，应缓慢做肌肉放松训练，腹式呼吸训练，如30分钟后仍不能入睡，患者需离开床做安静的活动，待有困意后方可上床睡觉。患者快速动眼期睡眠行为障碍多发生在入睡后的20~30分钟，此时间段照料者应着重关注患者睡眠状态。家属应当加强患者的防磕碰措施，床的护栏应包裹棉布等以防患者在睡眠过程中发生碰撞出现外伤情况。床的护栏应维持在35cm左右，防止患者梦游过程中翻越护栏。

（5）抑郁：除精神专科系统评估及药物治疗外，照顾者要仔细观察患者的心理状态和情绪变化，并对患者已存心理问题进行疏导，给予患者必要的赞赏提高其自信心和成就感。鼓励患者进行社交活动，引导患者增加兴趣爱好，增加其愉悦体验。对于有自杀倾向的患者，看护者应24小时不离身边，并对患者可能利用的药物、危险物品严加看管。

（6）尿失禁：鼓励患者进行凯格尔训练，以增强盆底肌肉力量，提高控尿能力；进行膀胱扩张训练，尽量延长排尿间隔时间，使膀胱容量逐步扩大；尿潴留时，建议定时定量饮水，或采取清洁间歇导尿。

（三）帕金森病患者用药管理

多种食物可影响左旋多巴以及复合制剂的吸收，因此服药时间应严格在餐前1小时，餐后1.5小时服用，发挥最大药效；而司来吉兰以及金刚烷胺严格避免在傍晚以及睡前服用，以免影响睡眠。许多帕金森病患者药品服用较多，因此可设置提醒药物服用的闹钟，避免漏服药物。设立健康卡片，便于患者服用药物,卡片内容包括用药种类、剂量、时间,必要时可标注药物的相关不良反应。由于抗帕金森病的药物与其他药物有相互作用,因此患者不应自行增加减少药物种类和计量。要求患者要做到定期复诊,调整用药剂量以及种类。需要患者家属熟悉药物相关副作用,以便在患者出现不良事件时,家属能够准确识别,及时就诊。

（四）饮食管理

饮食管理包括饮食结构,吞咽困难以及进食困难的管理。

1. 饮食结构管理　增加对疾病了解,以及对饮食知识的认识,避免饮食过于随意,使患者合理饮食,有助于协助治疗,以及对疾病有效控制,使帕金森病患者饮食更合理,更科学。

（1）帕金森病患者多数口服左旋多巴以及复合剂,而左旋多巴的吸收位于小肠内,任何导致胃排空减慢的食物均可导致左旋多巴的吸收而影响疗效,因此避免过多食用高脂肪、高蛋白等与美多芭相互作用的食物。

（2）多食含优质脂肪成分食品,避免反式脂肪摄入。含优质脂肪成分的食品（如杏仁,榛子和核桃）可减少氧化应激反应,对神经元起到保护作用。而反式脂肪可增加机体炎症反应,加快帕金森病的进展。

（3）适当饮用咖啡和绿茶。咖啡被认为是帕金森病预防与治疗的饮品,可辅助改善帕金森病患者症状。因绿茶中所含的茶多酚具有保护多巴胺能神经元以及抗氧化的作用,因此对帕金森也有治疗作用。

（4）多食富含纤维素的食物（粗粮、杂粮、绿叶蔬菜等）。因帕金森病患者多伴有便秘,饮食中缺少纤维素的摄入会加重患者便秘症状。

（5）停止高玉米糖浆和高果糖的摄入。帕金森病患者多伴有胰岛抵抗和血糖失调问题,而帕金森病患者合并糖尿病可加重运动症状,因此避免食用含有以上成分食物。

2. 吞咽困难管理　由于患者吞咽动作少,因此患者饮食过程中避免食用过于干硬的食物,选择利于咀嚼以及消化的软食。在食用主食时可配合汤一同食用。选择不容易引起误吸的糊状半流质食物。对咀嚼时间过长和/或食物留在口中不吞咽或吞咽启动缓慢的患者,提示按步骤有意识地吞咽,可通过连续多次努力吞咽,或尝试吞咽时下颌回缩（点头吞咽）以适当代偿,增加吞咽力度,以减少咽部食物残留。对于不能进食的患者喂食物时,要时刻关注患者口腔内残留食物,避免患者未吞咽完而连续给予喂食,采取小口慢咽原则。在给予患者喂食过程中,患者采取半卧位,床头抬高 30° 以上或坐位。

3. 进食困难管理　由于患者运动迟缓,震颤,肌强直可严重影响患者进餐,因此选择合适食物形状、种类和餐具至关重要。可提供患者直接可手抓的食物比如馒头,包子以及地瓜等。患者筷子应用不灵活后可应用勺子,如勺子应用出现抖动情况,可应用特殊工具,如防抖动勺子,此种勺子无论患者手如何抖动,勺子装食物部分始终保持水平,保证患者顺利进餐。对患者进行鼓励,能自己进食者,就应自己进食,避免一切代替患者完成,出现过度照顾情况。如需照顾者喂食情况,要耐心观察患者口腔内残留食物,避免口腔内食物过多出现窒息风险,因此任何照顾者均应熟练掌握海姆立克急救法。

(五) 优化帕金森病患者居住环境

PD 患者运动症状多,多数患者运动症状可叠加,运动迟缓,肌强直以及震颤均可影响日常生活,导致日常生活困难,影响日常行动,跌倒也时常发生,因此优化日常结构和活动、家居环境改造及辅助器具使用,提高患者日常生活活动能力以及参与家庭和社会的能力,最终改善患者生活质量。

1. 客厅以及卧室　室内沙发、座椅、床品避免过软、过低,以上情况均会导致患者起立困难,应在以上产品上增加硬垫,以及扶手。床的两端加设可放下的围栏,其高度应在患者坐于床旁时,双脚恰好着地为准。减少室内家具数量以及体积,减少障碍物可有效避免患者跌倒后外伤的发生以及增加室内行动的便利度。

2. 卫生间　坐便旁应设辅助站立的扶手,洗澡间设立可供患者淋浴的硬椅,硬椅旁也应设扶手,便于患者起立。

3. 照明设备　采用大功率照明设备,提高室内亮度,照明开关采用触碰感应式,便于患者对照明设备的操控。床旁亦应放置触摸示照明设备,方便起夜照明。

4. 地面设置　避免使用较滑地面,必要时采用防滑垫。避免门槛设置,不利于活动。

5. 其他　室内门把手最好采用杠杆式;室内所用物品摆放尽量置于高处以及便于触及的位置,如鞋架、冰箱内物品,避免患者弯腰;拖把以及扫帚应选用长把手,避免患者弯腰。常用物品尽量选择质量较轻者,便于应用,如水壶、烧锅等。

6. 穿着管理　由于患者上肢抬举费力,上衣应采用肥大款式,避免较多纽扣或系带多的衣物,可选用拉链式。裤子选择松紧带裤腰,避免选择系腰带裤子。鞋子应选松紧口或带粘贴条,避免系带鞋子,便于穿脱。

四、帕金森病健康管理总结

帕金森病是一种隐匿起病,慢性进展性疾病。一旦确诊,尽早治疗,个体化管理。以药物治疗为主,综合运动、心理及手术治疗,进而形成全方位管理模式。在医院、社区、居家管理的过程中不仅要着重于运动症状的管理,亦要重视非运动症状的改善,使患者最大限度缓解临床症状,减少疾病痛苦,提高生活质量,融入社会活动。

(孙艳艳　丁非凡)

参 考 文 献

[1] 贾建平.神经病学.9版.北京:人民卫生出版社,2018.
[2] 中华医学会神经病学分会神经康复学组.帕金森病康复中国专家共识.中国康复理论与实践,2018,7:745-752.
[3] 常红.帕金森病居家照护指导手册.北京:人民卫生出版社,2020.
[4] Stephen L.Hauser.Harrison's Neurology in Clinical Medicine.4th ed.New York:McGraw-Hill,2017.

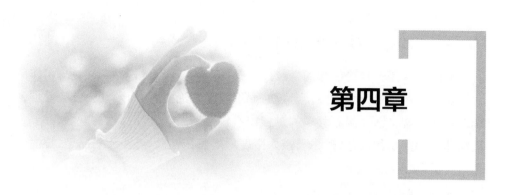

第四章

阿尔茨海默病及其健康管理

第一节　阿尔茨海默病的基础知识

一、概述

阿尔茨海默病(Alzheimer's disease,AD)主要发生于老年和老年前期、以进行性认知功能障碍和行为损害为特征的中枢神经系统退行性病变。临床上主要表现为记忆障碍、失语、失用、失认、视空间能力损害、抽象思维和计算力损害、人格和行为改变等。AD是老年期最常见的痴呆类型、是最常见的慢性疾病之一、也是老年人最常见的致死原因。

二、流行病学

AD占老年期痴呆的50%~70%,血管性痴呆占15%~20%,路易体痴呆占5%~10%,额颞叶痴呆占5%~10%。全球65岁以上老年人群中AD患病率为4%~7%,且随着年龄而增长,平均每增加6.1岁,其患病率增加一倍;在85岁以上的老年人群中,AD的患病率可高达20%~30%。

《世界阿尔茨海默病2015报告》指出,到2050年,全球阿尔茨海默病患者数将从目前的4 680万增加至1.315亿。

中国人口老龄化的加速直接导致人口的健康状况改变,痴呆是老年人常见的神经精神障碍性疾病,其发病率和患病率随着人口老龄化的加速而逐渐增加。

首都医科大学宣武医院贾建平教授对中国痴呆进行的流行病学调查结果显示:我国 65 岁以上老年人痴呆患病率为 5.14%,且农村地区阿尔茨海默病的患病率明显高于城市。同时,贾建平教授的研究,首次明确了我国 65 岁以上老年人轻度认知障碍的患病率为 20.8%,患者数量约为 2 400 万人。

痴呆的致残率非常高,是造成老年人失去正常生活能力的最常见疾病,目前我国仍没有建立完善的养老体系,缺乏对痴呆患者的照料和支持的措施。痴呆及认知功能障碍相关疾病已成为导致我国老年人功能障碍及进入医疗机构、养老机构的主要疾病之一,是人类所面临的最大的全球公共卫生事件,也日益受到各国政府和学者的高度重视。而且,现有药物只能短期改善症状,不能延缓其进展。因此,早发现、早诊断、早治疗是 AD 防治的重要策略。

三、病因及发病机制

AD 分为家族性 AD 和散发性 AD。家族性 AD 呈常染色体显性遗传,多于 65 岁前起病,最常见的是位于 21 号染色体的淀粉样前体蛋白(amyloid precursor protein,APP)基因、位于 14 号染色体的早老素 1(presenilin 1, PS1)基因及位于 1 号染色体的早老素 2(presenilin 2,PS2)基因突变。携带有 APP 和 PS1 基因突变的人群几乎 100% 会进展为 AD,而携带有 PS2 基因突变的人群,发展为 AD 的概率约为 95%。对于占 90% 以上的散发性 AD,目前认为载脂蛋白 E(apolipoprotein E,APOE)基因与 AD 的形成最为有关。$APOE_\varepsilon 4$ 携带者是散发性 AD 的高危人群,研究显示携带一个 $APOE_\varepsilon 4$ 等位基因的人群,其罹患 AD 的风险约为正常人的 3.2 倍;携带有两个 $APOE_\varepsilon 4$ 等位基因的人群,其罹患 AD 的风险约为正常人的 8~12 倍。

有关 AD 的发病机制,其中影响较广的有 β-淀粉样蛋白(β-amyloid, Aβ)瀑布假说(the amyloid cascade hypothesis),认为 Aβ 的生成与清除失衡是导致神经元变性和痴呆发生的起始事件。家族性 AD 的三种基因突变均可导致 Aβ 的过度生成,是该学说的有力佐证。而 Down 综合征患者因体内多了一个 APP 基因,在早年就出现 Aβ 沉积斑块,也从侧面印证了该学说。另一重要的学说为 tau 蛋白学说,认为过度磷酸化的 tau 蛋白影响了神经元骨架微管蛋白的稳定性,从而导致神经原纤维缠结形成,进而破坏了神经元及突触的正常功能。近年来，也有学者提出了神经血管假说，提出脑血管功能的失常导致神经元细胞功能障碍，并且 Aβ 清除能力下降，导致认知功能损害。除此之外，尚有细胞周期调节蛋白障碍、氧化应激、炎性机制、线粒体功能障碍等多种假说。

四、临床表现

AD 通常隐匿起病，持续进行性发展，主要表现为认知功能减退和非认知性神经精神症状。按照最新分期，AD 包括两个阶段：痴呆前阶段和痴呆阶段。

（一）痴呆前阶段

此阶段分为轻度认知功能障碍发生前期（pre-mild cognitive impairment，pre-MCI）和轻度认知功能障碍期（mild cognitive impairment，MCI）。AD 的 pre-MCI 期没有任何认知障碍的临床表现或者仅有极轻微的记忆力减退主诉，这个概念目前主要用于临床研究。AD 的 MCI 期，即 AD 源性 MCI，是引起非痴呆性认知损害（cognitive impairment not dementia，CIND）的多种原因中的一种，主要表现为记忆力轻度受损，学习和保存新知识的能力下降，其他认知域，如注意力、执行能力、语言能力和视空间能力也可出现轻度受损，但不影响基本日常生活能力，达不到痴呆的程度。

（二）痴呆阶段

痴呆阶段即传统意义上的 AD，此阶段患者认知功能损害导致了日常生活能力下降，根据认知损害的程度大致可以分为轻、中、重三度。

1. 轻度　主要表现是记忆障碍。首先出现的是近事记忆减退，常将日常所做的事和常用的一些物品遗忘。随着病情的发展，可出现远期记忆减退，即对发生已久的事情和人物的遗忘。部分患者出现视空间障碍，外出后找不到回家的路，不能精确地临摹立体图。面对生疏和复杂的事物容易出现疲乏、焦虑和消极情绪，还会表现出人格方面的障碍，如不爱清洁、不修边幅、暴躁、易怒、自私多疑。

2. 中度　除记忆障碍继续加重外，工作、学习新知识和社会接触能力减退，特别是原已掌握的知识和技巧出现明显的衰退。出现逻辑思维、综合分析能力减退，言语重复、计算力下降，明显的视空间障碍，如在家中找不到自己的房间，还可出现失语、失用、失认等，有些患者还可出现癫痫、强直 - 少动综合征。此时患者常有较明显的行为和精神异常，性格内向的患者变得易激惹、兴奋欣快，言语增多，而原来性格外向的患者则可变得沉默寡言，对任何事情提不起兴趣,出现明显的人格改变,甚至作出一些丧失羞耻感(如随地大小便等)的行为。

3. 重度　此期的患者除上述各项症状逐渐加重外,还有情感淡漠、哭笑无常、言语能力丧失,以致不能完成日常简单的生活事项如穿衣、进食。终日无语而卧床,与外界(包括亲友)逐渐丧失接触能力。四肢出现强直或屈曲瘫痪,括约肌功能障碍。此外,此期患者常可并发全身系统疾病的症状,如肺部及尿路感染、压疮以及多器官功能衰竭等,最终因并发症而死亡。

五、辅助检查

(一)实验室检查

血、尿常规,血生化检查均正常。CSF 检查可发现 $A\beta_{42}$ 水平降低,总 tau 蛋白和磷酸化 tau 蛋白增高。

(二)脑电图

AD 患者 90% 可有 EEG 异常,表现为 α 节律减慢、不规则、消失或波幅下降,甚至完全消失。随病情进展,并可出现广泛性 θ 波,以额、顶叶明显。期间混有 δ 波活动,晚期则表现为弥漫性慢波。

(三)影像学

AD 患者头部 CT 可见脑萎缩、脑室扩大,患者的脑萎缩改变主要在颞叶、脑白质及脑灰质。颞叶(内侧颞叶)萎缩表现为颞叶脑沟增多、加深,颞中回变窄,鞍上池和环池增宽、侧脑室颞角扩大;脑白质萎缩显示第三脑室和侧脑室体部增宽;脑灰质普遍萎缩,可见双侧大脑半球脑沟增多、加深和脑裂增宽。

内侧颞叶,尤其是海马和内嗅皮质改变是结构核磁有关 AD 研究最经典的发现。海马容积缩小常作为 AD 诊断和判断疾病进展的指标之一,晚发 AD(发病年龄 >65 岁)在结构核磁的表现主要是内侧颞叶萎缩,海马和内嗅皮质是最早受累的部位。早发 AD(发病年龄 <65 岁)相比晚发 AD,内侧颞叶萎缩不明显,但是顶叶、颞叶外侧和额叶改变更加突出。

SPECT 灌注成像和氟脱氧葡萄糖 PET 成像可见顶叶、颞叶和额叶,尤其是双侧颞叶的海马区血流和代谢降低。

(四)神经心理学检查

对 AD 的认知评估领域应包括记忆功能、言语功能、定向力、应用能力、注意力、知觉(视、听、感知)和执行功能七个领域。临床上常用的工具可分为：①大体评定量表，如简易精神状况检查量表（MMSE）、蒙特利尔认知测验（MoCA）、阿尔茨海默病认知功能评价量表（ADAS-cog）、长谷川痴呆量表（HDS）、Mattis 痴呆量表、认知能力筛查量表（CASI）等；②分级量表，如临床痴呆评定量表（CDR）和总体衰退量表（GDS）；③精神行为评定量表，如汉密尔顿抑郁量表（HAMD）、神经精神问卷（NPI）；④用于鉴别的量表，Hachinski 缺血量表。还应指出的是，选用何种量表，如何评价测验结果，必须结合临床表现和其他辅助检查结果综合得出判断。

（五）基因检查

有明确的家族史的患者可进行 APP、PS1、PS2 和 APOE$_\varepsilon$4 基因检测，突变的发现有助于确诊和疾病的提前预防。

第二节　阿尔茨海默病的诊断与治疗

一、诊断

临床上应用最广泛的 AD 诊断标准是由美国国立神经病语言障碍卒中研究所和阿尔茨海默病及相关疾病学会 1984 年制定的，2011 年美国国立老化研究所和阿尔茨海默协会对此标准进行了修订，制定了 AD 不同阶段的诊断标准（NIA-AA），并推荐 AD 痴呆阶段和 MCI 期的诊断标准用于临床。

NIA-AA 标准与 1984 年发布的旧标准的最大区别在于，后者将 AD 视为痴呆，而前者则将其视为一个包括 MCI 在内的连续的疾病过程。这个 AD 的连续谱实际上是把 AD 分为三个阶段，即痴呆阶段、痴呆前有症状阶段及无症状临床前 AD 阶段。NIA-AA 包括了 AD 的三个标准，即 AD 所致痴呆（dementia due to AD）标准，AD 致轻度认知损害（MCI due to AD）标准，临床前 AD（preclinical AD）标准。在 NIA-AA 中 MCI 被定义为 AD 连续谱中的痴呆前有症状阶段。不仅强调了 MCI 与 AD 之间的紧密联系，而且更有助于 AD 药物的开发研究。

当具备以下认知或行为（神经 - 精神）症状时可以诊断为痴呆：①日常工作及一般活动能力受损。②生活功能和执行能力较先前水平降低。③无法用谵妄或其他严重的精神疾病来解释。④认知损害可由以下方式发现或诊断：病史采集（来自患者本人和知情人），客观的认知评价（床旁精神状态检查或神经心理学测试，神经心理学测试应该在常规病史采集以及床旁精神状态检查不能提供确定的诊断时进行）。⑤认知或行为受损至少包括以下功能中的两项：学习及记忆新信息的功能受损，症状包括：重复的发问或话语、乱放个人物品、忘记重要事件或约会、在熟悉的路径中迷路；推理及处理复杂任务的能力受损、判断力受损，症状包括：对危险缺乏理解、不能胜任财务管理、决断力差、不能计划复杂的或一连串的活动；视空间能力受损，症状包括：无法识别面孔或常见物品，或者尽管视力良好却不能发现正前方的物品、不能使用简单的工具或衣物与躯体关系定向困难；语言功能受损（说、读、写），症状包括：说话时找词困难、犹豫，说话、拼写和书写错误；人格或行为举止改变，症状包括：非特异性的情绪波动，如集约、动机受损、主动性丧失、淡漠、失去动力、社交退缩、对先前所从事活动的兴趣降低、悟性丧失、强迫或强迫行为、出现社会所不容许的行为。

（一）AD 痴呆阶段的临床诊断标准

1. 很可能的 AD 痴呆

（1）核心临床标准

1）符合痴呆诊断标准。

2）起病隐袭，症状在数月至数年中逐渐出现，并非发生于数小时或数天之内。

3）报告或观察到明确的认知功能恶化史。

4）遗忘表现（AD 最常见症状，学习和近记忆下降，伴 1 个或 1 个以上其他认知功能损害）或者非遗忘表现（语言障碍，最突出的缺损是找词困难；视空间障碍，最突出的是空间认知受损，如：物体失认、面容识别损害、动作失认、失读；执行功能障碍，最突出的是推理、判断以及解决问题的能力受损。三者之一损害，伴 1 个或 1 个以上其他认知功能损害）。

（2）排除标准

1）伴发严重的脑血管病，有与认知障碍发生或恶化相关的卒中史，或存在多发或广泛脑梗死，或存在严重的白质病变。

2）有路易体痴呆的核心症状。

3）有额颞叶痴呆的显著特征。

4）有原发性进行性语义型失语或原发性进行性非流利型失语的显著性特征。

5）有其他引起进行性记忆和认知功能损害的神经系统疾病，或非神经系统疾病，或药物过量或滥用证据。

（3）支持标准

1）在以知情人提供和正规神经心理测验得到的信息为基础的评估中,发现进行性认知下降的证据。

2）找到致病基因（APP、PS1 或 PS2）突变的证据。

2. 可能的 AD 痴呆有以下任一情况时,即可诊断。

（1）非典型过程:符合很可能的 AD 痴呆诊断标准中的第 1 条和第 4 条,但认知缺损是突然发作,或病史不详,或客观认知功能进行性下降的特征不明显。

（2）满足 AD 痴呆的所有核心临床标准,但具有以下证据:

1）伴随脑血管疾病,有与认知障碍发生或恶化相关的卒中史,或存在多发或广泛脑梗死,或存在严重的白质病变。

2）具有路易体痴呆而非痴呆本身的特点。

3）或有其他活动性神经疾病并发症,或非神经性并发症,或药物使用产生严重认知影响的证据。

（二）AD 源性 MCI 的临床诊断标准

1. 符合 MCI 的临床表现

（1）患者主诉,或者知情者、医师发现的认知功能改变。

（2）一个或多个认知领域受损的客观证据,尤其是记忆受损。

（3）日常生活能力基本正常。

（4）未达痴呆标准。

2. 发病机制符合 AD 的病理生理过程

（1）排除血管性、创伤性、医源性引起的认知功能障碍。

（2）有纵向随访发现认知功能持续下降的证据。

（3）有与 AD 遗传因素相关的病史。

在临床研究中,MCI 和 Pre-MCI 期的诊断标准还采纳了两大类 AD 的生物标志物。一类反映 Aβ 沉积,包括脑脊液 $Aβ_{42}$ 水平和 PET 淀粉样蛋白成像;另一类反映神经元损伤,包括脑脊液总 tau 蛋白和磷酸化 tau 蛋白水平、结构 MRI 显示海马体积缩小或内侧颞叶萎缩、氟脱氧葡萄糖 PET 成像、SPECT 灌注成像等。目前对这些生物标志物的理解有限,其临床应用还有待进一步改进和完善。

二、鉴别诊断

AD 的鉴别诊断一般需要结合临床症状、影像学表现及分子生物标志物等,需要与其鉴别的主要疾病包括血管性痴呆(vascular dementia,VaD)、额颞叶痴呆(frontotemporal dementia,FTD)、路易体痴呆(dementia with Lewy bodies,DLB)、皮质基底节变性(corticobasal degeneration,CBD)及帕金森病痴呆(parkinson disease with dementia,PDD)。

(一) VaD

VaD 是指脑血管病变引起脑损伤所致的痴呆,其发病机制一般是脑血管病的病灶涉及额叶、颞叶及边缘系统,或者病灶损害了多个脑功能区,导致记忆、注意、执行功能和语言等高级认知功能严重受损。VaD 常常相对突然起病,呈波动性进展,这在反复发生的皮质或皮质下损害的患者(多发梗死性痴呆)中常见。Hachinski 缺血评分量表≥7 分,提示 VaD,≤4 分提示 AD,5 分或者6 分提示混合性痴呆。通常可以分为三种类型:

1. 多发梗死性痴呆　这是最常见的类型,为脑皮质和皮质下血管区多发梗死所致的痴呆。

2. 关键部位梗死性痴呆　与高级皮质功能有关的关键部位梗死所致的痴呆,如:双侧丘脑、海马内侧颞叶下角、颞枕联合区等部位。

3. 小血管病痴呆　以腔隙性脑梗死、局灶和扩散的白质缺血性病变、血管周围间隙增多和微出血为主要表现的痴呆,如 CADASIL、脑淀粉样变性等。MRI 在 VaD 的诊断及鉴别诊断中可以提供血管病变的证据,如卒中病灶的部位、体积及白质病变的程度等。当临床表现符合 AD 的特征,MRI 提示海马和内侧颞叶萎缩及血管性病变导致的认知障碍证据同时存在时,称混合型痴呆。

(二) FTD

FTD 具有显著的异质性,包括多种疾病的临床综合征。主要由两类亚型:一类是以社会功能和人格进行衰退为特征的行为变异型额颞叶痴呆(behavioral-variant frontotemporal dementia,bvFTD), 一类是以缓慢进展的语言功能衰退为特征的原发性进行性失语(primary progressive aphasia,PPA),临床上与 AD 鉴别有一定困难。FTD 的主要特征是显著的非对称性的左侧外侧裂周围萎缩或不对称性的前颞叶萎缩。除双侧不对称性额颞叶萎缩外,从颞叶前部到后部的渐变萎缩也是 FTD 的显著特征,在 MRI 上多表现为典型的刀片样萎缩。FTD 患者在视空间短时记忆、词语的即刻、延迟、线索记忆和再认、内隐记忆、注意持续性测验中要优于 AD 患者。FTD 记忆缺损的模式属于"额叶型"遗忘,非认知行为,如自知力缺乏、人际交往失范、反社会行为、淡漠、意志缺失等是与 AD 鉴别的重要依据。

(三) DLB

DLB 是临床上较常见的慢性神经系统变性疾病。临床表现以波动性认知功能障碍、帕金森综合征和以视幻觉为突出表现的精神症状为特点。DLB 患者与 AD 患者相比较,回忆及再认功能均相对保留,而语言的流畅性、视觉感知及操作任务的完成等方面的损害更为严重。同等的认知水平下,DLB 患者比 AD 患者的功能损害更严重,运动及神经精神障碍更严重,生活自理能力更差。

(四) CBD

CBD 是一种罕见的慢性进展性神经系统变性病。主要累及皮质和基底神经节,典型的临床表现为不对称的肌强直、肌张力障碍、肢体失用、失语、异己体综合征以及认知和行为障碍。MRI 一般表现为不对称性额顶叶皮质萎缩及侧脑室扩大。有研究表明,临床症状(如一侧肢体不灵活等)对侧的运动皮质明显萎缩及 FLAIR 上出现额顶叶皮质下白质高信号可能是 CBD 特有的表现,且无明显异常信号的大脑脚不对称萎缩也是 CBD 患者的一个特征。

(五) PDD

帕金森病是神经内科常见的一种退行性疾病。大多数帕金森病患者最终发展为 PDD。PDD 是指帕金森病患者的认知损害达到痴呆的程度,PDD 患者的执行功能受损尤其严重。PDD 的长、短时记忆均下降,但严重程度轻于 AD,视空间功能缺陷程度重于 AD。

三、治疗

(一) AD 患者认知症状的治疗

乙酰胆碱酯酶抑制剂(ChEI)及美金刚是一线治疗药物。ChEI 主要提高脑内乙酰胆碱水平,加强突触之间的传递。美金刚能拮抗 N- 甲基 -D- 门冬氨酸(NMDA)受体,具有调节谷氨酸活性的作用。ChEIs 治疗轻度、中度 AD 患者的认知和非认知症状有效,也有研究支持 ChEIs 用于重度 AD 患者的治疗。美金刚治疗中、重度 AD 患者认知和非认知症状有效,非认知症状(激越、妄想)的治疗效果优于其他症状,美金刚也可用于轻度 AD 患者的治疗。欧洲神经病学联盟(EFNS)及美国精神病学会(APA)指南均指出,联合 ChEI 和美金刚治疗比单独应用 ChEI 可让患者更有效获益,二者联合使用有相互增效的作用。APA 指南提示在应用 ChEI 治疗 AD 时,乙酰胆碱(Ach)外周 M 受体有降低血压、减慢心率、增加腺体分泌等作用,如果患者有病态窦房结综合征或严重房室传导阻滞、急性胃炎、胃溃疡、严重哮喘或慢性阻塞性肺疾病的患者,应慎用该药物。建议 3~6 个月随访 1 次,对治疗进行评估,如使用简易精神状况检查量表(MMSE),同时应根据评估结果来动态调整药物的使用剂量及治疗方案,以确保药物治疗的有效性和延续性。

(二) AD 患者精神行为异常症状的处理

很多患者在疾病的某一阶段会出现精神症状,如:幻觉、妄想、抑郁、焦虑、睡眠紊乱等,可以适当给予抗抑郁药物和抗精神病药物。这些药物的使用原则是:小量起始;增量缓慢;使用最小剂量;注意副作用及相互作用;个体化治疗方案。

第三节　阿尔茨海默病的健康管理

一、AD 患者日常生活护理

认知功能障碍导致生活能力降低的 AD 患者,首先要尊重他们的人格,其次要保持他们的信心。要树立诸如吃饭、排泄、洗澡、穿衣等简单生活能力老人是完全能够自理的观点,靠自身能力来完成力所能及的事情会增强 AD 患者的生活信心。

(一) 生活环境的管理

AD 患者由于定向力障碍,记忆力低下,时常会出现走错房间或洗手间的现象。所以在护理他们的时候,建议安排在易于观察、照顾的房间里。建议使用的床要低一些,房间应尽可能固定,尽量避免转换房间或更换床铺等。患者的桌上不要放置尖锐的、易碎的危险物品,每天一定要彻底检查、整理房间及床铺周围的情况,防止任何可能给患者带来危险的事情发生。

(二) 饮食方面的管理

痴呆患者在进餐时的表现多种多样。有的患者坐在固定的座位上心理会感觉很踏实,可以个人顺利地完成进食;有的患者会对食物不满而拒绝进食;有的患者用手抓着食物进食;有的患者在看到食物后会在很短的时间内狼吞虎咽的全部吃光,出现胃溃疡;还有的患者会将食物藏着掖着偷偷进食等等。针对上述各种类型,护理人员要找到适合各患者特点的进餐方式,帮助他们进餐。比如,有的患者不能将食物自主地放入口中,自己也不能主动的饮水,照护人员可站在一旁,模仿饮水吞咽的声音,或者同患者一起张嘴来诱导患者进食,这是针对老年患者降低的日常生活能力、状态而采取的相应帮助手段。

(三)日常活动管理

专业的护理人员对患者的日常需求进行精确评估,确保患者在痴呆早期对自我认知能力和预后有一个较为明确的认识。为老年痴呆患者提供舒适的生活环境是最基本的护理工作。通过对患者进行疾病专项教育和风险事件干预来帮助患者延缓疾病的进展,获得患者的尊重及理解,并将患者的决策自主权最大化,不要让老年患者有孤独感,要鼓励他们去多结交朋友,积极参加集体活动,散步、聊天,舒缓心情、调节情绪。尽可能地调动老年患者的积极性,诱导他们主动去参加一些刺激而有趣的活动,使他们能够精神活跃,积极乐观地对待生活。

二、AD 患者心理管理

护理人员应该与 AD 患者建立起亲密的信赖关系。在感情上得到老人的认同后,护理工作便会得到他们的配合,变得相对轻松顺利起来。在与老年患者交谈时,一定要尊重他们的人格,认可他们的日常生活方式和态度。无论老人向我们讲述什么都要有一个耐心倾听的态度,并接受他们的观点,同时不要试图按照我们的思路来纠正。有些痴呆老年患者很依赖过去,会终日沉浸在过去工作的辉煌当中。在追忆过去的情绪当中,老人处于一种安定平和的精神状态。这时,我们应当顺应患者的思维,营造一个温馨的氛围,一起分享老人的快乐。这对老人的心理健康起着至关重要的作用。

自信心的恢复对痴呆患者是非常重要的。要尽力弥补和找回他们失去的生活能力,调动他们体内尚存的生活动力。对于痴呆患者来说,自己能够料理简单的日常生活,在自信心的恢复过程中会起着无可比拟的作用。假如我们希望患者在生活中自己去完成某件事情时,我们可以用请求或商量的语气对他们说,当患者在听到有人用请求的语气来征询自己意见时,心理会感到非常满足。让老年痴呆患者认识到自己与护理人员处在一个平等的地位且能够和谐相处,将会更有利于恢复他们生活的信心,帮助他们树立生活的勇气。

通过对痴呆患者的密切观察可以发现,在具体的情感交流过程中,因认知功能障碍而造成生活能力低下的痴呆患者比起正常人情感触觉更加敏锐,相对于日常的体力活动,护理人员更需要关注他们的精神情感和心理变化。从某种意义来说,痴呆患者表达喜怒哀乐的方式会非常直观。患者在感到谈话氛围不好时,基本上处于少言寡语的状态,对语言的理解能力也大大降低,习惯于使用不加考虑的言语来应付对方。所以,在与老人交流的过程中,一定要尊重老年患者的人格,切忌使用幼儿园用语。我们一定要把患者放在一个平等的立场上进行成人间的语言交流,让他们能切身体会到我们之间进行的沟通是心与心之间的真诚的沟通与交流。

三、对患者及家属的健康宣教

(一) 疾病知识健康宣教

建议向患者和家属详细介绍本病的有关病因,指导如何避免诱发因素。向患者及家属给予详细的用药指导和健康护理,教导患者保持良好的心理状态,平时生活要有规律,合理安排活动和休息时间,注意劳逸结合,积极配合治疗。在配合医生积极治疗的基础上,做好定期复查、复诊,定期进行神经心理学量表(如:简易精神状况检查量表 MMSE)的检查,评判患者的病情进展情况,并制订一个合理的用药指导方案。

(二) 指导老年人预防疾病

通过指导老年人平时勤于用脑,一定程度上可以延缓大脑萎缩,调节心情,避免不良精神因素刺激,养成良好的生活规律,积极参加社交活动。一旦发现疾病后应鼓励他们尽可能地维持生活自理能力和参加社会活动,另一方面建议加强家庭和社会对患者的照顾和帮助,帮助他们进行相应的康复治疗和训练。

(三) 指导患者及家属进行自我病情管理和监测

通过对患者及家属进行痴呆的科普讲座和教育,使其能了解痴呆的早期临床表现和症状,早期诊断可使患者从容地规划自己何时从工作岗位退休,安排好自己的财务计划,与医生和家人讨论将来的治疗问题。疾病晚期的痴呆患者需要特别护理,防止患者的精神行为导致其自伤或伤及家人。建议在患者随身的衣物缝纫上患者及家属的联系信息,有定向障碍和视空间障碍的患者应减少外出,除非必要外出,建议外出时全程有家属陪护照料,以防丢失的意外发生。

（四）AD 患者膳食指导

日常饮食建议必须做到"三高、三低、三定、两戒"：三高是高蛋白、高不饱和脂肪酸、高维生素；三低是低脂肪、低热量、低盐；三定是定时、定质、定量；两戒是戒烟、戒酒。通过注重膳食营养，均衡日常饮食，以期对疾病的预防和康复起到一定的效果。

1. 尽量避免摄入饱和脂肪和反式脂肪。饱和脂肪主要存在于乳制品、肉类和一些油中（椰油和棕榈油）。反式脂肪存在于很多零食糕点和油炸食品中，在营养成分表上列为"部分氢化油"。

2. 以蔬菜、豆类（豆、豌豆和小扁豆）、水果和全谷物为主要食物。

3. 每天一小把坚果提供健康来源的维生素 E。

4. 可靠来源的维生素 B_{12}，如强化食物或达到每日建议摄入量（成人每天 2.4μg）的营养补剂应该是每日饮食的一部分。

5. 当选择复合维生素时，选择不含铁和铜的。只在医嘱下服用补铁剂。

6. 虽然铝对老年痴呆的作用仍然在研究中，谨慎的选择是避免使用铝制烹饪器具、解酸剂、泡打粉或其他增加每天铝摄入的产品。

7. 定期进行有氧锻炼，相当于每周 3 次，每次 40 分钟的快走。

四、AD 患者的多靶点全面治疗给患者带来更大临床获益

1. 尽量联合应用一线抗痴呆药物：乙酰胆碱酯酶抑制剂和美金刚。

2. 对阿尔茨海默病伴精神行为症状的患者，如抑郁、淡漠、焦虑、烦躁等使用 SSRI 类药物，对在应用一线治疗及 SSRI 药物基础上，仍出现精神症状并带来痛苦者，可以短期、小剂量应用抗非典型精神病药物，效果不明显者可试用卡马西平。对在此基础上仍有睡眠障碍的患者可应用非苯二氮䓬类睡眠药物或短期应用苯二氮䓬类药物治疗。

3. 控制危险因素：包括血压、血脂、血糖、脑卒中、患者本身营养状态等。

4. 指导护理人员掌握康复及护理原则和方法。

5. 在此基础之上，结合患者不同的个体化病情及经济承受能力，可以慎重选择给予不同机制药物，如：抗氧化剂、抗免疫炎性制剂及促智药物，但此类药物不应单独应用，以免单独使用而导致患者病情加重。

五、AD 患者的医院管理

（一）密切观察患者病情

医院护理人员应保证并提高罹患痴呆的老年患者的身体健康状态是非常必要而且是十分重要的。老年患者的身体抵抗力下降，容易产生各种并发症，老年痴呆患者无法准确地向护理人员表述出自己的病情和身体状况，这就要求护理人员在每日的日常生活中，应随时注意观察老人的异常点，不要放弃任何细微的变化。同时，要每日定时、定点测量体温、脉搏、血压，每月测量一次体重，争取及时发现异常的病情变化征象。

（二）AD 患者日常病症护理

建议合理安排老人进水时间及进水量，避免高龄患者的身体处于脱水状态，控制排便时间，痴呆患者如果有便秘的症状，可能会诱发精神症状和行为异常，一定程度上甚至导致病情恶化。尽管痴呆患者无法用语言清楚地表达自己的疼痛或不适来源于何处，但表情的变化，用手按住腹部以及腿部的动作等可以直观地向我们表达疼痛或不适产生的部位。护理人员应注意收集老人的病情信息，仔细分析异常行为的产生原因，争取尽早找到相适应的医疗救护措施。

（三）AD 患者口腔保健护理

口腔的保健护理也是非常重要的事情，老年患者不能独立完成刷牙、漱口等动作，而且对被人强制刷牙、进行口腔护理又非常抵触，护理人员可在亲切的交流氛围中完成口腔护理工作。

（四）AD 患者睡眠障碍的健康护理

良好的睡眠作息时间可以改善痴呆患者的睡眠质量。为 AD 患者制定适合的作息时间表，鼓励患者养成有规律的睡眠习惯，根据患者病情严重程度制定日间活动量，尽量减少日间睡眠时间，增加夜间睡眠时间。患者在入睡前避免做剧烈运动、禁食辛辣刺激性的食物和含有咖啡因的饮品及药物，多开展改善睡眠的方法，如：创造舒适温馨的睡眠环境、在入睡前排尽小便、洗温水浴及饮热牛奶等。此外，音乐、光照、暗示、想象、休闲疗法、室内园艺疗法、自行车疗法、运动疗法等可促进身体和精神放松，提高 AD 患者的睡眠质量。

无论是病房、养老院或是居家均应保持室内安静舒适、室温适中的睡眠环境。减少外界不良刺激对患者的干扰是改善 AD 患者睡眠质量的必要条件。

应当保持适宜的室内温度,一般冬季为 18~22℃,夏季为 25℃左右,湿度保持在 50%~60%。除非必要的治疗之外,所有的护理、治疗建议尽量集中在患者睡眠前,以减少入睡后患者的觉醒次数。没有干扰的夜间护理措施,大约可以提高患者每天 30 分钟的总睡眠时间,而且明显增加患者深睡眠时间。

护理人员应积极调整患者情绪,避免紧张、焦虑、抑郁、惊恐、愤怒等不良情绪,尽量以放松的心态对待睡眠,做到喜怒有节,保持心情、精神舒畅,有利于较好入睡。也可把注意力从疾病或痛苦处通过转移注意力、兴奋点或用启发性的语言使患者远离紧张焦虑的情绪。

AD 患者往往不能生活自理,心理活动也比较复杂,其中最常见的是缺乏信心和厌世心理,护理人员要加强自身素质修养,掌握患者心理学及说话的语言艺术,与患者交谈时能换位思考,把患者当亲人,运用临床护理服务规范和标准,为患者提供从入院到出院全程无缝隙的整体护理;也可由医疗护理和相关专业人员为 AD 患者制订全程照顾计划,照顾计划应具有科学性、合理性、时间顺序性;护理人员还可引导患者家属共同参与实施,加强与患者的沟通交流,让患者时刻感受被尊重、被重视、被呵护,并鼓励患者主动向护理人员或者家属倾诉表达,在适宜的情绪状态下更有利于患者身心的放松与康复,从而提高 AD 患者的睡眠质量。

加强认知功能训练,对轻中度痴呆患者依据 AD 患者损害认知域,加强其记忆、智能、思维、言语、感知觉、定向力、行为能力等方面训练,鼓励患者自己力所能及的完成日常生活,可预防和减少记忆进一步减退,提高患者的日常生活自理能力;对重度 AD 患者应提高外界刺激的感知力,以感官刺激为主。患者可通过补偿训练、按需训练的方法,促进其精神健康,改善睡眠质量。

AD 睡眠障碍患者最常见的安全问题如:走失、激惹行为、跌倒、坠床、骨折等,无形中也增加了家属和护理人员的照顾难度。这就要求护理人员应具备较强的安全意识和预见性思维,根据患者病情轻重程度采取相应的防范措施,通过护理干预方法制订个性化的安全护理计划并采取相应护理措施;对患者家属进行安全教育,了解患者的行为能力,共同合作,避免意外情况发生;在保证安全的条件下,可提供个体化安全无障碍的活动范围、运动方式、活动时间等,这比单纯的锁门限制和身体约束更有优势;此外还可给患者建立个人联系卡,注明联系方式,缝制在患者衣物上,在患者迷路时及时得到他人的帮助。

　　AD 患者经过医院的治疗和护理后会重新回归家庭,因此家庭是 AD 睡眠障碍患者主要活动场所,所以对患者家属的健康教育非常必要。患者家属具备良好的照护知识不仅可以调整自身心态,同时也能减轻家属的心理负担,还能有效提高 AD 睡眠障碍患者的生活质量,改善患者的睡眠情况和精神症状,降低意外事件的发生,延缓 AD 睡眠障碍疾病的进展。健康教育内容包括家人之间多沟通,时常陪伴患者,鼓励其自我护理;起居要有规律,保证充足睡眠;饮食宜清淡,饥饱应适宜;控制患者基础疾病,避免脑外伤;加强监督,口服药应服到口,并检查口腔有无余药;坚持功能锻炼;树立豁达乐观的生活态度;多动脑,勤思考;不用铝制炊具;定期神经内科专科复查;也可请家庭医生或护理员帮助护理者监测患者生命体征、情绪变化。

六、AD 患者的社区管理

　　社区卫生服务中心具有固定的医疗人员,且患者对所居住的社区环境较为熟悉,可以减少患者的陌生感,有利于对患者疾病进行长期护理和康复,现已成为老年疾病康复治疗的主要地点。AD 患者日常生活能力降低,穿衣吃饭等简单的动作都难以独立完成,认知能力的丧失使患者不再认识家人和朋友,甚至出门找不到回家的路,对周围人及环境的陌生感促使患者出现孤独感。社区医生通过专业、有效的沟通进行心理疏导,培养患者自身兴趣爱好来转移疾病注意力。鼓励 AD 患者积极参加简单的社交活动,增加身体活动量,分散患者不良情绪,增强对美好生活的希望,同时进行专业的认知和智能康复训练,刺激大脑神经活动,延缓神经功能衰退和疾病恶化。社区卫生服务人员作为基层医务工作者,日常生活中与患者接触最多,需要付出更多的爱心和耐心,并依靠专业的医疗知识,帮助患者快乐生活的同时进行积极的康复训练,最大化发挥社区的功能,提高患者生存时间和生活质量。AD 患者的社区护理和社区训练可以改善其认知功能障碍,使 AD 患者的生活质量得到一定程度的改善。

(一) 社区护理改善 AD 认知障碍

　　1. 心理疏导及健康教育　痴呆患者发病后往往出现记忆力下降、智能障碍、不善交际、焦虑、多疑、易冲动、不安全感等异常心理表现,严重者有妄想、幻觉等,社区医生要提前发现患者的需求及病情变化,对患者讲解治疗和预后,尊重患者,与其建立良好的信任和沟通,让其感知医生的关爱,对其不恰当的语言及行为予以理解,鼓励患者参与简单的社交活动,选择感兴趣的休闲活动、培养患者乐趣,活跃氛围并发现自身价值,减缓不良情绪影响。

2. 加强肢体功能训练及社交能力训练　对于轻度痴呆的患者,鼓励其主动照料自己的日常生活,保持个人卫生,可以在医生的协助下做力所能及的家务,鼓励患者积极参与正常社交,安排读书看报、培养养花唱歌等兴趣爱好,提高中枢神经系统的活动频率,减缓精神衰退,严重痴呆患者则要医护人员、康复人员陪伴,协助其活动,被动增加肢体运动,延缓肢体活动能力退化。

3. 药物治疗和健康生活习惯的指导　根据患者病情严重程度服用相关药物,同时做好健康饮食搭配,多进食动物肝脏、蛋黄、豆制品等富含卵磷脂的食物,增加茄子、芹菜等蔬菜以增加抗氧化剂含量。

4. 积极预防　定期检测血压、血糖、血脂水平,并根据化验检查制定合理的膳食结构,有基础病者继续药物治疗,定期为患者开展量表监测,并根据量表监测结果进行药物的合理使用。

(二)社区训练改善 AD 患者认知障碍,提升生活质量

1. 定向力训练　反复识别某人,训练对人的定向;在患者经常出行线路上设置标记,引导患者选择路线,训练对地点的定向;在病房床头摆放闹钟,进行时间提醒,训练患者正确识别时间。训练中,护理人员可以适当给予正向引导,及时纠正错误。

2. 记忆力训练　和患者之间加强沟通交流,询问患者刚刚做了什么事、见了哪些人;有意识地引导患者回忆过去发生的美好事物;与患者共同探讨他们比较感兴趣的电视剧情等。若患者有回忆困难时,护理人员可以适当给予提醒。

3. 思维训练　使用刺激 - 反应方法,引导患者在相关视觉和听觉刺激物里区分、选择(如:寻找家属的电话号码、区分不同图片之间存在的差异等)。

4. 注意力训练　根据患者喜好,鼓励患者参与读书、读报、打牌、画画等活动。

5. 语言功能训练　利用广播、电视、音乐等形式刺激患者视、听觉;鼓励患者多讲话,引导患者看图说话、读短文、讲小故事等。

6. 日常生活能力训练　护理人员可以亲自示范穿脱衣物、洗脸、刷牙等,指导患者进行模仿,可以反复训练,必要时可以和患者一起协同进行;在日常生活中,协助患者完成进食、洗漱、如厕、穿脱衣等,建立良好生活习惯。训练内容和训练时间在不同阶段各不一样(需要根据患者病情评估结果单独制定),一般训练时间为早晚各 1 次,每次 20~30 分钟。

七、AD 患者的家庭管理

对 AD 患者实施家庭护理措施有利于提高患者的生存质量,从而降低社会压力,并减轻家庭的负担。对 AD 患者进行正确的护理干预,有助于患者的认知障碍改善,使患者尽可能恢复正常的生活自理能力和社会适应能力,提高患者的生存质量,在 AD 患者的治疗中发挥极其重要的作用。

加强对 AD 患者的家庭护理是治疗的重点,因这类慢性疾患者长期住院治疗的不多,大多数都采取家庭护理措施:

(一) 药物护理

要求患者和其家属在医生的指导下正确服用药物,不要忘记服药或停止服药,并仔细观察患者服药后有无不良反应。

(二) 心理护理

老年患者因精神性疾病常会患上焦虑、抑郁症,所以在患者住院治疗期间应针对其文化水平、心理特点和对疾病的认知力,进行心理健康教育。家庭护理人员要与患者保持良好的沟通,首先家庭护理人员要取得患者的信任,用和蔼可亲的态度,浅显易懂的语言,由简单到复杂的顺序,对患者进行心理健康指导,并让患者与其一起进行回忆。对其进行心理疏导,树立患者的自信心,逐步恢复正常的生活自理能力。与患者进行积极有效的沟通交流,避免其出现自伤或他伤。

(三) 情感护理

老年患者大都爱发牢骚、脾气古怪、喜怒无常,常会变得焦虑、躁动不安等,应告知家庭护理人员以耐心的态度面对患者,尊重和关爱老人,多倾听他们的要求,在日常生活中多陪伴他们进行一些活动,如打太极拳、打扑克、画画等,让其生活充满欢乐,以利于病情的良性发展。

(四) 健康教育

教育患者养成良好的饮食习惯,注重营养补充,远离烟酒,保持合适的作息时间。指导患者进行正常的日常生活,注意卫生,降低并发症的发生率。

(丁非凡　孙艳艳)

参 考 文 献

［1］Alzheimers Disease International. World Alzheimer Report2015［R/OL］,2018-09-01.

［2］Weuve J,Hebert LE,Scherr PA,et al. Prevalence of Alzheimer diseasein US states. Epidemiology,2015,26（1）:e4-e6.

［3］Jia J,Wang F,Wei C,et al. The prevalence of dementia in urban and rural areas of China. Alzheimers Dement,2014;10（1）:1-9.

［4］贾建平 . 神经病学 .8 版 . 北京:人民卫生出版社,2018.

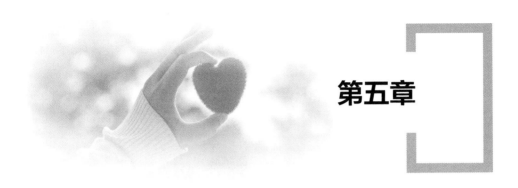

第五章

神经系统疾病伴发的精神障碍
及其健康管理

第一节　抑　　郁

一、概述

抑郁障碍是指以持久的抑郁心境为主要临床表现的一种精神障碍。表现为情绪低落、焦虑、迟滞、各种躯体不适。通常病程长,反复的缓解复发。

二、疾病特点

(一) 病因和发病机制

抑郁可继发于下列神经系统疾病:神经系统变性病,如阿尔茨海默病、帕金森病;中枢神经系统疾病,如脑卒中、脑肿瘤、多发性硬化;有一些常用药物也可引起抑郁,如皮质类固醇、左旋多巴、非甾体抗炎药等。

神经系统疾病伴发抑郁的发病机制目前尚未明确,通常认为与原发疾病相关,一方面是疾病本身症状,有生物学和解剖学基础,为内源性抑郁,另一方面是反应性症状,是个体对疾病打击的精神应激反应,为外源性抑郁。

(二) 临床表现

1. 情感障碍　大部分患者出现郁郁寡欢、兴趣下降、悲观失望、孤独感和无用感,可伴有焦虑,可以出现激越表现。

2. 认知功能障碍　患者经常自觉记忆力下降,脑力减退,思考问题困难,主动言语减少,常有痛苦的联想,有自责和愧疚感,厌世乃至自杀倾向。可伴有妄想,如疑病妄想、贫穷妄想、关系妄想等。

3. 意志和行为障碍　病情程度轻时,表现为依赖性强、犹豫不决;重时出现不愿社交;严重情况下呈无欲状态,生活无法自理。可以出现自杀企图和自杀行为。

4. 躯体不适症状　表现为突出的躯体性焦虑,甚至可以掩盖抑郁症状,可出现疑病,进而发展为疑病妄想或者虚无妄想。

三、诊断和鉴别诊断

对于缓慢起病、抑郁心情持久但不鲜明,焦虑和精神运动性抑郁明显,症状繁多有躯体化倾向者要考虑抑郁的诊断,通过查体和辅助检查除外器质性疾病及其他精神疾病伴发的抑郁。

四、治疗

临床常使用阿米替林、氟西汀、阿普唑仑等药物治疗抑郁,现在多种抗抑郁药物也在临床上逐渐广泛应用。在专业的精神病院可以使用电休克疗法和心理疗法。

五、健康管理

(一)居家管理

患者出现精神障碍往往无自知力,需要家属的观察才有可能早期发现。当患者出现以下表现时,家属要警惕抑郁的出现。如情绪障碍、兴趣爱好缺失、精神运动减退、睡眠障碍,自我评价低、身体活动减少或无等。

(二)社区和医院管理

社区管理重在健康教育。医院管理重点是在患者出现抑郁症状的早期给予筛查,常用的医院内初步筛查工具包括"医院抑郁情绪自评表"(表2-5-1),精神科专科往往使用汉密尔顿抑郁量表(HAMD),这也是临床上最常使用的评定抑郁的量表,但专业性过强,是精神科专科医生的辅助诊断工具,不适合作为门诊和住院时对抑郁的初步筛查工具。

表 2-5-1　医院抑郁情绪自评表

问题	回答	评分
1. 我对以往感兴趣的事情还是有兴趣	肯定一样	0
	不像以前那样多	1
	只有一点儿	2
	基本上没有了	3
2. 我能够哈哈大笑，并看到事物好的一面	我经常这样	0
	现在已经不大这样了	1
	现在肯定不是太多了	2
	根本没有	3
3. 我感到愉快	根本没有	3
	并不经常	2
	有时	1
	大多数时候	0
4. 我对自己的仪容（打扮自己）失去兴趣	肯定	3
	并不像我应该做到的那样关心	2
	我可能不是非常关心	1
	我仍像以往一样关心	0
5. 我对一切都是乐观的向前看	差不多是这样做的	0
	并不完全是这样做的	1
	很少这样做	2
	几乎从来不这样做	3
6. 我好像感到情绪在渐渐低落	几乎所有时间	3
	很经常	2
	有时	1
	根本没有	0
7. 我能欣赏一本好书或一项好的广播或电视节目	常常	0
	有时	1
	并非经常	2
	很少	3

评估结果解释：具有抑郁情绪反应，总评分 11 分以上，说明有严重的抑郁情绪，需要提供专科治疗。具有情绪反应，总分 8~10，可提供心理帮助。

第二节 焦 虑

一、概述

焦虑是人们面对生活中一些重大事件即将来临或可能发生所产生的一种复合情绪反应,可以是某些躯体疾病的主要临床表现。在所有进行精神治疗的焦虑患者中,25% 是继发于神经系统疾病,表现为与现实处境不相平行的,没有明确对象和具体内容的担心和恐惧,并伴有显著的自主神经症状,出现肌肉紧张和运动不安等表现。

二、疾病特点

(一) 病因和发病机制

焦虑障碍是心因性疾病,是一种神经症性障碍。存在着身心两方面的病理过程,是生物、心理和社会因素综合作用的结果。临床上焦虑与躯体性疾病、神经疾病之间存在着相互作用、相互影响的复杂关系,许多躯体疾病可以表现出焦虑,而焦虑也可以躯体化。目前研究认为蓝斑和脑干上部的核团可能为焦虑发病的解剖学基础部位。

(二) 临床表现

1. 心理症状 患者内心往往处于警觉症状,感到危险马上发生,觉得自己没有能力面对危险。患者会出现担忧、紧张、烦躁、害怕、恐惧、不安、着急等情绪反应。

2. 躯体症状 由于交感神经兴奋出现反应性症状,表现多种多样,没有特异性。可以出现心血管系统、呼吸系统、神经系统、消化系统、泌尿生殖系统的各种不适。

3. 行为表现 主要是心理痛苦、生理反应的外在表现。行为方面可以出现外显情绪和躯体运动症状,如表情紧张、坐立不安、哭泣、语无伦次等,极度焦虑者还可以出现回避行为。

三、诊断和鉴别诊断

正确的诊断基于对患者病史、症状、体征的全面采集,要详细了解患者的主观感受,详细观察患者的外表、行为、语言、思维、智力、判断力、社会适应情况和对自身疾病的认识。注意伴发神经系统疾病的情况，了解原发疾病情况。选择合适的量表测定。

鉴别诊断主要是与自主神经疾病、内科疾病伴随焦虑状态相鉴别。

四、治疗

治疗原发神经系统疾病，对症治疗，药物使用可选择三环类药物、苯二氮䓬类药物，但副作用较大，建议应用 5-羟色胺再摄取抑制剂如帕罗西汀、舍曲林、西酞普兰等。丁螺环酮对广泛性焦虑及其他焦虑性障碍有效，且没有明显的嗜睡、镇静等不良反应，尤其适用于门诊治疗。精神专科治疗还包括心理干预治疗。

五、多层次健康管理

（一）居家管理

疾病早期伴发的精神障碍中，焦虑更为常见，当出现以下表现时，患者家属要警惕焦虑的可能性，如紧张不安，惊慌恐惧；反复出现惊恐发作，可伴有濒死感、失控感等；精神运动性不安，常有恐慌的预感，注意力难以集中；伴有躯体不适感的自主神经功能障碍，如心悸、多汗、恶心、腹痛等自主神经亢奋症状。

（二）社区和医院管理

社区管理重点为健康教育。医院管理重在对焦虑的早期识别，常用的医院内焦虑初步筛查工具为"医院焦虑情绪自评表"（表 2-5-2）。

表 2-5-2　医院焦虑情绪自评表

问题	回答	评分
1. 我感到紧张（或痛苦）	几乎所有时候	3
	大多数时候	2
	有时	1
	根本没有	0
2. 我感到有点害怕，好像预感到有什么可怕的事情要发生	非常肯定和十分严重	3
	是有，但并不严重	2
	有一点，但并不使我苦恼	1
	根本没有	0

续表

问题	回答	评分
3. 我的心中充满烦恼	大多数时间	3
	常常如此	2
	有时但不经常	1
	偶尔如此	0
4. 我能够安闲而轻松地坐着	肯定	0
	经常	1
	并不经常	2
	根本没有	3
5. 我有点坐立不安,好像感到非要活动不可	确实非常多	3
	不少	2
	并不很多	1
	根本没有	0
6. 我突然发生恐慌感	确实很经常	3
	时常	2
	并非经常	1
	根本没有	0
7. 我感到有点害怕,好像某个内脏器官变坏了	根本没有	0
	有时	1
	很经常	2
	非常经常	3

评分解释:具有焦虑情绪,总评分 11 分以上说明存在严重的焦虑情绪,需要专科治疗;具有焦虑情绪,总评分 8~10 分,可提供心理帮助。

患者在患病初期发生焦虑和抑郁非常常见,但患者本人和家属对患者出现焦虑和抑郁状态往往易于忽略,简单地认为是患病后心情不好,不爱说话等等,所以往往是医生早期发现焦虑和抑郁问题。但除了精神科专科医生以外,对于焦虑和抑郁作出准确判断也非易事,我们通常需要精神评定量表来作为筛查工具,这两个量表简单易行,对于认知正常的患者甚至可以独立完成。对于医院和社区医师初步识别抑郁和焦虑患者有很大的帮助。患者评分一旦大于

10分,建议转入专科继续进行专业量表检测和评估,进而进行专科治疗。

(齐　旭)

参 考 文 献

[1] 贾建平. 神经病学.8版.北京:人民卫生出版社,2018.
[2] 张美增. 老年神经病学.北京:科学技术出版社,2017.

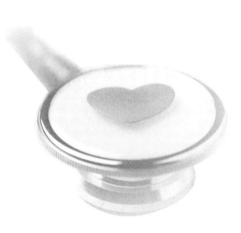

第三篇　老年常见循环系统
疾病的健康管理

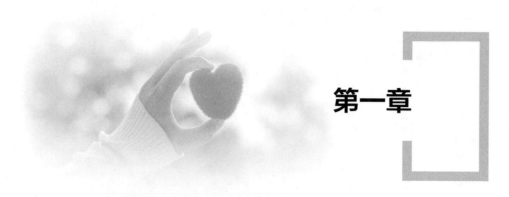

第一章

老年循环系统的功能及特点

　　循环系统是个相对封闭的脉管系统,包括起主要作用的心血管系统和起辅助作用的淋巴系统。心血管系统由心脏、血管和存在于心腔与血管内的血液组成,血管部分又分为动脉、毛细血管和静脉。常见的心脏疾病有冠状动脉粥样硬化性心脏病、心力衰竭、高血压、心律失常等。了解心脏与心血管系统的衰老与变化,对于深化认识心血管疾病的发病机制、延缓心血管衰老具有重要意义。

一、老年人循环系统结构变化

(一) 心脏组织及细胞变化

　　随着机体的老龄化,心脏的大小及重量减轻,呈褐色萎缩状态,心室壁中心肌细胞逐渐减少,由于冠状动脉血流量的减少以及毛细血管密度的降低,心肌出现缺血性损伤,余下的心肌细胞呈代偿性肥大,间质组织增多,甚至发生淀粉样变。心脏传导系统中神经细胞减少,自律性下降,房室结及各束支出现不同程度的纤维化或钙化,因而易出现心内传导阻滞或室性期前收缩、房颤等心律失常。

(二) 心脏排血量改变

　　心脏顺应性下降,心肌收缩力减弱,心排血量,特别是运动时心排血量明显降低(每 10 年下降 1.2L/min),其原因可能为应激时心肌的变时性和变力性差、心脏后负荷增加、主动脉顺应性减少和左心室壁压力增加。与衰老相伴随的机体交感神经功能性下降,也是引起心排血量减少的原因。与收缩功能相比,老年人在静息状态下即存在舒张功能损害,根据 Frank-Starling 机制,需要更大的充盈压来代偿。此外,肌细胞排列紊乱、电活动不同步、钙转运异常,进一步影响了舒张期的顺应性和充盈参数。衰老的心肌细胞对 β 肾上腺素刺激的反应减弱,肾上腺素对心肌收缩速率、心率、血管张力等作用下降。

(三) 瓣膜结构异常

随着年龄的增长,心脏瓣膜退行性改变开始愈加明显,主要表现为主动脉瓣及二尖瓣等厚度增加,尤其是在瓣膜闭合边缘。显微镜下表现为瓣膜中胶原沉积、脂质聚集和钙化。老年性心脏瓣膜病常见,其发病的确切机制尚未完全阐明,可能的机制包括老年人全身钙磷代谢紊乱、高压机械压力造成内皮细胞损伤以及炎症反应,进而引起细胞外基质重构、瓣膜处脂质异常聚积、肾素-血管紧张素系统活化、组织促纤维系统活化等。

二、老年人循环系统功能变化

(一) 心脏节律

通常情况下,心律受自主神经系统调控。由于心脏衰老,相关调控心律药物的作用效果会显著下降。心脏变时变传导功能退化是老年人自主神经系统故障的反映,是一个负性预后指标。

(二) 收缩功能

在休息状态下,左心室的舒张和收缩末期的直径不随增龄改变。此外,休息时老年人的心率也没有发生实质性改变,或略比年轻人下降。因此,心脏收缩功能和心排出量基本保持正常。

(三) 舒张功能

相比心脏收缩功能,老年人左心室舒张功能发生明显改变。钙循环的变化影响心肌松弛和舒张-充盈节律。衰老心肌的延迟松弛,导致舒张末压力增加,二尖瓣血流 E/A 比率从成年人 2∶1 降低到 60 岁老年人的 1∶1。这反映了心房收缩在左心室充盈过程中的重要性。舒张早期充盈速度下降的可能机制与细胞外基质的堆积、纤维化和收缩前钙激活速度降低等因素有关。在舒张压下降和左心室肥厚的共同作用下诱发心内膜的心肌缺血和纤维化。缺血进一步恶化左心室收缩(压力-容积曲线的改变),这些变化增加左心房和肺静脉的压力,导致老年人出现常见的舒张性心力衰竭。

（四）血管功能

老年人血管壁的结构变化容易导致动脉粥样硬化。动脉粥样硬化引起动脉变硬和脉搏波速度增加。动脉变硬和脉搏波速度增加是多种心血管危险因子对血管壁早期损害的综合反映。它是反映早期血管病变的特异性和敏感性标志，同时，血管硬度的增加还可独立于动脉粥样硬化而存在。随着年龄的增加，特别是60岁之后，动脉硬化导致脉压改变，收缩压稳步增加。而舒张压在50岁时到达高峰，60岁后略有降低，由此产生的脉压容积易危及血管壁的完整性。更重要的是，动脉硬化是人群中心血管疾病（如高血压、冠心病等）的发病率、致死率和总死亡率的独立预测因子。

（五）内皮功能

在老年人中，包括冠状动脉在内的所有血管对乙酰胆碱的血管舒张反应灵敏度下降。NO的产生和生物利用度下降，导致血管收缩。衰老增加内皮细胞对凋亡刺激的敏感性，损害血管生成和血管内皮细胞再生能力，减少循环内皮祖细胞数量，引起内皮祖细胞功能障碍。此外，起屏障作用的内皮细胞的渗透性随增龄显著下降，内皮细胞释放NO的能力随之减低。因此，老化血管内皮细胞NO释放减少，引起血管扩张能力受损，导致老年人动脉血管僵硬度增加，衰老相关血管内皮功能障碍明显增加了老年人发生心血管疾病如动脉粥样硬化和高血压的危险性。

三、老年人常见循环系统疾病

心血管疾病的健康管理面临严峻挑战，心血管疾病死亡率仍居首位，每5例死亡中有2例死于心血管疾病。《中国心血管健康与疾病报告（2019）》发布显示中国心血管病患病率处于持续上升阶段。推算心血管疾病现患人数3.30亿，其中高血压2.45亿，冠心病1 100万，心房颤动1 000万以上，心力衰竭890万。心血管危险因素广泛流行如：不广泛戒烟、高钠摄入问题突出、身体活动大幅下降、超重肥胖及抑郁等生理心理问题明显增加。为降低日益加重的心血管病的疾病负担，一方面仍要强调提高医疗水平，改善医疗质量，加强对心血管危险因素的控制。另一方面也必须大力开展健康知识普及，强调"每个人是自己健康的第一责任人"，积极控制行为危险因素，如避免不健康饮食，规律身体活动等。

（郭媛媛　杨洁梅）

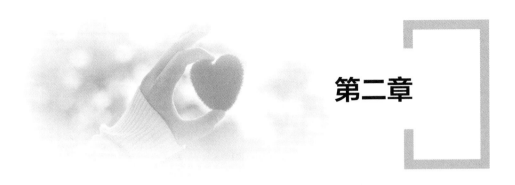

第二章

高血压及其健康管理

第一节　高血压的基础知识

一、概述

（一）定义

高血压是以体循环动脉压升高为主要临床表现的心血管综合征，可分为原发性高血压（essential hypertension）和继发性高血压（secondary hypertension）。原发性高血压，又称高血压病，是心脑血管疾病最重要的危险因素，常与其他心血管危险因素共存，可损伤重要脏器，如心、脑、肾的结构和功能，最终导致这些器官的功能衰竭。

（二）高血压的特点

人群中血压呈连续性正态分布，正常血压和高血压的划分无明确界线，高血压的标准是根据临床及流行病学资料界定的。目前，我国采用的血压分类和标准见表 3-2-1。高血压定义为未使用降压药物的情况下诊室收缩压≥140mmHg 和 / 或舒张压≥90mmHg。根据血压升高水平，进一步将高血压分为 1~3 级。

表 3-2-1　血压水平分类和定义（单位：mmHg）

分类	收缩压		舒张压
正常血压	<120	和	<80
正常高值血压	120~139	和/或	80~89
高血压	≥140	和/或	≥90
1 级高血压（轻度）	140~159	和/或	90~99
2 级高血压（中度）	160~179	和/或	100~109
3 级高血压（重度）	≥180	和/或	≥110
单纯收缩期高血压	≥140	和	<90

注：当收缩压和舒张压分属于不同分级时，以较高的级别作为标准；以上标准适用于任何年龄的成年男性和女性。

对于老年高血压患者而言，单纯收缩期高血压是最常见的类型。人群收缩压随年龄增长而增高，而舒张压增长至 55 岁后逐渐下降。脉压的增加提示中心动脉的硬化以及周围动脉回波速度的增快导致收缩压增高。单纯收缩期高血压常见于老年人和妇女，也是舒张性心力衰竭的主要危险因素之一。

二、流行病学

高血压患病率和发病率在不同国家、地区或种族之间有差别，工业化国家较发展中国家高，美国黑种人约为白种人的 2 倍。高血压患病率、发病率及血压水平随年龄增长而升高。高血压在老年人较为常见，尤以单纯收缩期高血压为多。

自 1958 年起开展的 6 次全国性调查显示我国高血压患病率和患者数持续增加。《中国心血管病报告（2018）》显示，我国 18 岁及以上居民的高血压患病率为 27.9%，高血压患病率随年龄增加而明显升高，65 岁及以上人群的高血压患病率超过 50%。

三、并发症及危害

心脑血管疾病在我国居民死亡原因中位列第一，而高血压是心脑血管疾病死亡的最重要的危险因素。2017 年我国因高血压死亡的人数达 254 万，其中约 69% 为卒中死亡、54% 为缺血性心脏病死亡、41% 为其他心血管疾病死亡，另外 43% 的慢性肾脏病死亡可归因于高血压。还有研究显示高血压是老年性痴呆的高危因素。

四、病因

高血压的主要影响因素包括遗传、年龄、超重/肥胖、高盐摄入、吸烟、过量饮酒、运动量不足、长期精神紧张、空气污染等。个体具有的危险因素越多，程度越严重，血压水平越高，高血压患病风险越大。

（一）遗传因素

高血压具有明显的家族聚集性。父母均有高血压，子女发病概率高达46%。约60%高血压患者有高血压家族史。高血压的遗传可能存在主要基因显性遗传和多基因关联遗传两种方式。

（二）膳食

不健康的饮食习惯是高血压的重要危险因素，高盐、高脂饮食可导致血压升高。目前世界卫生组织推荐量为每人每日食盐摄入量<5.0g。过量饮酒可增加血压升高的风险。

（三）吸烟

吸烟可导致血压升高、心率加快，吸烟者的收缩压和舒张压均明显高于不吸烟者，有高血压家族史、肥胖、血脂异常的吸烟者患高血压的风险更高。

（四）超重/肥胖

正常体重是指体质指数（body mass index, BMI）为 18.5~23.9［BMI=体重（kg）÷身高（m）^{2}］，且男性腰围<90cm，女性腰围<85cm。BMI 平均每增加 10，男性收缩压升高 17mmHg、女性升高 14mmHg。

（五）运动

积极规律的运动可降低高血压的患病风险，改善体质和健康水平。规律的（每周≥3天）、每次持续一段时间的（30~45分钟或以上）中等强度运动可使收缩压下降 5~7mmHg，舒张压下降 2~10mmHg。

（六）精神心理因素

高血压发病与长期精神紧张、焦虑、高负荷压力等因素显著相关。研究发现，焦虑使高血压患病风险增加约2倍，抑郁使女性高血压患病风险增加约3.5倍。另一方面，高血压患者更容易出现焦虑、抑郁症状。

（七）药物

服避孕药妇女血压升高发生率及程度与服药时间长短有关。其他如麻黄碱、肾上腺皮质激素、非甾体抗炎药（NSAIDs）、甘草等也可使血压增高。

（八）睡眠呼吸暂停低通气综合征

睡眠呼吸暂停低通气综合征（sleep apnea hypopnea syndrome，SAHS）是指睡眠期反复发作性呼吸暂停。SAHS 患者 50% 有高血压，血压升高程度与 SAHS 病程和严重程度有关。

五、发病机制

（一）神经机制

大脑皮质下神经中枢功能发生变化，各种神经递质浓度与活性异常，如去甲肾上腺素、肾上腺素、多巴胺等，使交感神经系统活性亢进，阻力小动脉收缩增强，血压增高。

（二）肾脏机制

肾性水、钠潴留，增加心排血量，通过全身血流自身调节使外周血管阻力和血压升高。

（三）激素机制

肾素 - 血管紧张素 - 醛固酮系统（renin-angiotensin-aldosterone system，RAAS）激活，血管紧张素 II（AT-II）是 RAAS 的主要效应物质，作用于血管紧张 II 受体 1（AT_1），使小动脉平滑肌收缩，刺激肾上腺皮质球状带分泌醛固酮，通过交感神经末梢突触前膜的正反馈使去甲肾上腺素分泌增加，这些作用均可使血压升高。

（四）血管机制

各种因素影响动脉的弹性功能和结构变化，在高血压发病中发挥着重要作用。由于大动脉弹性减退，可以导致收缩压升高，舒张压降低，脉压增大。

（五）胰岛素抵抗

胰岛素抵抗是指必须以高于正常的血胰岛素释放水平来维持正常的糖耐量。胰岛素抵抗所致交感活性亢进使机体产热增加，引起血压升高和血脂代谢障碍。

六、临床表现和并发症

（一）症状

大多数起病缓慢，缺乏特殊临床表现，导致诊断延迟，仅在测量血压时或发生心、脑、肾等并发症时才被发现。常见症状有头晕、头痛、颈项板紧、疲劳、心悸等，也可出现视物模糊、鼻出血等较重症状，典型的高血压头痛在血压下降后即可消失。

高血压患者还可以出现受累器官的症状,如胸闷、气短、心绞痛、多尿等。另外,有些症状可能是降压药的不良反应所致。

(二)体征

高血压体征一般较少。周围血管搏动、血管杂音、心脏杂音等是重点检查的项目。应重视的是颈部、背部两侧肋脊角、上腹部脐两侧、腰部肋脊处的血管杂音,较常见。心脏听诊可有主动脉瓣区第二心音亢进、收缩期杂音或收缩早期喀喇音。

(三)并发症

常见并发症有脑血管病,包括脑出血、脑血栓形成、腔隙性脑梗死、短暂性脑缺血发作;心力衰竭和冠心病;慢性肾衰竭;主动脉夹层等。

七、辅助检查

心电图、24 小时动态血压监测、超声心动图、颈动脉超声、眼底、胸部 X 线检查、脉搏波传导速度以及踝臂血压指数等。

对怀疑为继发性高血压患者可以选择:动脉造影、肾和肾上腺超声、CT、MRI、睡眠呼吸监测等。对有并发症的高血压患者,进行相应的心、脑和肾检查。

八、实验室检查

血液生化(钠、钾、空腹血糖、总胆固醇、甘油三酯、高密度脂蛋白胆固醇、低密度脂蛋白胆固醇和尿酸、肌酐);全血细胞计数、血红蛋白和血细胞比容;尿液分析(蛋白、糖和尿沉渣镜检);餐后 2 小时血糖、血同型半胱氨酸、尿白蛋白定量、尿蛋白定量。对怀疑为继发性高血压患者,可以选择:血浆肾素活性、血和尿醛固酮、血和尿皮质醇、血肾上腺素及去甲肾上腺素、血和尿儿茶酚胺。

第二节　高血压的诊断与治疗

一、诊断

(一)诊室血压

高血压诊断主要根据诊室测量的血压值,采用经核准的汞柱式或电子血压计,测量安静休息坐位时上臂肱动脉部位血压。在未服用降压药物的情况下,非同日 3 次测量收缩压≥140mmHg 和 / 或舒张压≥90mmHg,可诊断为高血压。如目前正在服用降压药物,血压虽 <140/90mmHg,仍诊断为高血压。

(二) 动态血压监测

24 小时平均血压≥130/80mmHg,或白天血压≥135/85mmHg,或夜间血压≥120/70mmHg,可诊断为高血压。

(三) 家庭自测血压

连续监测 5~7 天平均血压≥135/85mmHg,可诊断为高血压。

二、鉴别诊断

(一) 继发性高血压

继发性高血压是指由某些确定的疾病或病因引起的血压升高,约占所有高血压的 5%。包括肾实质性高血压(如急、慢性肾小球肾炎、糖尿病肾病等引起的高血压)、肾血管性高血压、原发性醛固酮增多症、嗜铬细胞瘤、皮质醇增多症、主动脉缩窄。

(二) 隐匿性高血压和白大衣高血压

需注意隐匿性高血压和白大衣高血压。隐匿性高血压主要表现为诊室血压 <140/90mmHg,动态血压监测或家庭自测血压提示高血压。白大衣高血压表现为反复出现诊室血压升高,而动态血压监测或家庭自测血压正常。

三、药物治疗

(一) 基本原则

小剂量开始,优先选择长效制剂,联合用药及个体化治疗。一般成年人降压目标:单纯高血压患者血压应降至 <130/80mmHg。老年高血压患者启动降压治疗的时机及目标值,应根据年龄、衰弱状态、血压水平、靶器官损害以及合并疾病等情况确定。

(二) 降压药物种类

常用降压药物有五大类,即利尿剂、β 受体阻滞剂、钙通道拮抗剂(calcium-channel blocker,CCB)、血管紧张素转换酶抑制剂(ace inhibitor,ACEI)和血管紧张素 II 受体拮抗剂(angiotensin II receptor blocker,ARB)。

1. 利尿剂　适用于轻中度高血压,对单纯收缩期高血压、盐敏感性高血压、合并肥胖或糖尿病、更年期女性、合并心力衰竭和老年人高血压有较强降压效应。主要不良反应是低钠血症和影响血脂、血糖、血尿酸代谢。

2. β 受体阻滞剂　适用于不同程度高血压患者,尤其是心率较快的中、青年患者或合并心绞痛、慢性心力衰竭者,老年高血压疗效相对较差。不良反应主要有心动过缓、乏力、四肢发冷。对心肌收缩力、窦房结及房室结功能均有抑制作用,并可增加气道阻力。急性心力衰竭、病态窦房结综合征、房室传导阻滞患者禁用。

3. 钙通道拮抗剂　对老年患者有较好降压疗效;高钠摄入和非甾体抗炎药物不影响降压疗效;对嗜酒患者也有显著降压作用;可用于合并糖尿病、冠心病或外周血管病患者;长期治疗还具有抗动脉粥样硬化作用。主要缺点是开始治疗时有反射性交感活性增强,引起心率增快、面部潮红、头痛、下肢水肿等,尤其使用短效制剂时。

4. 血管紧张素转换酶抑制剂　特别适用于伴有心力衰竭、心肌梗死、房颤、蛋白尿、糖耐量减退或糖尿病肾病的高血压患者。不良反应主要是刺激性干咳和血管性水肿。

5. 血管紧张素Ⅱ受体拮抗剂　一般不引起刺激性干咳,持续治疗依从性高。治疗对象和禁忌证与 ACEI 相同。

6. 其他降压药　除上述五大类主要的降压药物外,还有一些降压药物,包括交感神经抑制剂(如利血平、可乐定)、直接血管扩张剂(如肼屈嗪)、α1 受体阻滞剂(如哌唑嗪),有一定的降压疗效,但因副作用较多,目前不主张单独使用,但可用于复方制剂或联合治疗。

(三)降压治疗方案

高血压患者在开始时就可以采用两种降压药物联合治疗,联合治疗有利于血压较快达到目标值,也利于减少不良反应。我国临床主要推荐应用优化联合治疗方案是:ACEI/ARB + 二氢吡啶类 CCB;ARB/ ACEI + 噻嗪类利尿剂;二氢吡啶类 CCB + 噻嗪类利尿剂;二氢吡啶类 CCB +β 受体阻滞剂。三种降压药联合治疗必须包含利尿剂。

四、手术治疗

肾血管性、主动脉缩窄所致高血压,经皮动脉成形术及支架植入术较简便。外科手术治疗包括血运重建术、肾移植术和肾切除术,适用于不宜经皮肾动脉成形术患者。

肿瘤所致嗜铬细胞瘤、皮质醇增多症、原发性醛固酮增多症,手术切除效果好。

采用肾动脉交感神经射频消融术、颈动脉窦刺激器及髂动静脉吻合术等器械介入等治疗难治性高血压仍然处于研究探索阶段。

第三节　高血压的健康管理

高血压作为老年患者的常见病、多发病,需要医院、社区和患者多方面综合管理,高血压健康管理的模式分为 3 个层面(图 3-2-1):

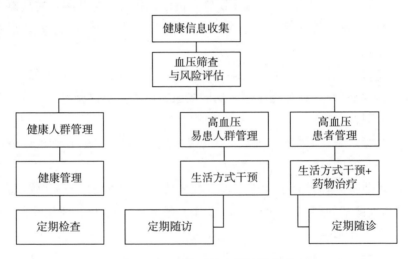

图 3-2-1　高血压健康管理模式图

一、医院管理

(一) 医院管理

依托我国现有的国家、省、市、县慢性疾病防治机构和高血压专病医联体资源,由三级医院、二级医院和基层医疗卫生机构的医生组成区域性高血压管理团队,针对基层血压控制不佳、管理效果较差的患者,通过分级诊疗机制转诊到上级医疗机构进行重点管理。

(二) 综合性医院

综合性医院以专科为主,主要负责高危、难治、急诊患者诊治等。具体内容如下:

1. 负责区域继发性高血压、难治性高血压的诊治及高血压急诊救治。

2. 负责区域基层高血压防治队伍同质化培训。

3. 为基层医疗机构高血压防治提供技术支持,指导基层高血压防治管理、双向转诊、急诊患者的救治。

4. 保障高血压及相关并发症急诊绿色通道畅通。

5. 向下转诊。

此外,综合性医院也可在临床诊疗、健康体检、机会性筛查过程中发现高血压易患人群,开展高血压及其并发症筛查等临床预防工作及健康教育工作。

二、社区管理

(一) 基层医疗卫生机构

基层是高血压健康管理的主战场,重点是做好血压测量和监测、患者筛查、危险分层、随访规范管理。具体内容如下:

1. 健康教育　组织辖区群众开展高血压健康教育。

2. 血压监测　协助和指导辖区居民自主测量血压。

3. 筛查　通过门诊、义诊、巡诊、健康体检、家庭医生签约履约等多种形式开展辖区高血压筛查。

4. 规范诊疗　进行疾病临床初步诊断,对新发现和既往确诊的在管高血压患者进行年度风险评估,按照高血压诊疗指南和规范制订个体化、规范化的治疗方案。

5. 随访　参照血压控制情况规范提供随访服务。

6. 转诊　与上级医疗机构建立有效的转诊机制。识别符合转诊标准的患者以及危急症患者及时规范转至上级医院诊疗,对于由上级医疗机构下转的稳定期或恢复期患者开展康复和随访等诊疗服务。

7. 档案　建立居民健康档案和专病档案,做好信息报告工作。

(二) 疾病预防控制机构

组织指导社区开展高血压早期筛查、高血压易患人群干预管理和随访管理,开展人群高血压防控效果评估。组织开展高血压防治服务培训和技术指导。建立信息管理平台。

(三) 健康管理机构

主要指为居民提供高血压等健康管理服务的机构,包括医院或疗养院开设的健康管理(体检)中心,独立经营的健康管理(体检)机构,依托城乡社区(乡镇)卫生服务中心和大型企事业单位卫生机构建立的健康管理站(室)等。

（四）高血压患者双向转诊制度

1. 双向转诊的定义 基层卫生服务机构由于条件限制，将高危、疑难、急症高血压患者转到上一级医院治疗。上级医院对诊断明确、经治疗病情稳定、转入恢复期的患者，确认适宜后重新转回基层卫生机构继续治疗和康复。

2. 双向转诊的实施

（1）基层高血压管理向上转诊流程

1）评估病情：主要包括起病急、症状重、怀疑继发性高血压及多种药物无法控制的难治性高血压患者，妊娠和哺乳期女性高血压患者等。

2）办理转诊：对于以上非急诊转诊的患者，基层医疗机构也可以通过与上级医疗机构远程会诊讨论后确定是否转诊。

（2）上级医疗机构的接诊：上级医疗机构接到基层转诊请求，应该根据转诊类别做好接诊准备，确定流程与路径，实施相关诊疗方案及短期随访与管理。

（3）上级医疗机构向下转回基层：高血压患者经医院救治符合下列条件者应按照程序和路径转回基层：①诊断明确、治疗方案确定、病情稳定的患者；②转入恢复期的患者；③后遗症期的患者。经评估确认适宜，应及时向下转回基层继续治疗和康复。

（4）转诊过程中患者信息及病历传递：加快推进医疗卫生信息化建设，逐步实现高血压患者电子健康档案和电子病历的连续记录以及在不同级别、不同类型医疗机构之间的信息共享。

三、居家管理

个人是践行健康的第一责任人，做好自我健康管理。试用推广"互联网 + 血压管理"。居民自行测量血压并利用智能终端设备上传数据，实现家庭自我健康管理和医生远程管理相结合。

（一）健康人群的血压管理

1. 健康人群的血压管理流程 健康人群的血压管理目标：倡导健康生活方式，保持合理膳食、适量运动、戒烟限酒、心理平衡，预防高血压。健康人群血压管理流程如图 3-2-2 所示。

2. 营养指导

（1）膳食原则：对于血压正常、无高危因素的一般健康人群，应遵循《中国居民膳食指南（2016）》的建议，以平衡膳食原则安排每日餐食。

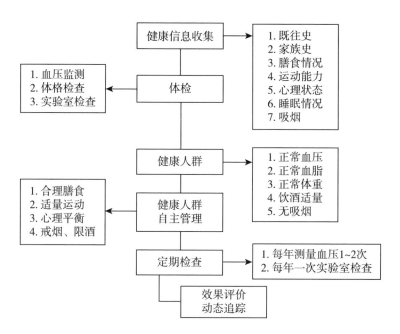

图 3-2-2　健康人群血压管理流程图

膳食的关键建议:①食物多样,谷类为主;②吃动平衡,健康体重;③多吃蔬果、奶类、大豆;④适量吃鱼、禽、蛋、瘦肉;⑤少盐少油,控糖限酒;⑥杜绝浪费,兴新食尚。

(2)指导方法

1)食物多样:控制每日总能量摄入,选择小份量食物,选用小份菜肴增加食物种类。平均每日摄入 12 种以上的食物,每周 25 种以上(表 3-2-2)。

表 3-2-2　主要食物类别每日和每周建议摄入的种类和数量

食物类别	每日种类数	每周种类数
谷类、薯类、杂豆类	3	5
蔬菜、水果类	4	10
畜、禽、鱼、蛋类	3	5
奶、大豆、坚果类	2	5

2)口味清淡:减少食用腌、熏制食品。每日食盐摄入量 <5.0g。

3)科学选择包装食品:注意食品标签,合理选择包装食品。关注具有"低盐、减盐、低脂、减脂、低糖、减糖"等营养标签的食物。

3. 运动指导

（1）体质测定：体质测定是指通过体质测量来评估体质水平，其结果可显示体质的总体状况和各体质成分的水平，是制订运动健身计划的重要依据。体质测定的主要内容：心肺耐力、身体成分、肌肉力量和耐力、柔韧性。

（2）指导方法

1）运动锻炼方案

① 一次锻炼的基本组成：一次运动锻炼的基本组成包括准备活动（也叫热身）、运动内容、整理放松和拉伸运动 4 部分（表 3-2-3）。

表 3-2-3　一次运动锻炼的基本组成

运动类别	运动时间和内容
热身	至少 5~10 分钟低至中等强度的心肺和肌肉耐力活动
运动内容	至少 20~60 分钟有氧运动、抗阻运动、神经肌肉练习
整理活动	至少 5~10 分钟低至中等强度的心肺和肌肉耐力活动
拉伸	在热身和整理活动之后进行至少 10 分钟的拉伸活动

② 运动种类：有氧运动、抗阻运动、柔韧性练习、神经肌肉练习。

③ 运动量：身体活动量要达到中等强度以上才会产生健康效应。中等强度运动，即心率为达到心率储备的 40%~60%，如快步走、舞蹈等。较大强度运动，即心率达到心率储备的 60%~80%，如跑步、游泳等。每周建议150~300 分钟的中等强度运动或 75~150 分钟的较大强度运动，每周建议有2 天进行肌肉强化锻炼，以保持健康。增加身体活动量，即每周≥300 分钟的中等强度运动可获益更多。

2）注意事项

① 循序渐进：目前没有规律运动的健康人，以小至中等强度的运动开始，每次运动时间 5~10 分钟，循序渐进逐步过渡到中至大强度运动，每次运动时间≥30 分钟。需注意，运动强度和运动量不是越大越好。

② 避免肌肉骨骼损伤：运动前需热身，运动后需进行整理和拉伸活动，以及遵循循序渐进、因人而异的原则均可有效避免肌肉骨骼损伤。

3）运动监控：需及时观察身体对运动负荷的反应，可通过监测心率、血压、心电图等进行运动监控。

4）运动终止指征：如果出现下列情况，需要立即终止运动，并寻求专业人士的帮助：①胸部、颈部、肩部或手臂有疼痛和压迫感。②出现面色苍白、大汗，感到头晕、恶心。③肌肉痉挛,关节、足踝和下肢发生急性疼痛。④严重疲劳、严重下肢痛或间歇跛行。⑤严重呼吸困难、发绀。⑥运动测试中,负荷增加时出现收缩压≥250mmHg 和 / 或舒张压≥115mmHg 或收缩压下降 >10mmHg。

5)运动后调整与恢复:运动后采用科学方法加速机体恢复过程十分重要。恢复整理内容包括积极性活动方式,如舒缓的身体放松活动、补充营养、中医药调理、肌肉按摩等物理手段以及充足睡眠。

4. 心理指导

(1)个体评估:对高血压发生影响最大的 3 类生活事件包括过度紧张的工作或学习并伴有负性情绪、人际关系不协调、亲人遭遇事故或意外死亡。

(2)指导方法

1)舒缓压力常态化:通过合理调整工作生活节奏或反复练习冥想、深呼吸放松减压训练等,以减缓压力、舒缓紧张心情,并逐渐成为日常生活的一部分。

2)积极应对习惯化:除了形成日常的减压习惯之外,牢记自己才是自身健康的第一责任人,对各种应激和压力应采取积极应对的态度,形成合理应对的行为习惯。

3)培养乐观情绪:增加愉快的生活体验,培养幽默感,学会从不同角度观察和思考,发现和挖掘生活积极正面的意义,全面提升心身健康。

(二)高血压易患人群的血压管理

1. 高血压易患人群的健康管理流程 高血压易患人群的管理目标:应进行更积极地防控,针对具有高血压易患危险因素的人群,强化全方位的生活方式干预。高血压易患人群管理流程如图 3-2-3 所示。

2. 营养干预

(1)个体评估

1)体重评估:正常体重指 BMI 在 18.5~23.9 范围内,<18.5 为体重过低,在 24.0~28.0 范围内为超重,≥28.0 为肥胖。此外,男性腰围≥90cm、女性腰围≥85cm 为中心性肥胖。

2)饮食评估:①根据个体的年龄、性别、运动量,确定每日能量摄入范围。②评估个体是否有不规律进餐、酗酒等不良饮食行为。

(2)膳食指导

1)能量及重要营养素摄入量推荐:按照标准体重计算每日摄入的总能量(表3-2-4)。对于超重和肥胖者,除增加身体活动外,应适当减少每日能量摄入,

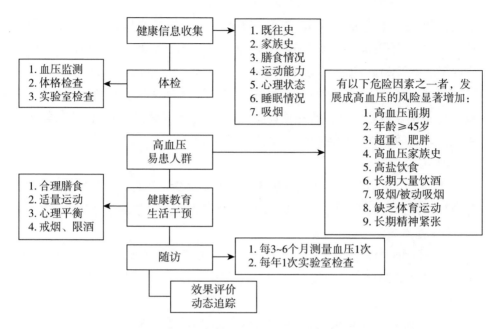

图 3-2-3　高血压易患人群管理流程图

一般每日减少 300~500kcal。每克碳水化合物和每克蛋白质的产热量均为 4kcal,每克脂肪的产热量为 9kcal。

表 3-2-4　成人每日应摄入能量估算表(kcal/kg 标准体重)

体型	卧床	轻体力劳动	中体力劳动	重体力劳动
消瘦(BMI<18.5)	25~35	35	40	45~55
正常(18.5 ≤BMI<24.0)	20~25	30	35	40
超重和肥胖(BMI≥24.0)	15	20~25	30	35

注:标准体重(kg)= 身高(cm)-105;轻体力劳动指基本坐姿工作,中体力劳动指基本直立工作,重体力劳动指负重体力工作;BMI 为体质指数;1kcal=4.184kJ。

2) 饮食指导

①平衡膳食:坚持食物多样化,特别关注全谷类食物和蔬菜的食用量是否达到推荐量要求。②严格限制高盐食物摄入:减少食盐摄入量,每日 <5.0g。③控制高脂肪食物摄入:每日烹调用油量应控制在 20~30g,不食用煎炸食物,控制食用饱和脂肪和胆固醇含量高的畜肉类食物及制品。④控制精制糖摄入:添加糖的摄入量每日 <50g,最好控制在 <25g。⑤限制饮酒:以酒精量计算,成人每日最大摄入酒精量,男性 <25g,女性 <15g。⑥增加食用全谷物

和杂豆类食物。⑦多吃蔬菜、水果：每餐食物中，蔬菜重量应占到约 1/2。⑧食用适量的鱼、畜禽肉和蛋类等动物性食物：动物性食物富含优质蛋白，适量摄入对维持血压平稳有重要作用。平均每日摄入总量为 120~200g，分散在各餐中食用。优先选择鱼和禽肉类食物，少吃肥肉、烟熏和腌制肉制品。食用鸡蛋时不应丢弃蛋黄。对于合并血脂异常或冠心病和脑血管疾病的患者，每周食用蛋黄 1~2 个。⑨科学饮水：成年人每日饮水量应≥1.5L，根据生理状况、环境温湿度、运动以及摄入食物状况进行调整。提倡饮用白开水或淡茶水，鼓励多次少量饮用。

（3）血压管理菜谱及烹调方式：每日食谱制订总原则：①控制每日总能量摄入以维持正常体重：以粗杂粮、薯类替代部分精制主食，不选择肥腻肉类，尽量不用高温油炸的方法烹调食物。选择大豆油、橄榄油、茶油等富含不饱和脂肪酸的植物油。②按照食物多样性的原则丰富每日食物种类：重点选择高钾低钠的新鲜蔬菜、应季水果、全谷物、薯类、海产品、大豆及奶制品。限制食盐摄入，增加钾、镁、钙摄入。③提高蛋白质效价和优质蛋白比例：遵循蛋白质互补原则。在蛋白质来源中，水产品、禽畜瘦肉、蛋类、奶类或奶制品、豆类或豆制品等优质蛋白的每日摄入量应≥50%。④食物的烹调方式应注意减少营养损失：食物需酌情减少刀工处理和加热时间、控制加热温度，建议采用以水或蒸汽传热的低温烹调、短时间加热的方式，减少营养损失。

3. 运动干预

（1）干预原则：高血压易患人群常存在多种健康危险因素，运动干预方案的原则是通过积极、有计划的锻炼，增加能量消耗和基础代谢，增进心肺功能，降低血压和血糖，改善血脂异常，控制体重等，从而有效预防高血压和心脑血管病事件的发生。

（2）个体评估：运动干预前要充分考虑各个危险因素和伴发疾病的情况。对于血压升高、血脂异常、高血糖、超重和肥胖或者心肺耐力较低的个体，需要进行临床运动测试。

（3）干预方法

1）干预方案：高血压易患人群的运动干预方案与一般健康成人的方案在内容和结构上基本一致，主要包括有氧运动、肌肉力量与耐力练习、柔韧性练习等，主要区别在于运动起始负荷、持续时间、运动强度不同，重点强调运动的安全性和有效性。

中等强度运动是目前研究证据最多、最充分的有效强度，对于身体素质好、有运动习惯的人也鼓励进行较大强度的活动。每周至少 150 分钟中等强度或 75 分钟较大强度的身体活动量可增进心肺功能,降低血压、血糖,调节血脂。

血脂异常、超重和肥胖人群的运动方案推荐:逐渐增加运动时间,达到每日 50~60 分钟的运动量,每周≥5 天。每周或每日运动量可通过多个短时间累计完成,并提高日常生活中的身体活动如步行通勤。每日 60~90 分钟的运动锻炼是减重、调脂的必要运动量。每周 2~3 天的肌肉力量练习可增加能量消耗和基础代谢,有利于进一步控制血脂和体重。

老年人应根据身体情况确定身体活动水平,具体推荐:老年人可选用 2 分钟原地高抬腿测试有氧能力,30 秒坐站测试运动能力和腿部力量。当由于慢性疾病不能每周做 150 分钟中等强度有氧运动时,应尽可能地进行身体活动。老年人的运动可以和日常活动相结合。神经肌肉控制练习,包括平衡、协调、步态和本体感觉等控制技能的练习,这对老年人尤为重要。如闭眼单脚站、太极拳、舞蹈等。推荐每周 2~3 次,每日 20~30 分钟。

2)注意事项:①减少久坐等静态行为,每静坐 1 小时就应进行短时间站立或身体活动,以减少静坐少动对健康的不良影响。②低起始强度,对于无规律运动习惯、体力活动不足的人群,建议从低强度活动开始,随着运动时间延长和耐受性提高,可适当增加运动时间和强度。③使用适当的运动装备和器材以及选择安全的环境。④高血压易患人群的运动监控、运动终止指征、运动后调整和恢复参考一般健康人群的运动指导原则。

4. 心理干预

(1)个体评估:高血压易患人群需要重点关注的心理因素包括生活事件、个性特征、情绪因素、认知和行为方式、不良生活方式等。长期精神紧张、焦虑、抑郁状态增加高血压的患病风险。

(2)干预原则:应以预防为主,应常规对高血压易患人群进行心理健康知识宣教,促进健康生活方式与行为,增强心理健康意识。有抑郁和焦虑症状者,应进行专业心理咨询和心理治疗。

(3)干预方法

1)心理健康教育:包括心理健康知识宣教、健康行为养成和积极应对方式培养等。养成良好的生活方式,做到工作有张有弛,生活规律、有节奏。

2)心理保健技巧:学习和掌握适宜的减压与放松技巧。具体建议:①运动锻炼:根据自身情况、循序渐进,从事有益身心健康的规律性有氧运动。②艺术减压法：主动参加、学习音乐、绘画等艺术活动，可有效缓解心理压力。③渐进性肌肉放松训练。

3）心理治疗：必要时求助心理医生进行心理治疗。具体疗法：支持疗法、认知疗法、行为矫正技术、生物反馈技术。

5. 戒烟

（1）烟草依赖的诊断标准及评估

1）诊断标准：①强烈渴求吸烟。②难以控制吸烟行为。③当停止吸烟或减少吸烟量后有时会出现戒断症状。④出现烟草耐受表现，即需要增加吸烟量才能获得满足。⑤为吸烟而放弃或减少其他活动及喜好。⑥不顾危害坚持吸烟。在过去1年内表现出上述6项中至少3项诊断为烟草依赖。

2）严重程度评估：推荐使用 Fagerström 烟草依赖评估量表（Fagerström test of nicotine dependence，FTND）。累计得分 0~3 分，为轻度烟草依赖；4~6 分，为中度烟草依赖；≥7 分，为重度烟草依赖。

（2）戒烟药物：推荐3类一线临床戒烟用药，包括尼古丁替代疗法类药物、盐酸安非他酮缓释片和酒石酸伐尼克兰片。研究表明，心血管疾病患者单独或联合使用上述3类药物的疗效和安全性均较好。

（三）高血压患者的血压管理

1. 高血压患者的管理流程　高血压患者的管理目标：进行综合干预，包括开展全方位生活方式干预（营养指导、运动处方、心理干预等）和药物治疗，提高高血压的治疗率和控制率，预防心脑血管事件。高血压患者管理流程见图3-2-4。

2. 高血压患者的生活方式干预

（1）高血压患者的营养干预

1）个体评估：对高血压患者需要进行体重、饮食以及临床合并症评估。

2）膳食干预：①高血压合并缺血性卒中患者：更严格地控制食盐摄入，建议每日食盐的摄入量 <3.0g。②高血压合并肾脏疾病患者：更严格地控制食盐摄入，要求每日食盐的摄入量 <3.0g，不吃咸肉、咸菜等含盐高的菜品或腌制品。需限制蛋白质摄入，每日膳食中蛋白质供给量为每公斤体重 0.6~0.8g，并且有50%~70% 蛋白质来自于优质蛋白类食物，首先保证鱼虾、瘦肉、禽蛋、奶类和豆制品等。限制脂肪、钾、磷摄入。③高血压合并糖尿病患者：选择低血糖生成指数的全谷类食物，不吃含精制糖的食物。④高血压合并痛风患者：限制高嘌呤动物性食物，避免食用肝脏、肾脏等动物内脏，贝类、牡蛎、虾蟹等带甲壳的海产品，以及浓肉汤和肉汁等。对于急性痛风发作、药物控制不佳或

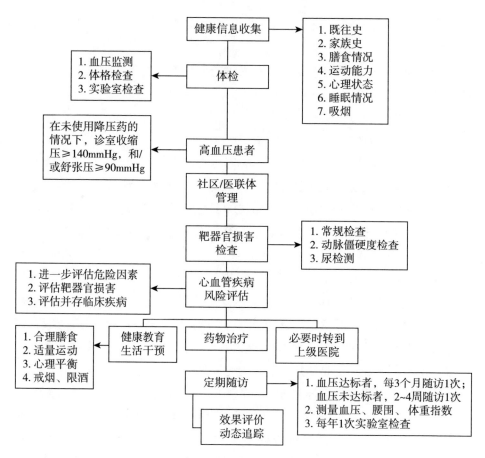

图 3-2-4　高血压患者管理流程

慢性痛风性关节炎的患者,应戒酒,并禁用含酒精饮料。

（2）高血压患者的运动干预

1）干预原则:高血压患者常伴有多种健康危险因素或慢性疾病,有一定的运动风险,运动干预方案的制订需重点强调安全性、有效性和运动监控。

2）个体评估:高血压患者的运动前医学检查可参考高血压易患人群的个体评估表。对于未控制的 3 级高血压患者,必须由临床医生进行评估并服用降压药物之后才可开始训练计划。

3）干预方法:高血压患者的运动干预,需重点强调运动安全和运动监控。注意事项:①高血压患者不需要进行较大强度（≥60% 心率储备）的有氧运动,中等强度的有氧运动（40%~60% 心率储备）可取得最佳风险收益比。②降压药物,如 β 受体阻滞剂、CCB 以及血管扩张剂,会引起运动后血压突然下降,需要延长整理活动时间并密切观察。③运动方案时效与调整，运动 3 周后可增加运动时间和强度，或评估是否继续运动，或是调整下一阶段的训练。④跟踪和复诊，运动初期以及运动一段时间后随访患者运动后的情况，复诊血压情况。

4）运动康复中急性事件的预防和处理：①高血压患者急性心肌梗死的预防与处理：教导患者如出现心脏病发作的征兆或体征应采取以下步骤：停止正在从事的事情，立即坐下或平躺；如症状在 1~2 分钟内无缓解，如有硝酸甘油应舌下含服 1 片；如不适症状在 3~5 分钟内无缓解或加重，舌下再含服硝酸甘油 1 片，继续等待 5 分钟，必要时再放硝酸甘油 1 片。如果症状无缓解或无硝酸甘油，应马上呼救，自己或在他人帮助下拨打求救电话，需紧急转运至最近医院的急诊中心，不可自行驾车。②高血压合并糖尿病患者的常见运动风险及预防：低血糖是糖尿病患者进行运动面临的最严重问题。患者应注意避免运动时间过晚，否则会加重夜晚低血糖发生的风险。运动时可携带一些糖。注意避免空腹锻炼，建议在餐后 1 小时开始运动，避免在胰岛素作用处于高峰期时进行运动，以防止胰岛素吸收过快而引起低血糖反应。一些药物可掩盖或加重运动后的低血糖反应，如 β 受体阻滞剂、华法林、CCB 和利尿剂等。③高血压合并冠心病或经皮冠状动脉介入治疗术后患者的运动风险及预防指导：不完全血运重建的经皮冠状动脉介入治疗术后患者，运动诱发心肌缺血的风险增加，如心绞痛、心肌梗死。应评估此类患者支架置入部位再发生狭窄的可能性。

（3）高血压患者的心理干预

1）干预原则：①全面的心理和行为干预：应常规给予高血压患者"心理平衡处方"，必要时结合抗焦虑、抗抑郁药物治疗。②躯体疾病与精神疾病"同诊共治"。③兼顾疗效与安全性。

2）干预方法：①高血压患者心理平衡处方：正视现实生活，避免负性情绪，保持乐观和积极向上的态度。寻找适合自己的心理调适方法，如旅行、运动等。②心理与行为干预：可进行放松深呼吸训练、认知行为治疗。

最后，还可进行药物干预。对于高血压伴焦虑、抑郁状态者，可联合应用抗高血压和抗焦虑、抑郁药物。

（4）高血压患者的戒烟干预：烟草依赖的诊断标准及评估、干预方法及药物治疗参照高血压易患人群。同时建议增加戒烟干预的次数和持续时间，关注患者的体重变化，指导控制体重。

（洪小剑　迟晶）

参 考 文 献

[1] 国家卫生健康委员会疾病预防控制局,国家心血管病中心,中国医学科学院阜外医院,
　　　等 . 中国高血压健康管理规范(2019). 中华心血管病杂志,2020,48(1):10-46.

[2] 中国高血压联盟中华医学会,心血管病学分会,中国医师协会高血压专业委员会,
　　　等 . 中国高血压防治指南 2018 年修订版 . 心脑血管病防治,2019,19(1):1-44.

[3] SHIMBO D,ARTINIAN N T,BASILE J N,et al. Self-Measured Blood Pressure
　　　Monitoring at Home:A Joint Policy Statement From the American Heart Association
　　　and American Medical Association. Circulation,2020,142(4):e64.

[4] ISH.2020 International Society of Hypertension Global Hypertension Practice
　　　Guidelines.J Hypertens,2020,38(6):982-1004.

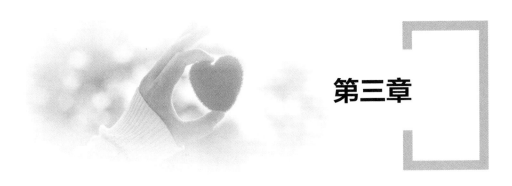

第三章

冠状动脉粥样硬化性心脏病及其健康管理

第一节　冠状动脉粥样硬化性心脏病的基础知识

一、概述

（一）冠状动脉粥样硬化性心脏病的定义

冠状动脉粥样硬化性心脏病（coronary atherosclerotic heart disease）指冠状动脉（简称"冠脉"）发生粥样硬化引起管腔狭窄或闭塞，导致心肌缺血缺氧或坏死而引起的心脏病，简称冠心病（coronary heart disease，CHD），也称缺血性心脏病（ischemic heart disease，IHD）。

（二）冠状动脉粥样硬化性心脏病的分类

由于病理解剖和病理生理变化的不同，冠心病有不同的临床表型。近年趋向于根据发病特点和治疗原则不同，将其分为两大类：①慢性冠脉疾病（chronic coronary disease，CAD），也称慢性心肌缺血综合征（chronic ischemic syndrome，CIS）；②急性冠状动脉综合征（acute coronary syndrome，ACS）。前者包括稳定型心绞痛（stable angina pectoris，SAP）、缺血性心肌病（ischemic cardiomyopathy，ICM）和隐匿性冠心病（latent coronary heart disease，LCHD）等；后者包括不稳定型心绞痛（unstable angina，UA）、非 ST 段抬高型心肌梗死（non-ST-segment elevation myocardial infarction，NSTEMI）和 ST 段抬高型

心肌梗死（ST-segment elevation myocardial infarction，STEMI），也有文献将冠心病猝死包括在内。

二、流行病学

冠心病多发于40岁以上成人，男性发病早于女性，经济发达国家发病率较高；近年来呈年轻化趋势，已成为威胁人类健康的主要疾病之一。根据2013年中国第五次卫生服务调查，60岁以上人群缺血性心脏病患病率为27.8‰。据《中国卫生和计划生育统计年鉴（2016）》显示，2012年以来，中国城市和农村居民冠心病死亡率呈持续上升趋势，特别是农村地区，其死亡率明显上升，至2015年已略高于城市水平。2015年中国城市居民冠心病死亡率为110.67/10万，农村居民冠心病死亡率为110.91/10万。

三、并发症及危害

冠心病常见并发症有乳头肌功能失调或断裂、心脏破裂、栓塞、心室壁瘤、心肌梗死后综合征等。可导致心脏功能受到严重损害，严重者可出现心力衰竭或猝死。随着疾病的发展，冠心病患者对外界的适应能力明显减退，躯体受限程度也相应增加。这可导致患者失能或残障，在影响社会生活的同时也造成了劳动力损失，此外，心血管疾病普遍具有病程长、治愈率低、复发率高等特点，疾病的治疗支出将造成巨大的经济负担，引起患者的负性情绪，这不仅会给家庭带来压力，而且也可能造成一系列社会危害。

四、冠状动脉粥样硬化性心脏病的疾病特征

（一）病因

1. 冠心病是由冠状动脉壁上的斑块积聚引起的。斑块由胆固醇和动脉中的其他物质沉积物组成。斑块积聚导致动脉管腔不断变窄，而这可能部分或完全阻塞血流。这个过程叫做动脉粥样硬化。

2. 斑块积聚过多，动脉管腔变窄会使血液难以通过。当心肌无法获得足够的血液时，就可能会导致胸痛或不适，称为心绞痛。心绞痛是冠心病最常见的症状。

3. 此外，随着时间的推移，冠心病可以削弱心肌功能，使心脏无法正常地泵血，导致心力衰竭；还可能导致不规则的心跳，即心律失常。

（二）发病机制

由于脂质代谢异常，血液中的脂质沉积在原本光滑的动脉内膜上，在动脉内膜一些类似粥样的脂类物质堆积而成白色斑块，这些斑块逐渐增多造成动脉管腔狭窄，使血流受阻，导致心脏缺血，产生心绞痛。如果动脉壁上的斑块形成溃疡或破裂，就会形成血栓，使整个血管血流完全中断，发生急性心肌梗死，甚至猝死。冠心病的另外一种发病机制是冠状动脉痉挛（血管可以没有粥样硬化），产生变异型心绞痛，如果痉挛超过30分钟，也会导致急性心肌梗死（甚至猝死）。

（三）临床表现

1. 慢性心肌缺血综合征

（1）稳定型心绞痛：稳定型心绞痛也称劳力性心绞痛。其特点为阵发性的前胸压榨性疼痛或憋闷感觉，主要位于胸骨后部，可放射至心前区和左上肢尺侧，常发生于劳力负荷增加时，持续数分钟，休息或用硝酸酯制剂后疼痛消失。疼痛发作的程度、频度、持续时间、性质及诱发因素等在数月内无明显变化。

平时一般无异常体征。心绞痛发作时常见心率增快、血压升高、表情焦虑、皮肤冷或出汗，有时出现第三或第四心音奔马律。可有暂时性心尖部收缩期杂音，这是由乳头肌缺血以致功能失调引起二尖瓣关闭不全所致。

（2）隐匿性冠心病：没有心绞痛的临床症状，但有心肌缺血的客观证据（心电活动、心肌血流灌注及心肌代谢异常）的冠心病。

（3）缺血性心肌病：缺血性心肌病属于冠心病的一种特殊类型或晚期阶段，是指由冠状动脉粥样硬化引起长期心肌缺血，导致心肌弥漫性纤维化，产生与原发性扩张型心肌病类似的临床表现。其病理生理基础是冠状动脉粥样硬化病变使心肌缺血、缺氧以至于细胞减少、坏死、心肌纤维化、心肌瘢痕形成的疾病。

2. ACS ACS是一组由急性心肌缺血引起的临床综合征，主要包括UA、NSTEMI和STEMI，也有学者将冠心病猝死包括在内。

（1）UA和NSTEMI是由于动脉粥样硬化斑块破裂或糜烂，伴有不同程度的表面血栓形成、血管痉挛及远端血栓栓塞所导致的一组临床综合征，合称为非ST段抬高型急性冠脉综合征（non-S segment elevation acute coronary syndrome，NSTEACS）。UA/NSTEMI的病因和临床表现相似但程度不同，主要不同表现在缺血严重程度以及是否导致心肌损害。

1）症状：UA 患者胸部不适的性质与典型的稳定型心绞痛相似，通常程度更重，持续时间更长，可达数十分钟，胸痛在休息时也可以发生。

2）体征：体检可发现一过性第三或第四心音，以及由于二尖瓣反流引起的一过性收缩期杂音。

（2）STEMI 是指急性心肌缺血性坏死，大多是在冠脉病变的基础上，发生冠脉供血急剧减少或中断，使相应的心肌严重而持久地急性缺血所致。通常原因为冠脉不稳定斑块破裂、糜烂基础上继发血栓形成导致冠状动脉血管持续、完全闭塞。

1）症状：梗死发生前一周左右常有前驱症状，如静息和轻微体力活动时发作的心绞痛，伴有明显的不适和疲惫。梗死时表现为持续性剧烈压迫感，闷塞感，甚至刀割样疼痛，位于胸骨后，常波及整个前胸，以左侧为重。部分患者可沿左臂尺侧向下放射，引起左侧腕部、手掌和手指麻木感，部分患者可放射至上肢、肩部、颈部、下颌，以左侧为主。

2）体征：心脏浊音界可正常也可轻度至中度增大。心率多增快，少数也可减慢。心尖区第一心音减弱，可出现第四心音（心房音）奔马律，少数有第三心音（心室性）奔马律。可有与心律失常、休克或心力衰竭相关的其他体征。

五、辅助检查

（一）心电图

1. 心绞痛　绝大多数患者在心绞痛发作时可出现暂时性心肌缺血引起的 ST 段移位。因心内膜下心肌更容易缺血，故常见反映心内膜下心肌缺血的 ST 段压低（≥0.1mV），发作后缓解。有时也可出现 T 波倒置。

2. UA/NSTEMI　大多数患者胸痛发作时有一过性 ST 段（抬高或压低）和 T 波（倒置或低平），其中 ST 段的动态改变（≥0.1mV 的抬高或降低）是严重冠脉疾病的表现，可能会发生急性心肌梗死或猝死。

3. 急性 ST 段抬高型心肌梗死　心电图常有进行性改变。

（1）特征性改变：STEMI 心电图表现特点：

1）ST 段抬高呈弓背向上型。在面向坏死区周围心肌损伤区的导联上出现。

2）宽而深的 Q 波（病理性 Q 波），在面向透壁心肌梗死区的导联上出现。

3）T 波倒置，在面向损伤区周围心肌缺血区导联上出现。

在背向 MI 区的导联则出现相反的改变,即 R 波增高、ST 段压低和 T 波直立并增高。

(2)动态性改变:ST 段抬高性 MI:

1)超急性期改变:起病数小时内,可尚无异常或出现高大两肢不对称的 T 波。

2)急性期改变:数小时后,ST 段明显抬高,弓背向上,与直立的 T 波相连,形成单向曲线。数小时至 2 日内出现病理性 Q 波,同时 R 波减低。

3)亚急性期改变:在早期如不进行治疗干预,ST 段抬高持续数日至两周左右,逐渐回到基线水平,T 波则变为平坦或倒置。

4)慢性期改变:数周至数个月,T 波呈倒置 V 形,两肢对称,波谷尖锐。

(二)超声心动图

可以检测到坏死区或缺血区心室壁的运动异常,也有助于了解左心室功能。超声心动图不仅可以用于诊断冠心病,还可以用于排除其他心脏病。

(三)负荷试验

如果经常在运动过程中出现症状和体征,医生可能会要求患者在特制跑步机上行走或脚踏固定自行车,并在运动期间监测心电图变化,这就是运动负荷试验。

(四)放射性核素检查

该检查可观察心肌的代谢的变化,是目前唯一能直接评价心肌存活性的影像技术。

(五)冠脉 CT 血管成像

冠脉 CT 血管成像(CT angiography,CTA)是经静脉注射造影剂后利用螺旋 CT 扫描再经过计算机三维重建显示心脏冠状动脉成像,可以直接判断冠脉病变和狭窄情况。

(六)冠状动脉造影

通过注射造影剂对心脏血管的显像,能够清晰准确地观测狭窄的血管以及其部位,明确诊断、指导治疗并评估预后。

(七)其他检查

冠脉内超声显像(intra-vascular ultra-sound,IVUS)、冠脉内光学相干断层成像(optical coherence tomography,OCT)、冠脉血流储备分数测定(fractional flow reserve,FFR)以及最新的定量冠脉血流分数(quantitative coronary angiography,QFR)等也可用于冠心病的诊断并有助于指导介入治疗。

六、实验室检查

(一) 血液检查

检查胆固醇、甘油三酯、血糖、脂蛋白以及各种炎症标志物水平,水平异常是冠心病的危险因素。

(二) 心肌损伤标志物测定

心肌损伤标志物水平与心肌坏死范围及预后明显相关。①肌红蛋白起病后 2 小时内升高,12 小时内达到高峰;24~48 小时内恢复正常。②肌钙蛋白 I(cTnI)或 T(cTnT)起病 3~4 小时后升高,cTnI 于 11~24 小时达高峰,7~10 天降至正常,cTnT 于 24~48 小时达高峰,10~14 天降至正常。这些心肌结构蛋白含量的增高是诊断 MI 的敏感指标。③肌酸激酶同工酶(creatine kinase isoenzymes,CK-MB)升高,在起病 4 小时内升高,16~24 小时达高峰,3~4 天恢复至正常,其增高的程度能较准确地反映梗死的范围,其高峰出现时间是否提前有助于判断溶栓治疗是否成功。

第二节 冠状动脉粥样硬化性心脏病的诊断与治疗

一、诊断

冠心病的诊断主要依赖典型的临床症状,再结合辅助检查发现心肌缺血或冠脉阻塞的证据,以及心肌损伤标志物判定是否有心肌坏死。

二、鉴别诊断

(一) 稳定型心绞痛与其他相鉴别

1. ACS 疼痛部位、性质、发作时心电图改变等与稳定型心绞痛相似,但发作的劳力性诱因不同,常在休息或较轻微活动下即可诱发。1 个月内新发的或明显恶化的劳力性心绞痛也属于 UA,心肌梗死的疼痛程度更剧烈,持续时间多超过 30 分钟,可长达数小时,可伴有心律失常、心力衰竭和 / 或休克,含用硝酸甘油多不能缓解,心电图常有典型的动态演变过程。实验室检查示心肌坏死标志物(肌红蛋白、cTnI 或 T、CK-MB 等)增高;可有白细胞计数增高和红细胞沉降率增快。

2. 其他疾病 引起的心绞痛包括严重的主动脉瓣狭窄或关闭不全、风湿性冠脉炎、梅毒性主动脉炎引起冠脉口狭窄或闭塞肥厚型心肌病、X综合征等,要根据其他临床表现来进行鉴别。

3. 肋间神经痛和肋软骨炎　前者疼痛常累及 1~2 个肋间,但并不一定局限在胸前,为刺痛或灼痛,多为持续性而非发作性,咳嗽、用力呼吸和身体转动可使疼痛加剧,沿神经行经处有压痛,手臂上举活动时局部有牵拉疼痛;后者则在肋软骨处有压痛。

4. 心脏神经症　患者常诉胸痛,但为短暂(几秒钟)的刺痛或持久(几小时)的隐痛。

5. 不典型疼痛　还需与反流性食管炎等食管疾病、膈疝、消化性溃疡、肠道疾病、颈椎病等相鉴别。

(二)隐匿性冠心病与其他相鉴别

鉴别诊断要考虑能引起 ST 段和 T 波改变的其他疾病,如各种器质性心脏病,尤其是心肌炎、心肌病、心包病,电解质失调,内分泌病和药物作用等情况,根据这些疾病和情况的临床特点,不难作出鉴别。心脏神经症患者可因肾上腺素能 β 受体兴奋性增高而在 ECG 上出现 ST 段和 T 波变化,也应予鉴别。

(三) SAP 与 UA 的鉴别(表 3-3-1)

表 3-3-1　SAP 与 UA 的鉴别

	SAP	UA
冠脉病变	稳定的粥样硬化斑块	不稳定的粥样硬化斑块继发病理改变,如斑块内出血、斑块纤维帽出现裂痕、表面有血小板聚集
劳力负荷	① 劳力负荷增加时可诱发心绞痛 ② 一般停止活动后症状可消除	① 劳力负荷可诱发心绞痛 ② 劳力负荷停止后胸痛并不缓解
硝酸甘油	92% 的患者可缓解	往往不能缓解

(四) 心绞痛与 AMI 的鉴别

心绞痛是冠心病的典型症状之一,发生在中下段胸骨后,性质为压榨性或窒息性疼痛,通常持续时间较短,发作较频繁,服用硝酸甘油后可显著缓解,诱因包括劳力、情绪激动等。相比冠心病的另一个症状心肌梗死,后者疼痛性质相同但程度更剧烈,持续时间长,发作不频繁,服用硝酸甘油作用较差或无效。

三、治疗原则

冠心病的治疗包括:①生活习惯改变:戒烟限酒,低脂低盐饮食,适当体育锻炼,控制体重等;②药物治疗:抗血栓,减轻心肌氧耗,缓解心绞痛,调脂稳定斑块;③血运重建治疗:包括介入治疗和外科冠状动脉旁路移植术。

四、治疗方式

(一)稳定型心绞痛

1. 发作时的治疗

(1)休息:发作时立刻休息,症状即可逐渐消失。

(2)药物治疗:主要有硝酸甘油和硝酸异山梨酯,较重的发作,可使用作用较快的硝酸酯制剂。在应用上述药物的同时,可考虑用镇静药。

2. 缓解期的治疗

(1)生活方式的调整:宜尽量避免各种确知足以诱致发作的因素。

(2)药物治疗

改善缺血、减轻症状的药物:

1)β受体阻滞剂:使用本药要注意:①本药与硝酸酯类合用有协同作用;②停用本药时应逐步减量,如突然停用有诱发心肌梗死的可能;③低血压、支气管哮喘以及心动过缓、二度或以上房室传导阻滞者不宜应用。

2)硝酸酯制剂:为内皮依赖性血管扩张剂,能减少心肌需氧和改善心肌灌注,从而减低心绞痛发作的频率和程度,增加运动耐量。

3)钙通道拮抗剂:抑制心肌收缩,减少心肌氧耗;扩张周围血管,降低动脉压,减轻心脏负荷;改善心肌的微循环。更适用于同时有高血压的患者。

4)曲美他嗪:通过抑制脂肪酸氧化和增加葡萄糖代谢,改善心肌氧的供需平衡而治疗心肌缺血。

预防心肌梗死,改善预后的药物有:

1)阿司匹林:通过抑制环氧化酶和血栓烷A_2的合成达到抗血小板聚集的作用,所有患者只要没有药物禁忌证都应服用。

2)氯吡格雷:不能耐受阿司匹林的患者可用氯吡格雷替代治疗。

3)β受体阻滞剂:长期服用可显著降低死亡等心血管事件。

4)他汀类药物:有效降低 TC、LDL-C,还有延缓斑块进展、稳定斑块和抗炎等调脂以外的作用。

5）ACEI 或 ARB：可以使冠心病患者的心血管死亡、非致死性心肌梗死等主要终点事件的相对危险性显著降低。

（3）手术治疗：慢性稳定型心绞痛的手术治疗主要指血管重建治疗。包括 PCI 和 CABG。

1）PCI：通过微创介入的方法，利用导管技术将球囊导管送到冠状动脉狭窄部位，加压扩张使狭窄减轻，称为经皮冠状动脉腔内成形术（percutaneous coronary transluminal angioplasty，PTCA）。借助球囊导管将金属支架携带至冠状动脉病变部位，加压扩张释放支架，对局部进行支撑，称为冠状动脉支架植入术，可明显降低 PTCA 术后再狭窄率。

2）CABG：对于合并糖尿病、充血性心衰的严重多支血管病变患者，以及 SYNTAX 评分超过 32 分的左主干病变患者，应首选 CABG。

3. 辅助治疗

（1）心脏康复：运动锻炼疗法，谨慎安排进度适宜的运动锻炼有助于促进侧支循环的形成，提高体力活动的耐受量而改善症状。

（2）中医治疗：研究显示循经取穴针刺可显著减少患者心绞痛发作次数，降低心绞痛发作程度，减少治疗期间不良事件的发生。

4. 健康教育　慢性稳定型冠心病的治疗中，控制危险因素是非常重要的环节。对患者的教育可减轻患者对病情的担心与焦虑，提高治疗依从性。戒烟能降低死亡及其他心血管事件风险。要适当运动，在康复医师的指导下制订运动方案。

（二）隐匿性冠心病

对明确诊断的隐匿性冠心病患者应使用药物治疗和预防心肌梗死或死亡，并治疗相关危险因素，其治疗建议基本同慢性稳定型心绞痛。

1. 药物治疗　在无禁忌证的情况下，无症状的患者应该使用下列药物来预防心肌梗死或死亡：①有心肌梗死既往史者应使用阿司匹林；②有心肌梗死既往史者应使用 β 受体阻滞剂；③确诊冠心病或 2 型糖尿病者应使用他汀类药物进行降脂治疗；④伴有糖尿病和 / 或心肌收缩功能障碍的冠心病患者应使用 ACEI 类药物。

2. 介入或外科治疗　对于狭窄比较严重的病变，可以采用内科介入治疗；外科治疗是指冠状动脉旁路移植术，即冠脉搭桥术。

3. 改善生活方式　合理饮食，生活规律，戒烟少酒，坚持适当体育锻炼，增强体质，积极防治慢性疾病，如高血压、高血脂、糖尿病等。

（三）缺血性心肌病

应首先充分评价存活心肌的范围及数量,选择最佳的治疗策略。

1. 一般治疗　包括戒烟戒酒,限制体力活动及钠盐的摄入,控制血压和适当休息。

2. 药物治疗　充血性心力衰竭的患者可以使用小剂量洋地黄和利尿药对合并心房颤动的患者应行长期抗凝治疗。有明显症状或恶性室性心律失常者可能需用抗心律失常药物。硝酸酯和β受体阻滞剂联用,这两类药物联用对于预防和控制心绞痛在临床上已被证明非常有效。β受体阻滞剂和二氢吡啶类钙阻滞剂结合时,β受体阻滞剂可抑制二氢吡啶类引起的反射性心动过速。

3. 非药物治疗　以冠状动脉的支架治疗和冠状动脉的搭桥治疗最常使用。一旦检查发现有发生危险性风险的心律失常要尽量消除,如药物治疗不能消除,需要植入埋藏式的体内自动除颤器(implantable cardioverter-defibrillator,ICD),对有指征安装心脏再同步化(cardiac resynchronization therapy,CRT)治疗者,也建议安装以改善心脏功能。终末期的缺血性心肌病如果全身情况许可,可以考虑心脏移植治疗。

（四）UA 和 NSTEMI

目前推荐对 UA 和 NSTEMI 患者按照危险分层选择侵入性治疗策略。

1. 一般治疗　立即休息,消除紧张情绪和顾虑,保持环境安静。有发绀、呼吸困难者,应给予吸氧。同时积极处理引起氧耗增加的因素,如发热、贫血、低血压、心律失常等。

2. 抗心肌缺血治疗　主要目的是减少心肌氧耗量、扩张冠脉缓解心绞痛发作。

（1）硝酸酯类可降低心肌耗氧量,改善左心室功能,还可扩张正常或粥样硬化的冠状动脉,缓解心肌缺血。

（2）β受体阻滞剂主要作用于心肌β受体而降低心肌耗氧量,减少心肌缺血反复发作,减少心肌梗死的发生。

（3）钙通道拮抗剂可有效减轻心绞痛症状,可作为治疗持续性心肌缺血的次选药物。

3. 抗血小板治疗

（1）阿司匹林除非有禁忌证,所有 UA 均应尽早使用阿司匹林。如无明显副作用,应终身用药。

（2）ADP 受体拮抗剂通过阻断血小板的 P2Y12 受体抑制 ADP 诱导的血小板活化，常用药物包括氯吡格雷、噻氯匹啶、普拉格雷、替格瑞洛等。

（3）血小板糖蛋白 GP IIb/IIIa 受体拮抗剂具有强大的抗血小板作用，常用药物包括阿昔单抗、替罗非班、依替巴肽等，主要用于计划接受介入治疗的 UA 患者。

4. 抗凝治疗　常规用于中、高危的 UA 患者，常用抗凝药包括普通肝素、低分子肝素、磺达肝癸等。

5. 降脂、抗炎、稳定斑块治疗　他汀类药物在急性期应用可促使内皮细胞释放 NO，有类似硝酸酯的作用，远期有抗炎症、稳定斑块的作用，能降低冠状动脉疾病患者的死亡率和心肌梗死发生率。所有 UA 患者均应尽早（在 24 小时内）开始使用他汀类药物。

6. 介入治疗

（1）对于高危患者早期介入治疗（24 小时内）是可获益的；对于极高危组患者因其不治疗的情况下短期和长期预后不佳，所以目前的随机对照试验通常排除这部分患者，临床上对该部分患者仍强调类似 STEMI 的紧急血运重建治疗策略。

（2）对于没有出现症状反复的中危患者，可考虑最大限度推迟血运重建时间，强化药物治疗以稳定斑块，而有利于后续的介入治疗。因此各项指南对于中危患者仍继续维持 72 小时内行血运重建治疗。

（3）如果患者最初就诊的医院没有进行介入诊疗的条件，接诊医院应根据危险分层结果在给予基本药物治疗后，将高危组患者尽早转诊到有条件的医院，以争取最佳治疗效果。

（4）对于低危患者，应用药物治疗可以取得非常满意的疗效，预后良好。

（五）STEMI

1. 监护和一般治疗　急性期卧床休息，保持环境安静。在冠心病监护室进行严格监测。

2. 解除疼痛　心肌再灌注治疗开通梗死相关血管恢复缺血心肌的供血是解除疼痛最有效的方法，但在再灌注治疗前可选用下列药物尽快解除疼痛。

（1）哌替啶 50~100mg 肌内注射或吗啡 2~4mg 静脉注射，必要时可重复。

（2）硝酸酯类药物通过扩张冠脉增加冠脉血流量增加静脉容量，降低心室前负荷而止痛。而在下壁心梗、可疑右心室心梗、明显低血压患者（收缩压

<90mmHg）不宜使用,因为硝酸酯类会进一步影响右心室充盈,从而导致血压降低,甚至休克。

（3）β受体阻滞剂能减少心肌耗氧量,改善缺血区的氧供需失衡,缩小梗死面积,减少复发性心肌缺血、再梗死、室颤等,对降低急性期病死率有肯定疗效。

3. 抗血小板治疗　冠脉介入术前不推荐常规使用 P2Y12 受体抑制剂预处理。除非存在禁忌,PCI 术后仍推荐双联抗血小板（dural antiplatlet therapy,DAPT）治疗 12 个月。

4. 抗凝治疗　除非有禁忌,所有 STEMI 患者均应在抗血小板治疗基础上常规联合抗凝治疗。

5. PCI　应在起病 3~6 小时内,最多 12 小时内进行。

6. 溶栓疗法　若预计直接 PCI 时间大于 120 分钟,则首选溶栓策略,应力争 10 分钟给予溶栓药物。

第三节　冠状动脉粥样硬化性心脏病的健康管理

一、冠状动脉粥样硬化性心脏病在医院的管理

冠心病在医院的管理主要包括住院治疗、冠心病院内康复及情绪睡眠管理。

（一）住院治疗

1. 急性期治疗　对于稳定型心绞痛,发作时应立刻休息,一般患者在停止活动后症状即逐渐消失。较重的发作,可使用硝酸酯制剂,比如舌下含服硝酸甘油或硝酸异山梨酯。对于 UA/NESTEMI,在急诊室经过恰当检查评估后,要立即开始恢复再灌注治疗。对于 STEMI,强调及早发现、及早住院,要尽快开始溶栓或介入治疗,恢复心肌的血液灌注,从而降低死亡率,减少并发症,改善患者预后。

2. 手术治疗　手术治疗主要是为了冠脉血运重建,包括 PCI 和 CABG。

（二）冠心病的院内康复

冠心病的康复是综合性心血管病管理的医疗模式,不是单纯的运动治疗,而是包括运动治疗在内的心理 - 生物 - 社会综合医疗保健。涵盖发病前的预防和发病后的康复,是心血管病全程管理中的重要组成部分。冠心病院内康

复是冠心病康复的第I期,主要为住院期冠心病患者提供康复和预防服务。康复目标包括:缩短住院时间,促进日常生活及运动能力的恢复,增加患者自信心,减少心理痛苦,减少再住院;避免卧床带来的不利影响(如运动耐量减退、低血容量、血栓栓塞性并发症),提醒戒烟并为后期康复提供全面完整的病情信息和准备。

1. 冠心病康复的具体内容

(1) 生活方式的改变:主要包括戒烟、合理饮食、科学的运动以及睡眠管理。

(2) 双心健康:注重患者心脏功能康复和心理健康的恢复。

(3) 循证用药:冠心病的康复必须建立在药物治疗的基础上,因此根据指南循证规范用药是心脏康复的重要组成部分。

(4) 生活质量的评估与改善:生活质量评估与改善也是心脏康复的组成部分。冠心病康复的目的是提高患者生活质量,使患者尽可能恢复到正常或者接近正常的生活质量水平。

(5) 职业康复:冠心病康复的最终目标是使患者回归家庭、回归社会。患者病后能不能回归社会,继续从事他以前的工作或病后力所能及的工作是我们必须回答的问题。

2. 冠心病院内康复内容

(1) 患者早期病情评估:进一步明确冠心病的诊断,了解患者目前症状及药物治疗情况;明确冠心病的危险因素。

(2) 患者教育:院内康复期的患者最容易接受健康教育,因此是最佳的患者教育时期。为患者分析发病诱因,从而避免再次发病。同时对患者家属的教育也同样重要。一旦患者身体状况稳定,有足够的精力和思维敏捷度,并且知晓自己的心脏问题即可开始患者教育。本期宣传教育重点是生存教育和戒烟。①生存教育的目的是帮助患者在家处理心脏突发问题。包括:请患者回顾心脏病发作时的症状和征兆;关注胸痛或不适特征,告诉患者如何识别胸痛等不适症状是否与心脏病相关;告诉患者如果采取有效治疗与康复,可使心脏事件再发可能性减小,但一旦发生应积极处理。②戒烟:心脏事件发生后的患者戒烟干预成功率高。引导患者明确吸烟的不良后果,让患者知晓戒烟的益处,明确戒烟可能遇到的障碍,专业医务人员(心内科医生、康复科医生、护士等)共同参与,可提高戒烟率。

(3) 运动康复及日常生活指导:目的是帮助患者恢复体力及日常生活能

力,出院时达到生活基本自理。早期运动康复计划因人而异,病情重、预后差的患者运动康复的进展宜缓慢,反之,可适度加快进程。一般来说,患者一旦脱离急性危险期,病情处于稳定状态,运动康复即可开始。另外需指出,CABG 患者术后需进行呼吸训练,用力咳嗽,促进排痰,预防肺部感染。应在术前教会患者呼吸训练方法,避免患者术后因伤口疼痛影响运动训练效果。为防止用力咳嗽时,手术伤口震裂,可让患者手持定制的小枕头,保护伤口。

(三) 情绪管理和睡眠管理

1. 情绪管理　目前的心脏康复主要关注体力活动的恢复,而忽略了患者心理因素对康复的影响。实际上,冠心病的情绪管理应贯穿冠心病全程管理的始终。常出现的躯体不适使患者出现焦虑、抑郁症状。值得强调的是,患者的家庭成员也会感到焦虑,极大影响患者的康复。患者和家属的焦虑和抑郁情绪主要源于对冠心病的错误认识和对运动康复的不了解。

对患者及其配偶进行疾病的咨询与程序化教育非常重要,且讲解需多次重复,这是帮助患者克服不良情绪的关键之一。推荐措施:①评估患者的精神心理状态。②了解患者对疾病的担忧、患者的生活环境、经济状况、社会支持,给予有针对性治疗措施。③通过一对一方式或小组干预对患者进行健康教育和咨询。促进患者伴侣和家庭成员等参与患者的教育和咨询。④轻度焦虑抑郁治疗以运动康复为主,对焦虑和抑郁症状明显者给予对症药物治疗,病情复杂或严重时应请精神科会诊或转诊治疗。

2. 睡眠管理　冠心病与睡眠障碍关系密切,临床医生对冠心病患者的失眠问题应足够重视,早期给予有效的预防和控制。处理失眠时首先需明确患者失眠原因,同一患者可能有多种原因导致失眠。老年人、合并多种疾病、CABG 后的患者易发生谵妄,伴睡眠障碍,应注意治疗原发疾病和诱发因素,同时给予对症药物治疗,如氯丙嗪、奥氮平等,从低剂量开始。对谵妄患者避免应用苯二氮䓬类镇静药物。患者在发生失眠的急性期尽早使用镇静安眠药物,每种药物都尽量用最低有效剂量。对有焦虑抑郁情绪者建议采用新型抗焦虑药如哌噻吨、美利曲辛片等。治疗原则:①综合治疗:躯体治疗结合心理治疗。②镇静安眠药治疗要短程、足量、足疗程。③个性化治疗:根据患者年龄、过去疗效、患者的药物治疗意愿和对治疗药物的选择、耐受性及治疗费用等因素,选择合适药物进行治疗。④选择有适应证处方的药物。开始治疗前,要让患者知情药物的起效、疗程、可能的不良反应、需遵医嘱服药。

二、冠状动脉粥样硬化性心脏病在社区的管理

冠心病需长期药物及生活治疗。医院就诊只能解决一部分急性起病患者或重症患者,大部分慢性冠心病患者只能在家中药物维持治疗;而多数患者病情复杂,合并症多,生活自理能力差,家人因缺乏治疗及护理相关的知识,只能单纯按出院时的嘱咐去照顾老人,导致服药的依从性比较差,多有服错、少服现象;患者不良因素控制差,并发症出现较多。因心绞痛发作的复诊率高,病死率高,因此不能仅依靠住院时的治疗。通过社区管理老年冠心病患者出院后的生活,监督医院治疗用药的依从性,对各种危险因素加以控制,努力达到巩固医院治疗效果和延缓冠心病发展的进程,减少并发症。

(一)冠心病患者在社区的管理措施

1. 建立慢性疾病管理小组　建立一个有运动管理师、营养师、心血管科医生、心血管病专科护理人员的专业团队,确保为患者提供专业的指导与咨询,开展对患者的健康管理工作。

2. 制定个人、信息化健康管理档案　记录患者的年龄、性别、体重、既往疾病史、饮食习惯、运动情况、睡眠质量、是否吸烟、是否喝酒等。定期对患者的血压、血脂、血糖进行监测,评估患者的高危因素并制定针对性的健康管理措施。

3. 建立个性化健康管理方案　结合患者的个体情况开展对患者的健康管理,内容包括血压管理、血脂管理、用药管理、血糖管理、运动指导、生活指导、戒烟、戒酒等。

4. 做好院外随访工作　采用电话随访可以了解患者对健康管理方案的执行情况,并为后续健康管理工作内容的调整提供参考。可采取网络、电话等方式询问患者家属关于患者的健康管理情况。采用"医院 - 社区 - 家庭"三元联动模式开展干预工作,从而实现对不良行为及早干预,使患者遵医嘱用药、定期复查、规律生活、合理膳食、控制情绪、戒烟限酒等遵医行为明显提高。

5. 转诊指征　在社区卫生工作中,冠心病的二级预防实行双向转诊机制。然而,其重点不仅仅是冠心病的急危重症转入大医院,更重要的是冠心病患者的长久治疗要回归社区并且得到正规治疗。

(1)转出:达到下列转诊条件之一的患者,应及时转到综合医院专科治疗:

1）首次发生心绞痛。

2）无典型胸痛发作，但心电图 ST-T 有动态异常改变。

3）首次发现的陈旧性心肌梗死。

4）可疑心肌梗死。

5）不稳定型心绞痛。

6）有新近发生的心力衰竭。

7）正在恶化的慢性心力衰竭。

8）需要调整防治方案者。

① 心律失常治疗药物的调整。

② 经强化药物治疗但仍有一般活动明显受限。

③ 需要药物治疗的危险因素控制不理想。

④ 需要介入治疗。

⑤ 需要外科搭桥手术治疗。

⑥ 抗凝治疗药物调整。

9）需要做进一步检查者：需要进行运动试验、核素成像检查、超声心动图检查、多层螺旋 CT 或冠状动脉造影检查等。

10）病情稳定的患者，定期到专科的常规随访。

11）患者要求转诊。

（2）转入：冠心病稳定型心绞痛、冠心病并慢性心衰、经皮冠状动脉重建术后、冠脉搭桥术后患者出院后转至社区卫生服务机构进行随访和管理。

（二）冠心病患者的社区干预措施

1. 控制血压　通过改变生活方式、服用降压药物，将血压控制于 140/90mmHg 以下，对于糖尿病及慢性肾病患者，应控制在 130/80mmHg 以下。

2. 控制血脂　冠心病患者 LDL-C 的目标值应 <2.60mmol/L（100mg/dl），对于极高危患者（确诊冠心病合并糖尿病或急性冠状动脉综合征），治疗目标为 LDL-C<1.8mmol/L（69mg/dl）也是合理的。

3. 控制血糖　糖尿病合并冠心病慢性稳定性心绞痛患者应立即开始纠正生活习惯及使用降糖药物治疗，使糖化血红蛋白在正常范围（≤6.5%），同时应对合并存在的其他危险因素进行积极干预。

4. 控制体重　超重和肥胖者在 6~12 个月内减轻体重 5%~10%，使 BMI 维持在 18.5~23.9。腰围控制在男≤90cm，女≤85cm 的范围。

5. 阿司匹林　阿司匹林是目前唯一广泛用于心脑血管疾病一级预防的抗血小板药物,其效益早已通过英国医师研究、美国医师研究、血栓形成预防试验、高血压最佳治疗研究等大规模随机临床试验得到证实。

6. 健康教育　提倡用改善生活方式来预防和治疗冠心病,控制危险因素。健康教育包括对患者及其家属的健康教育。健康教育的方式有很多,可以通过信息交流和技能培训、各种传媒、小组讨论、专题讲座等方式进行培训。

7. 稳固好"四大基石"　合理膳食,适量运动,戒烟戒酒,心理平衡。维持好正常的血脂、血压、体重,保证好充足的睡眠和乐观的心态,可以有效地降低心血管疾病尤其是冠心病的发病风险。

(三) 冠心病患者的社区康复治疗

社区康复主要是针对后期的冠心病患者进行合理、适当的康复治疗措施,预防严重并发症,防止伤残的发生,包括:必要的心理康复指导、坚持服药、定期复查。

冠心病患者出院后的社区康复项目主要包括:①心功能的康复:出院后首先由全科医师进行心功能的评价(NYHA 分级),然后在社区全科医师的指导下逐渐增加活动量。②心理的康复:增强信心,鼓励对达成治疗目标采取积极态度;为患者提供简易的指导,利用良好的咨询技巧指导患者遵照处方进行治疗;建立有关系统以增强信心及与患者保持联系;对坚持治疗进行奖励等。

三、冠状动脉粥样硬化性心脏病的家庭管理

生活方式改变有助于预防或延缓冠心病进展。同时,还要记住定期体检的重要性。冠心病的一些主要危险因素,如高胆固醇、高血压和糖尿病,在早期阶段没有症状。早期发现和治疗可以为更好的心脏健康创造条件。

(一) 日常生活管理

1. 定时检查身体并遵医嘱

2. 戒烟限酒　吸烟是冠心病的主要危险因素。尼古丁收缩血管,增加心脏负荷并损害血管内层。戒烟是降低心脏病发作风险的最佳方法之一。同时,应严格控制酒精摄入。

3. 控制血压　至少每两年测量一次血压。如果血压高于正常值或有心脏病史,可能需要增加血压测量频率。最佳血压为 <130/80mmHg。

4. 控制血脂水平　至少每五年查一次血脂。如果检查结果不理想,则需要加大检查频率。大多数人的低密度脂蛋白胆固醇(LDL-C)目标是 <130mg/dl (3.4mmol/L);如果有其他心脏病危险因素,LDL-C 目标可能是 <100mg/dl (2.6mmol/L)。

5. 控制糖尿病　如果患有糖尿病,冠心病患者病情稳定后均需注意空腹血糖检测,目标糖化血红蛋白值需≤7%,严格的血糖管理有助于降低心脏病风险。

6. 适量运动　运动有助于达到并保持健康的体重,并控制糖尿病、胆固醇升高和高血压(这些也都是冠心病的危险因素)。在医生的帮助下,患者每周可进行约 150 分钟中等强度体力活动,比如每天走 30 分钟。如果突然做剧烈运动有时也很危险,须循序渐进进行。

7. 心脏康复　术后患者应参加心脏康复治疗,该计划由教育、咨询和运动训练构成,旨在帮助患者改善健康。

8. 饮食　强调植物性食物,比如地中海饮食,多食水果、蔬菜、全谷类、豆类和坚果,少食饱和脂肪酸、胆固醇和钠,其有助于控制体重、血压和胆固醇。多吃能降血脂的食物如牛奶、羊奶、黄豆、绿豆、韭菜、扁豆、生姜、鱼类、苹果、山楂等。如果喝酒的话,则要适度,也就是说所有年龄段女性和 65 岁以上男性每天最多喝一杯,65 岁及以下男性每天最多喝两杯。这里的一杯酒约等于 350ml 啤酒或 140ml 葡萄酒。

9. 保持健康的体重　超重会增加冠心病风险。即使只减掉目前体重的一小部分也有助于减少冠心病的危险因素。

10. 管理压力　尽可能减轻压力。练习管理压力的方法,如肌肉放松和深呼吸。利用各种途径来调适生活上的压力。可以培养良好的爱好或通过运动来松懈日常生活中的紧张情绪。

11. 培养良好心态　冠心病患者往往脾气急躁,故易生气。在日常生活中。患者须经常提醒自己遇事要心平气和。遇事要想得开,放得下。过于求全责备常常导致精神压力增大,有损心脏。冠心病患者可选择通过呼吸放松、意念放松、身体放松或通过太极拳等活动进行心理调节,增强自身康复能力。

12. 确保大小便通畅　冠心病患者排便时过度用力,可诱发心绞痛或心律失常,心力衰竭而导致死亡。若有习惯性便秘,应多食含纤维的蔬菜、蜂蜜、麻油,或服用通便药物。老年人有前列腺肥大、排尿困难应加用治疗前列腺肥大的药物。

（二）预防

冠心病的预防与其日常生活管理密不可分：

1. 戒烟，控制饮酒。

2. 控制血压至 <120/80mmHg 为佳。

3. 监测并控制血脂水平，尤其关注低密度脂蛋白胆固醇（LDL-C）在正常范围内。

4. 严格的血糖管理。

5. 适量运动并保持健康的体重。

6. 均衡饮食，避免摄入过多饱和脂肪酸和反式脂肪酸、过多盐和过多糖。

7. 尽可能减轻压力。

8. 注射流感疫苗　每年接种流感疫苗，以降低患流感的风险。

冠心病预防的未来发展：近年来，PCSK9 抑制剂也受到了学界关注，其降低 LDL 的效能高于他汀类药物并未见明显的副作用，被认为有预防治疗冠心病的可能，但需要大规模临床试验予以验证。同时个体化使用抗血栓用药维持凝血纤溶系统平衡、恰当的抗炎药物防止斑块破裂、以及以基因分析结果为导向的预防都是当下研究的热门方向。

（三）患者依从性培养

良好的治疗依从性是保障治疗效果的重要前提。在影响患者的治疗依从性的诸多因素中，患者对疾病的认识重视程度以及其经济条件可能是两种最常见的因素。因此负责护理人员及家庭成员应有针对性地加强患者教育，提高其对冠心病的认识，同时还应根据患者的收入状况为其制订相匹配的治疗方案，以免因经济因素导致患者自行中断治疗。由于老年患者常记忆力有所下降，因此漏服药物亦为影响依从性的常见原因，对于这些患者需告知家属适当加强提醒和监督。

（郭媛媛　杨洁梅　田艳丰）

参 考 文 献

［1］葛均波，徐永健，王辰．内科学．9版．北京：人民卫生出版社，2018.

［2］段永丽，喻晓雨，张淑影．医院-社区-家庭三位一体管理模式对冠心病患者危险因素及不良心血管事件的影响．中国循证心血管医学杂志，2020，12（03）：337-338.

［3］Zhao M ,Graham I,Cooney M T ,et al. Determinants of coronary artery disease risk factor management across three world regions. Heart Asia,2019,11(1).

［4］肖明娜,文采,范学峰.健康管理模式对老年冠心病患者不良生活习惯及相关并发症影响.中国社区医师,2020,36(14):180-181.

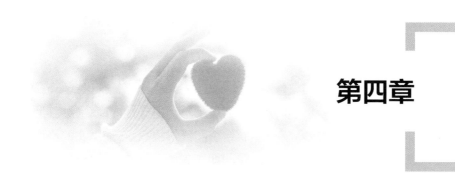

第四章

心房颤动及其健康管理

第一节 心房颤动的基础知识

一、概述

心脏正常激动起源于窦房结,沿着传导系统下传,在一定时间范围内依次抵达心房、心室,使心脏有规律地收缩和舒张。如果窦房结激动异常或激动产生于窦房结以外,激动的传导缓慢、阻滞或通过异常通道传导,就会出现心律失常。心房早搏、心室早搏几乎发生于全部的老年人,而比较严重的心房颤动(atrial fibrillation,AF)也是老年人临床上常见的心律失常。心房颤动(简称房颤),是指规则有序的心房电活动丧失,代之以快速无序的颤动波,是严重的心房电活动紊乱。

二、流行病学

2014 年我国 60 岁及以上人口已超过 2 亿,且在未来 20 年将以年均 1 000 万增长速度持续上升,到 21 世纪中叶,预计老年人口将高达 4.7 亿,其中失能或半失能老年人约达到 3 750 万,我国将迎来老龄化高峰期。房颤患病率随年龄增长而增高,小于 60 岁人群房颤患病率约为 1%,75~80 岁人群患病率上升至 12%,80 岁以上人群患病率可超过 1/3,并呈逐年上升的趋势。

随着社会的发展,人口的老龄化问题日益突出,房颤的患病率及发病率呈不断增加的趋势。

三、并发症及危害

老年人的心脏传导系统随着年龄增长而发生自然退行性变,窦房结细胞的数量减少,束支传导纤维减少,代以脂肪组织和纤维组织,可使潜在的心脏病出现症状或功能失代偿。心房无序的颤动即失去了有效的收缩与舒张,心房泵血功能恶化或丧失,加之房室结对快速心房激动的递减传导作用,引起心室极不规则的反应。因此,房颤不仅明显降低了患者的生活质量,还可导致周围动脉血栓栓塞、心力衰竭、脑卒中、心脏猝死等多种并发症,心室节律及频率紊乱、心功能受损和心房附壁血栓形成是房颤患者的主要病理生理特点,致使患者残疾、认知功能障碍、住院率增多等,给临床和公共卫生带来了极其沉重的负担。

四、病因

房颤常发生于患有器质性心脏病的老年人,在我国多见于高血压性心脏病、冠心病、风湿性心脏病二尖瓣狭窄、心肌病以及甲状腺功能亢进,其次缩窄性心包炎、慢性肺源性心脏病、预激综合征和老龄也可引起房颤。部分房颤原因不明,可见于正常人,可在情绪激动、外科手术、胆碱能药物作用、运动或酒精中毒时发生;房颤发生在无结构性心脏病的中青年,称为孤立性或特发性房颤。

五、发病机制

当结构和/或电生理功能异常使心房组织改变,促进异常激动的形成和/或传播,从而导致房颤发生。形成房颤的电生理机制和病理生理学机制虽有部分共识,但仍需深化研究,确切机制尚未完全阐明。

(一)电生理机制

房颤的发生需触发和维持机制。

1. 触发机制　在部分房颤患者,特别是阵发性房颤,肺静脉等异位兴奋灶发放的快速冲动可以导致房颤的发生。国内学者黄从新等通过大量的基础和临床研究,完整地论证了入心大静脉(包括肺静脉、腔静脉、冠状静脉、Marshall韧带等)在房颤触发机制中的作用。发现入心大静脉肌袖内具有异常自律性的细胞,在某些特定情况下,可自发产生快速电活动导致房颤的发生。肺静脉异常电活动触发或驱动房颤是近年来被公认的房颤重要发生机制,奠定了肺静脉前庭电隔离治疗房颤的理论基础。

2. 维持机制　房颤的维持机制目前尚未完全阐明,已有多个理论假说,主要包括:

(1)多发子波折返:房颤时心房内存在多个折返形成的子波,这些子波并不固定,而是相互间不停碰撞、湮灭、融合,新的子波不断形成。此学说为迷宫术消融成功的基础。

(2)局灶起源学说:常见于肺静脉前庭,高频冲动向心房呈放射状传导,但因周围组织传导不均一性和各相异性,或遇各种功能或解剖障碍碎裂为更多的子波,从而产生颤动样传导。此学说奠定了肺静脉隔离术成功的基础。

(3)转子样激动学说:体表标测系统和心内球囊电极标测提示,房颤发生和维持可能与转子样激动相关,可表现为局灶性或折返性激动;随病程迁延,转子可逐渐增多。

(4)主导折返环学说:以转子的形式在心房内传播,在传播过程中遇到各种功能或解剖障碍碎裂为更多的子波,形成颤动样传导。

(二) 病理生理机制

多种因素参与房颤的发生、发展,房颤的发作需要触发因素,其维持需要相应的基质。

1. 心房重构　房颤的自然病程是一种进行性疾病,常由阵发性房颤向持续性房颤进展。房颤的发生可改变心房原有的电学和结构学特性而形成重构。心房重构早期表现为以电生理及离子通道特征发生变化的电重构,晚期则表现为心房肌和细胞外基质等的纤维化、淀粉样变、细胞凋亡等组织结构改变的结构重构。

(1)电重构主要包括心房有效不应期和动作电位(actionpotential,AP)时限缩短、AP传导速度减慢、不应期离散度增加等电生理特征的改变,此有利于房颤的发生和持续。电重构的基础是心房肌细胞跨膜离子流的改变。

(2)结构重构主要表现为心房肌细胞超微结构的改变,包括心房肌细胞退行性变,内质网的局部聚集、线粒体堆积、闰盘非特化区增宽以及糖原颗粒替代肌原纤维。除心肌细胞改变外,房颤患者的心房肌间质也有明显变化,可导致间质纤维增生,心房增大。

2. 自主神经系统(autonomic nervous system,ANS)的作用　支配心脏

的自主神经元聚集分布于心外膜的脂肪垫和 Marshall 韧带内形成神经节丛（ganglion-ated plexuses，GP），包含了交感神经和迷走神经，组成了内在心脏自主神经系统。迷走神经刺激主要通过释放乙酰胆碱，激活乙酰胆碱敏感性钾电流，缩短心房肌动作电位和不应期，增大离散度，利于折返的形成；交感神经刺激主要通过增加细胞内钙浓度，增加自律性和触发活动。

3. Ca^{2+} 调控异常　房颤时快速心房起搏导致 Ca^{2+} 调控异常，引起细胞内 Ca^{2+} 超负荷，可显著增加 DAD 触发的心律失常。Ca^{2+} 调控异常包括钙电流降低、RyR2 功能障碍、肌浆网 Ca^{2+} 火花和 Ca^{2+} 漏增加、舒张期 Ca^{2+} 释放增加以及肌浆网（SR Ca^{2+}-ATPase type 2a，SER-CA 2a）的 Ca^{2+} 回收障碍。房颤时 Ca^{2+}/钙调蛋白依赖性蛋白激酶 II（CaMKII）上调将增加肌浆网 Ca^{2+} 火花和 Ca^{2+} 漏，使受磷蛋白对肌浆网 Ca^{2+} 泵调控增加，致 Ca^{2+} 超负荷。

4. 遗传学基础　房颤具有一定的遗传性，具有家族性房颤史者，若一级亲属确诊房颤，则本人罹患房颤的风险增加约 40%。家系研究、人群研究和基因组学研究分别发现一些与离子通道、转录因子相关的基因突变或多态性位点，其与房颤的相关性尚待进一步证实。

六、分类

一般将房颤分为首诊房颤（first diagnosed AF）、阵发性房颤（paroxysmal AF）、持续性房颤（persistent AF）、长期持续性房颤（long-standing persistent AF）及永久性房颤（permanent AF）。

（一）首诊房颤

首次确诊（首次发作或首次发现），不论心律失常持续时间或是否存在心房颤动相关症状及其严重程度心房颤动可自行终止。

（二）阵发性房颤

持续时间 <7 天（常 <48 小时），能自行终止。大多数在 48 小时内终止，一些阵发性发作可能持续至 7 天。

（三）持续性房颤

持续时间 >7 天，非自限性。持续 7 天或更长时间后通过药物或直流电复律终止的房颤。

（四）长期持续性房颤

持续时间 >1 年的连续性房颤，患者有转复愿望，当决定采用节律控制策略时。

(五) 永久性房颤

持续时间≥1年的连续性房颤,不能终止或终止后又复发,医生和患者共同决定放弃恢复或维持窦性心律,不考虑节律控制治疗。

七、临床表现

(一) 症状

老年人的心律失常发生虽较多,但是不清楚心律失常增多到什么程度才反映了心脏的器质性改变,房颤的症状多种多样,主要取决于有无器质性心脏病、心功能基础、心室率快慢及发作方式等。特发性房颤和心室率不快时可无任何症状,然而房颤的危害依然存在,这样的患者很多是在体检时甚至是出现脑卒中时才发现的。可能与活动少或者感觉不敏感有关,反之可有心慌、胸闷、气短、头晕、乏力等症状。心跳特别快的患者可以出现血压下降、心功能不全等,严重者可导致肺水肿、心绞痛或心源性休克等。在部分阵发性房颤的患者心跳由房颤自动恢复为窦性心律时,会出现心跳减慢甚至心脏暂时停跳的情况,如果大于5秒没有心跳出现,患者会发生眼前发黑、短暂的意识丧失,甚至晕倒在地。为了便于房颤患者的随访,国际上根据房颤相关症状的严重程度对房颤症状进行了量化,即2010欧洲心律学会房颤症状评分(European Heart Rhythm Association,EHRA)(表3-4-1)。

表3-4-1 EHRA房颤症状评分标准

EHRA 评分 症状严重程度	描述
I 无	房颤不引起任何症状
IIa 轻度	日常活动不受房颤相关症状的影响
IIb 中度	日常活动不受房颤相关症状的影响,但受到症状困扰
III 严重	日常活动受到房颤相关症状的影响
IV 致残	正常日常活动终止

(二) 体征

心房颤动最重要的体征是心音强弱不等,心律绝对不齐。检查时可见脉短绌,在使用电子血压计测量血压时,所显示的脉率可能低于实际心率。心脏听诊第一心音强度变化不定,心律极不规则。当心室率过快时可发生脉搏短绌,原因是许多心室搏动过弱以致未能开启主动脉瓣,或因动脉血压波动太小,未能传导至外周动脉。一旦房颤患者的心室律变得规则,应考虑以下可能性:恢复窦性心律;转变为房性心动过速;转变为房扑(固定的房室传导比率);发生房室交界区性心动过速或室性心动过速。如心室律变为慢而规则(30~60次/min),提示可能出现完全性房室传导阻滞。

八、辅助检查

(一)心电图特征

心电图特征包括:P波消失,代之以大小不规则的基线波动,形态与振幅均变化不定,称为F波;频率为350~600次/min;心室率极不规则;QRS波形态通常正常,当心室率过快,发生室内差异性传导,QRS波增宽变形。心电图可以证实房颤,且在房颤的诊断中必不可少。房颤时R-R间期不等,即"心律绝对不齐",虽然一些导联显示P波的电活动,但没有清晰的P波。

(二)超声心动图

经胸超声心动图(transthoracic echocardiogram,TTE)可用于评估左右心房的大小以及左右心室的大小和功能;发现可能存在的心脏瓣膜疾病、左心室肥大、心包疾病;以及评估右心室峰值压力。TTE还可识别左心房血栓,不过敏感性很低。经食管超声心动图识别左心房或左心耳血栓的敏感性较高,可用于确定是否需要在药物复律或电复律前实施抗凝治疗。

(三)其他监测检查手段

1. 手机、手表、血压计、事件记录仪　带心电监测功能的各种智能设备可用来识别无症状性房颤,还可评估房颤是否复发。

2. 置入式器械　对于已经安装了置入式器械的患者,出现心房高频事件应当进一步评估以明确是否存在临床上的房颤,指导临床决策。

3. 心脏监护仪　对于隐源性卒中且外部动态监测尚无定论的患者,可置入心脏监护仪以检测沉默房颤,远程监测心房高频事件报警增加了检测到沉默房颤的可能性。

4. 动态心电图监测　可判断症状是否与心律有关,并评估房颤负荷。24~48小时Holter监测用于患者选择心率控制治疗但可能控制不充分或心动过缓时辅助评估总体心室反应率。

(四)实验室检查

不到5%的房颤患者有临床或亚临床型甲亢。所有初次发生房颤的患者或房颤频率增加的患者均应检测促甲状腺激素(thyroid stimulating hormone,

TSH)和游离甲状腺素水平。其他重要的基线检测包括全血细胞计数、血清肌酐、蛋白尿分析、血电解质、肝肾功能、出凝血功能、肌钙蛋白以及糖尿病检测。

第二节　心房颤动的诊断与治疗

一、诊断

根据症状特点、体格检查、心电图和 / 或动态心电图特征可明确房颤的诊断，房颤的确诊必须有心电图证据，同时，应进一步明确房颤的病因和诱因、症状程度、房颤的类型、房颤血栓栓塞的风险或高危因素及出血风险、是否并存器质性心脏病和心功能状态。

二、鉴别诊断

（一）心房扑动

当心房扑动(简称"房扑")伴不等比例的房室传导，特别是锯齿状波(F 波)不清晰时，容易与房颤相混淆。但至少在某一个导联上可以分辨出规律的扑动波，而且相同比例传导时的 R-R 间期相同，F-R 间期亦相同。

（二）多源性房速

多源性或紊乱性房速，因心房内的异位起搏点不断变化，P′波的形态以及 P′-P′、P′-R、R-R 间期不断变化，心室律也不规则，容易与房颤混淆。多源性房速一般都可以分辨出 P′波，尽管 P′-R 间期不等，QRS 波前一般都可以分辨出对应的 P′波，P′-R 间期大于 0.12 秒。

（三）室性早搏与室内差异性传导

房颤时室性早搏有如下特点：多发生于心室率较慢时，联律间期短而固定，可呈二联律，QRS 波起始向量与室上性不同，V₁ 导联 QRS 波多呈单相或双相(qR、QR、RS 形)，室早后有代偿间歇。房颤伴室内差异性传导多发生于快心室率时，而且往往在一次长 R-R 间期后的短联律间期发生，QRS 波起始向量与室上性相同，而且比较锐利，V₁ 导联 QRS 波群多呈 3 相波(rSR′形)。

（四）预激综合征合并房颤与室性心动过速

心室率在 240 次 /min 以下时，预激综合征伴房颤往往有 R-R 间期的不齐，QRS 波的宽窄不等，与室性心动过速不难鉴别。当心室率超过 240 次 /min 时，R-R 间期趋于匀齐，预激程度基本一致，与室性心动过速不易鉴别，V₄~V₆ 导联以负向波为主或呈 qR 形,则支持为室性心动过速;体表心电图的旁路定位流程图发生矛盾时,也支持室性心动过速,心动过速时心电图与窦性心律时相比非常重要。

(五) 预激综合征合并房颤与室内差异性传导

前者因预激程度不同,QRS 波的宽窄不等,在同一导联的起始向量一致,而且粗钝(δ 波),而后者的 QRS 波的宽窄差异不大,且起始向量锐利,宽的 QRS 波见于长 RR 间期之后的短周期。

三、心房颤动的治疗

老年人房颤的治疗强调进行长期综合健康管理,即在治疗原发疾病和诱发因素基础上,积极预防血栓栓塞、转复并维持窦性心律及控制心室率,这是房颤治疗的基本原则。

(一) 抗凝治疗

由于房颤的主要危害及并发症是血栓栓塞、脑卒中,所以抗凝治疗是房颤治疗的重要内容。对于合并瓣膜病患者,需要应用华法林进行抗凝治疗。对于非瓣膜病患者,需 $CHADS_2$ 或 CHA_2DS_2-VASc(表 3-4-2)评分系统进行血栓栓塞的危险分层。房颤患者抗凝治疗前需同时进行出血风险评估,临床上常用 HAS-BLED(表 3-4-3)评分系统。华法林是房颤抗凝治疗的有效药物。口服华法林,使凝血酶原时间国际标准化比值(international normalized ratio,INR)维持在 2.0~3.0 之间,抗凝的作用最好。新型口服抗凝药物如达比加群酯、利伐沙班、阿哌沙班等目前主要用于非瓣膜性房颤的抗凝治疗。

表 3-4-2　非瓣膜性房颤卒中危险 CHA_2DS_2-VASc 积分

危险因素	积分
充血性心力衰竭 / 左室收缩功能障碍[a](C)	1
高血压病(H)	1
年龄≥75 岁(A)	2
糖尿病(D)	1
卒中 /TIA/ 血栓栓塞史(S)	2
血管疾病[b](V)	1
年龄 65-74 岁(A)	1
性别[c](女性,Sc)	1
总分	9

注:TIA(transient ischemic attacks):短暂性脑缺血发作;[a] 左室收缩功能障碍指射血分数≤40%;[b] 血管疾病包括既往心肌梗死、外周动脉疾病和主动脉斑块;[c] 如无其他因素积分,单纯女性性别不得分。

表 3-4-3 非瓣膜性房颤出血危险 HAS-BLED 积分

危险因素	积分
高血压病 [a]（H）	1
肝、肾功能异常 [b]（各 1 分，A）	1 或 2
卒中（S）	1
出血性疾病 [c]（B）	1
INR 值易波动 [d]（L）	1
年龄 >65 岁（E）	1
药物 [e] 或嗜酒（各 1 分，D）	1 或 2
总分	9

注：[a] 高血压定义为收缩压 >160mmHg；[b] 肝功能异常定义为慢性肝病（如肝硬化）或胆红素 >2 倍正常值上限，丙氨酸氨基转移酶 >3 倍正常值上限；肾功能异常定义为慢性透析或肾移植或血清肌酐 ≥200μmol/l；[c] 出血指既往出血史和 / 或出血倾向；[d]INR 国际标准化比值，易波动指 INR 不稳定，在治疗窗内的时间 <60%；[e] 药物指合并应用抗血小板药物或非甾体抗炎药。

（二）转复并维持窦性心律

将房颤转复为窦性心律的方法包括药物复律、电复律及经导管消融治疗。Ia（奎尼丁、普鲁卡因胺等）、Ic（普罗帕酮等）或 III 类（胺碘酮、伊布利特等）抗心律失常药物均可转复房颤，成功率约 60%。奎尼丁可诱发致命性室性心动过速，增加死亡率，目前已很少应用。Ic 类亦可致室性心律失常，严重器质性心脏病患者不宜应用。胺碘酮致心律失常发生率最低，是目前常用的维持窦性心律药物，特别适用于合并器质性心脏病的患者。其他维持窦性心律的药物还有多非利特、普罗帕酮、索他洛尔、决奈达隆，但临床疗效均不及胺碘酮。药物复律无效时，可改用电复律。如患者发作开始时已呈现急性心力衰竭或血压下降明显，宜紧急施行电复律。复律治疗成功与否与房颤持续时间的长短、左心房大小和年龄相关。

（三）控制心室率

临床研究表明，持续性房颤患者选择控制心室率加抗凝治疗，预后与经复律后维持窦性心律者并无显著差异，尤其适用于老年患者。控制心室率的药物包括 β 受体阻滞剂、钙通道拮抗剂、洋地黄制剂和某些抗心律失常药物，可单用或者联合应用，但应注意这些药物的禁忌证。对于无症状的房颤，且左心室收缩功能正常，控制静息心室率 <110 次 /min。对于症状性明显或出现心动过速性心肌病时，应控制静息心室率 <80 次 /min 且中等运动时心室率 <110 次 /min。达到严格心室率控制目标后，应行 24 小时动态心电图以评估

心动过缓和心脏停搏等情况。对于房颤伴快速心室率、药物治疗无效者,可施行房室结消融或改良术,并同时安置永久起搏器。对于心室率较慢的房颤患者,最长 R-R 间期 >5 秒或症状显著者,亦应考虑起搏器治疗。

(四)病因治疗

一些房颤患者有明确的病因,且随着病因的去除,房颤可以不再发作。如新发的甲状腺功能亢进,甲亢患者中有约 20% 会合并房颤。早期控制甲亢,多数患者房颤可自愈。另外预激综合征患者 10% 合并房颤,这类患者房颤可沿旁道前传极易诱发室颤。所以一旦确诊应尽早进行预激旁道的消融治疗,对于年轻的预激综合征不合并其他心血管疾病的患者来说,随着旁道的消除,房颤将不再发生。尽管一些房颤病因不能完全去除,但对病因的控制有利于减少房颤的发作。如风湿性心脏病瓣膜置换术后,左房和肺动脉压减低有助于房颤发作的控制;高血压是房颤患者最常见的并发病,由于高血压时左室的舒张末压及左房压增加而促进房颤的发生。高血压的控制有利于房颤发作的减少。

(五)上游治疗

房颤的上游治疗是 2010 年欧洲房颤指南首次提出的概念,属于房颤的预防性治疗,房颤上游治疗的目标是逆转心房重塑,以防止房颤的发生或进展。上游治疗中选用的药物应可在房颤发生或发展前,在心房肌细胞层面阻止或延缓房颤。进而预防新发房颤,或减少房颤的复发率或减缓其进展为永久性房颤。上游治疗主要包括以下两个层面:疾病发生之前的预防称为一级预防:指的是没有发生过房颤的人,通过控制高血压、糖尿病、肥胖这些危险因素来避免发生房颤。疾病已经发生,阻止其再次发作或减少其发作频率为二级预防:指的是通过服用药物,降低房颤复发的频率或阵发性房颤进展为持续性房颤的概率。目前上游治疗药物主要包括:ACEI、ARB、他汀类药物、ω-3 多不饱和脂肪酸和醛固酮受体拮抗剂等。

(六)经导管消融治疗

对于症状明显、药物治疗无效的阵发性房颤,导管消融可以作为一线治疗;病史较短、药物治疗无效且无明显器质性心脏病的症状性持续性房颤以及存在心衰和 / 或左室射血分数减少的症状性房颤患者,亦可行导管消融治疗。2016 年欧洲心脏病学会指南在心衰合并房颤患者的急性和慢性期管理中,肯定了射频消融治疗在恢复正常心脏节律中的地位:推荐有症状房颤合并心衰患者在行长期节律控制时可根据患者意愿选择采用胺碘酮或导管消融的方式（证据等级分别为 I A 和 IIa B）。2019 年，美国心脏协会（American Heart Association，AHA）/ 美国心脏病学会（American College of Cardiology，ACC）/ 联合美国心律学会（Heart Rhythm Society，HRS）在 2014 年房颤患者管理指南的基础上作出了更新，肯定了导管消融在维持窦律中的有效性，认为有症状的房颤合并射血分数保留的心衰患者可考虑采用导管消融方式处理房颤，此举有助于降低死亡率以及因心衰的再入院率。

（七）左心耳封堵术治疗

房颤状态下，左心房压力增高时，左心房及左心耳均通过增大内径及加强主动收缩力来缓解左心房压力，保证左心室足够的血液充盈。随着左心房的不断增大，左心耳入口明显增宽，呈球形或半球形改变，左心耳的充盈和排空速度也逐渐降低。房颤时心耳壁的内向运动难以引起足够的左心耳排空，左心房内缓慢、淤滞的血流或形成的小血栓极易进入左心耳，且进入后不易排出，随时间推移就会形成大块血栓。对于 CHA_2DS_2-VASc 评分 >2 的非瓣膜性房颤，且不适合长期抗凝治疗或长期规范抗凝治疗基础上仍发生卒中或栓塞事件、HAS-BLED 评分 >3 分的老年患者，可考虑行左心耳封堵术。

（八）外科治疗

外科迷宫术是主要根据"折返学说"而设计的 Maze 手术方式，在体外循环的情况下切除患者左右心耳，在肺静脉周围，心房壁和左右心耳的心房顶部行切线，切口为 4 条，将界嵴切断，并根据固定的路径切除两侧心耳和心房后壁以外的心房组织，进而有效提高心房传输功能。随着迷宫Ⅲ（COX Ⅲ）术式的出现及发展，其临床效果已被公认，成为治疗永久性房颤的金标准，在 COX Ⅲ 术式基础上，又出现 COX Ⅳ 手术，即弃用迷宫手术的切开 / 缝合方法，根据迷宫手术线路，应用射频消融完成手术。COX Ⅳ 手术在临床中的运用时间比较短，根据临床治疗研究显示，运用 COX Ⅳ 手术的患者在临床上出血发生率较低，提高了患者手术治疗的成功率。

（九）内外科杂交手术

近年来，房颤内外科联合的杂交手术逐渐兴起。此种术式的优势是能够通过微创手术最大限度地毁损与心外膜持续性房颤维持相关的重要结构，包括完整且确切的肺静脉隔离，消融 Marshall 韧带、心房脂肪垫及自主神经节，并切除左心耳。微创外科消融后通过导管途径验证消融径线的完整性并补点消融，辅以消融某些心外膜途径难以到达的部位，理论上可提高手术成功率。心外膜和心内膜消融可同期进行，称一站式杂交手术；也可间隔一段时间，称分期杂交手术。杂交消融和微创外科消融的适应证：既往导管消融失败或自主选择接受杂交消融的有症状的持续性、长程持续性房颤。

（十）中医中药治疗

近年来，中医针对心房颤动也开展了大量的研究工作，中医药在治疗心房颤动中发挥着积极作用，中医作为现代医学的治疗手段之一，在西医治疗的同时予以适当的中医治疗，在改善患者症状、减少治疗后的复发及活血化瘀预防血栓等方面均优于单纯西医治疗。心房颤动在中医学中归属于"心悸""怔忡"等范畴，常以整体论治、个体化辨证用药等，中医遵循辨证施治，治病用药不会千篇一律，故在改善房颤患者症状方面有着独特的优势，在稳定病情、改善临床症状、提高生命质量等方面取得了瞩目的成效。

第三节　心房颤动的健康管理

一、房颤综合管理模式的概念和特点

（一）以患者为中心

该模式的核心是患者，在临床决策过程中考虑患者的意见，根据其需求制订恰当的治疗方案，从而使患者积极主动参与到自身疾病管理中，有助于提高患者依从性，改善房颤结局。

（二）多学科协作

在房颤患者的综合管理过程中，不仅需要心血管专业医生，还需要社区全科医生、电生理学专科医生或心脏外科医生等，根据疾病所处的不同阶段，由不同团队提供服务，有利于改善患者预后，同时根据患者疾病不同阶段的需求进行定向转诊，有利于节约医疗资源。

（三）基于社区

社区作为居民生活的主要场所，具有方便性、可及性等特点，加之社区全科医生和护士与患者联系紧密，易于了解其生活习惯和房颤高危因素，具有丰富的慢性疾病管理经验，方便开展房颤疾病随访、健康教育等工作。

二、房颤生活方式改善与危险因素的健康管理

2020 年发表的 AHA 房颤生活方式和危险因素调控科学声明中，强调全科医生、房颤专科护士、心血管医生等共同参与房颤的综合管理。房颤健康管

理的新方案应将生活方式和危险因素改变作为新支柱。

(一) 肥胖与房颤

肥胖是房颤的强危险因素。BMI≥30 与房颤之间存在密切联系。纳入超过 50 000 例参与者的孟德尔随机分析表明,高 BMI 相关的遗传变异与房颤发病率相关,支持了 BMI 与房颤之间的因果关系。对于超重或肥胖的房颤患者,相关证据建议将体重减轻至少 10%,以减轻房颤负担。肥胖患者的减肥手术与新发房颤和房颤消融后复发的风险降低有关。但还需要进一步的机制和临床研究来确定高危人群及如何更好控制房颤患者的肥胖症。

(二) 体育活动与房颤

运动不足不仅与已有的房颤危险因素相关,也与房颤的发生发展密切相关。越来越多的证据表明,运动不足是房颤的独立危险因素。现有证据显示,定期进行有氧运动可有效降低房颤负荷并改善房颤引起的相关症状和提高生活质量。适度运动(每周 150 分钟的中等强度运动)不会增加发生房颤的风险。此外,高强度间歇训练可以改善健康和心功能,并可能增加锻炼的时间效率、依从性和一致性,但其对左心房结构和电重构的影响目前尚不清楚。需要引起注意的是过度运动可能会增加房颤风险。如何制定个体化的运动量表来帮助房颤患者进行健康管理还需要大规模的随机对照研究支持。

(三) 睡眠呼吸紊乱与房颤

阻塞性睡眠呼吸暂停(obstructive sleep apnea,OSA)是最常见的睡眠呼吸障碍(sleep disordered breathing,SDB)类型,全球患病率逐渐上升累及接近 10 亿人。SDB 与心血管疾病密切相关,SDB 和房颤存在共同的危险因素,包括衰老、男性、肥胖、高血压和心衰等,可能与血流动力学、自主神经和炎症机制等有关。SDB 严重程度与房颤发病率、负荷和治疗效果之间存在量效关系。接受持续呼吸道正压通气治疗的 SDB 患者在房颤消融后发生房颤复发的风险较低。因此,筛查和治疗 SDB 是房颤患者生活方式改变的重要组成部分。

(四) 糖尿病与房颤

多项基于人群的大样本研究表明,糖尿病和房颤之间存在关联。Framingham 心脏研究表明,在有 4 731 名参与者的研究中,校正混杂因素后,糖尿病与房颤的发生显著相关。糖尿病与房颤风险较高有关,可能易导致结构性、电生理性和自主神经的改变。良好的血糖控制可以降低房颤的发生风险。血糖控制可能是减少复发性房颤负荷的重要策略。

（五）高血压与房颤

流行病学和临床试验研究数据已表明,房颤风险与高血压相关,房颤和高血压具有共同的危险因素。血压控制不佳与房颤风险增加有关,血压管理与不良心血管结局之间存在线性关系,即"越低越好"。因此,研究支持将血压控制作为降低房颤患者卒中风险的策略。循环中血管紧张素Ⅱ和醛固酮水平的升高会导致炎症、纤维化和各向异性传导,从而导致房颤的发生。使用ACEI和ARB作为降压治疗在房颤的一级预防方面产生了不一致的结果。因此,房颤的血压管理应遵循目前的心血管健康管理指南,包括对生活方式影响因素的管理以及药物治疗。

（六）其他房颤危险因素

房颤的其他危险因素包括冠状动脉疾病、心衰、血脂异常、吸烟、饮酒及摄入咖啡因等。戒烟和减少酒精摄入对于房颤健康管理至关重要。房颤和心衰可以互为因果或加剧病情。在有心力衰竭的情况下,最佳药物治疗、导管消融和生活方式因素的管理是房颤治疗的重要环节。高脂血症应根据现行的指南进行治疗,但在房颤健康管理中使用特定降脂药物治疗的数据有限。减少或限制咖啡因的摄入尚未被证明对房颤的发病率有显著影响。

所有健康管理者都提倡以促进生活方式的改变作为房颤的主要健康管理手段,医生在确定房颤患者的临床生活方式干预的优先次序方面具有潜在的重要作用。此外,可穿戴技术的应用有可能促进生活方式的改变。房颤的生活方式及危险因素应被当作慢性疾病,需要多次干预才能产生长期良好的结果。因此,需要多学科团队进行综合健康管理。

三、心房颤动的多层次健康管理

（一）居家健康管理

房颤群体趋于集中在年龄 >60 岁者,而这一人群同样是高血压及其他心血管疾病的高发人群和相关危险因素的高负荷人群,故采用一种更加综合的整体性疾病健康管理体系来改善房颤患者的不良结局刻不容缓。居家健康管理其核心在于以患者为中心、以个体整体情况为导向,加强对房颤患者合并症的健康管理,调控其危险因素,如戒烟限酒、低盐低脂低糖饮食、保持心情舒畅避免情绪波动,也包括在房颤患者中对高血压、糖尿病、睡眠呼吸暂停、心力衰竭、心脏瓣膜疾病、冠状动脉疾病等的早期诊断和规范化治疗。当然,根据患者的心理、价值观及喜好制订个性化生活方式改善方案也是其中非常重要的环节,如减重、适当体育锻炼等有助于预防房颤,症状性房颤的肥胖患者在体重减轻后症状缓解,房颤发作频率减低。另一方面,肥胖的房颤患者在导管消融后减重效果更佳。在减重的房颤患者中会出现持续性房颤转变为阵发性房颤或恢复窦律的良好效果。生活方式优化获得的长期效果与采用抗心律失常药物和导管消融一样好,而且没有副作用。我们应当关注房颤患者的居家生活状态,大力开展居家健康管理。

(二)医院健康管理

目前房颤的早期诊断和全程健康管理仍是一项重大挑战,很多患者因急性心血管疾病或脑卒中就诊时才被发现患有房颤,对高危人群进行系统筛查、早期诊断及早期管理对于房颤患者卒中预防具有重要意义。多学科支持与共同决策,房颤的综合健康管理需要一个专业的团队,进行房颤预防、诊断、治疗以改善患者预后。当前临床医生需要将房颤及其并发症的理论认识转化为实际管理概念,以制订个性化的房颤健康管理策略,心脏小组将由卒中预防和治疗、心律和节律控制以及介入和外科治疗方面的专家组成,整合到临床管理中是促进发展并使其适应临床需要的关键。同时由心内科医生、内分泌医生、药剂师、营养师、心理学家、睡眠专家等组成的多学科团队会为管理决策提供依据,在治疗中出现问题或并发症以及症状未改善的患者,应得到相应的专家意见,最终在医院接受专业的治疗,定期进行多学科会诊,以指导和调整治疗方案,并告知房颤患者健康管理决策。共同决策也使患者本身成为诊疗过程的中心,并让其亲属一同参与其中,保证患者在治疗过程中的主动性和积极性,以及为他们提供所有治疗选择,可增加对慢性疾病健康管理的依从性,充分知情的患者将能够主动承担起其房颤日常健康管理的责任,如应用移动端软件获得有关生活方式和危险因素等的诊治建议、应用互联网医疗定期随诊,加强自我管理从而确保坚持长期治疗。所有房颤患者均应进行长期的终身治疗:卒中风险评估和选择合适的口服抗凝药物、评估患者与房颤相关的症状指导心率控制和节律控制、检测和治疗伴随心血管疾病。多学科的房颤心脏团队负责作出治疗决策并将临床研究项目整合到房颤治疗计划中,例如开设抗凝门诊/房颤门诊的分层健康管理方法;提供包括药剂师、护士、全科医生和房颤专家等在内的跨学科和跨部门的医疗团队。同时,我们需要在这一领域进行更多的研究,包括随机试验来证明因果关系,以帮助确定实现房颤患者治疗的效果和最佳方法。对于基层医疗机构房颤的健康管理应该重视以下情况:

1. 对新发生的心房颤动,建议患者到上级医院确定抗凝、节律或室率控制的治疗方案。

2. 对稳定的患者(阵发心房颤动控制或发作不多,永久心房颤动室率控制理想,长期抗凝的患者)应定期随访,可根据抗凝及其他治疗的需要安排随访间期。

3. 对长期使用华法林的患者,应定期进行 INR 检测,应保证 INR 在超过60% 的时间内达标(2.0~3.0)。不在这一治疗范围须按照指南调整华法林剂量。对 INR 十分不稳定者应转上级医院。

4. 对使用 NOAC 的患者,应对患者和家属进行按时服药、保证依从性的教育。并根据患者肾功能情况定期检测肌酐,计算肌酐清除率。

5. 对使用抗心律失常药物的患者,应根据药物特点进行随访观察。对使用胺碘酮的患者,应定期复查甲状腺功能、X 线胸片。出现不良反应应转上级医院处理。

6. 每次随访时注意患者心房颤动的症状,是否有出血、栓塞,是否有药物不良反应,同时注意合并疾病的标准化处理。

(三) 社区健康管理

综合健康管理模式是以患者为中心的,涉及多学科团队,主要场所在患者最容易接近的社区,因此对于房颤患者是一种最佳健康管理方式。不同医疗环境背景下,房颤综合健康管理模式有所差异,我国近年来也有学者在探索房颤健康管理模式的应用。多学科团队协作的房颤门诊综合健康管理,可提高患者的自我效能,降低患者的心率、血压,最终改善房颤患者的生活质量。但目前我国多数已确诊房颤患者选择到三级医疗卫生机构就诊,不利于提供随访和连续性服务。社区是慢性疾病管理的主要阵地,同样适合房颤患者的健康管理。然而,目前我国社区房颤健康管理方面存在以下特点:房颤知晓率低,需抗凝患者比例大,而实际抗凝率低,指南依从性差。社区医生和患者对房颤及其相关危害认识不清,重视度不够;无论是医生还是患者,都过于担心抗凝治疗的副作用,特别是曾有过出血的患者,这使得依从性差的患者常自行停药。目前欧洲心脏病协会推荐对 65 岁以上老年人群进行积极的脉搏采样或心电图条图房颤筛查,而当前科技的发展也已将房颤筛查工作逐步向基于基层社区的单导联心电图记录、存储及传输设备过渡,并通过智能手机大力推广,其检出率与临床医生的诊断率相近,但缺乏更有条理的下游管理路径,因此,迫切需要形成一套以患者为中心,以社区为主要场所,系统化、规范化的房颤综合健康管理模式。

健康中国行动提出了由个人、家庭、社会和政府完成的主要指标，尤其是在全人类共同应对 COVID-19 过程中，我们更加需要医院 - 社区 - 个人联合起来共同面对疾病，健康管理将更加注重"防疫病、管慢性疾病"，更加注重对个人健康风险与群体健康风险的精准评估、实时监测、科学预警与个性化干预。疫情中慢性疾病人群和老年人都是易感高危人群，针对我国慢性疾病高发的问题，健康管理将在防控中发挥更为关键作用，改变房颤等慢性疾病"重治轻防"，忽略生活方式改善的现状。基于"互联网 + 医疗"、区域医疗中心、医联体、跨专科联盟和健康管理机构等慢性疾病健康管理服务体系，利用可穿戴设备、大数据、人工智能等工具，突出全人群的零级预防和高危人群的一级预防，相信经过不懈努力，一定会实现健康中国的既定目标。

（田艳丰　郭媛媛）

参 考 文 献

［1］葛均波，徐永健，王辰 . 内科学 .9 版 . 北京：人民卫生出版社，2018.

［2］张萍，朱俊 . 心房颤动基层诊疗指南 . 中华全科医师杂志，2020，19（6）465-473.

［3］Mina K. Chung，MarwanRefaat，Win-Kuang Shen，et al. Atrial Fibrillation：JACC Council Perspectives. J Am Coll Cardiol，2020，75：1689-1713.

［4］Mina KC，Lee LE，Lin YC，et al. Lifestyle and Risk Factor Modifcation for Reduction of Atrial Fibrillation：A Scientifc Statement From the American Heart Association. Circulation. 2020 Apr 21；141（16）：e750-e772.

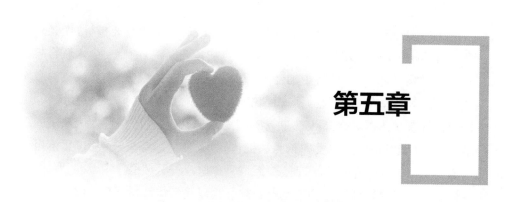

第五章

心力衰竭及其健康管理

第一节　心力衰竭的基础知识

一、概述

心力衰竭(heart failure,HF,简称"心衰")是一种临床综合征,定义为由于任何心脏结构或功能异常导致心室充盈或射血能力受损的一组复杂临床综合征。其主要临床表现为呼吸困难和乏力(活动耐量受限),以及液体潴留(肺淤血和外周水肿)。

美国心脏协会/美国心脏病学会(The American Heart Association/American College ofCardiology,AHA/ACC)和纽约心脏协会(New York Heart Association,NYHA)从结构和功能的角度建立了两个补充的心衰分类系统。从结构角度来看,心衰是根据心肌结构损伤程度分级的,代表疾病严重程度的不可逆进展。

NYHA心功能分级根据身体活动症状描述了4类心衰。NYHA分类代表患者症状是可变的,这些症状双向变化,根据患者当前的状态可以有进展或后退。NYHA I~IV级评估是否有结构性心脏病,AHA/ACC A、B、C、D期评估患者的症状严重程度。

二、流行病学

根据美国心脏协会调查显示,20 岁以上的成年人心衰的患病率正在迅速增加。住院患者中包括 53% 的射血分数降低的患者和 47% 的射血分数保留的患者,其中黑人男性的射血分数降低的比例最高(70%),白人女性的射血分数保留的比例最高(59%)。心衰患者的再入院是目前国家关注的焦点,因为它与高卫生保健支出有关。由于心衰给患者和家属带来巨大负担,因此人们越来越关注心衰患者的再入院情况。

三、并发症

1. 肺部感染。
2. 血栓、栓塞。
3. 心源性肝硬化。

第二节 心力衰竭的诊断与治疗

一、病因

中国心衰注册登记研究分析结果显示,HF 患者的主要病因为冠心病、高血压和风湿性心脏病;HF 加重的主要诱因为感染、劳累或应激反应及心肌缺血。

二、发病机制

HF 最常见的原因是心肌功能障碍。心肌功能障碍是心肌收缩和 / 或舒张活动改变的总称,通常是由于心肌结构或功能的潜在异常而引起的。高血压和冠状动脉疾病,特别是心肌梗死,被认为是心肌功能障碍的主要原因。然而,许多其他的病理生理原因,包括心肌、心包、心内膜、心瓣膜、冠状动脉疾病,以及毒素、管理不善的全身性高血压、肺和肺血管疾病,以及代谢紊乱,最近越来越多地成为心肌病和随后的 HF 的原因。

三、临床表现

1. 临床症状 HF 常见的症状为劳力性呼吸困难、夜间阵发呼吸困难、端坐呼吸、运动耐量降低、疲劳、夜间咳嗽、腹胀、纳差等。病史收集应注意患者原发病的相关症状,如心绞痛、高血压等的相关症状。

2. 体征　HF主要体征有颈静脉怒张、肺部啰音、第三心音(奔马律)、肝颈静脉回流征阳性、下肢水肿等。

四、辅助检查

1. 心电图。

2. X线胸片。

3. 经胸超声心动图(I类,C级)。

4. 心衰的特殊检查　用于需要进一步明确病因的患者。

(1)心脏磁共振(cardiac magnetic resonance,CMR)。

(2)经食管超声心动图(transesphageal echocardiography,TEE)和负荷超声心动图。

(3)心脏计算机断层扫描。

(4)冠状动脉造影。

(5)核素心室造影及核素心肌灌注和/或代谢显像。

(6)6分钟步行试验。

(7)心肺运动试验。

(8)基因检测。

(9)心肌活检。

(10)生活质量(quality of life,QOL)评估。

(11)有创性血流动力学检查。

五、实验室检查

(一)常规实验室检查

血常规、尿液分析、血生化(包括钠、钾、钙、血尿素氮、肌酐或eGFR、肝酶、胆红素、血清铁、铁蛋白、总铁结合力)、空腹血糖、糖化血红蛋白、血脂、促甲状腺激素为HF患者初始常规检查(I类,C级)。在病程发展中还需重复测定电解质、肾功能等。临床怀疑某些特殊病因导致的HF(如血色病、自身免疫性疾病、淀粉样变性、嗜铬细胞瘤等),应进行相应的筛查和诊断性检查(IIa类,C级)。

(二)生物学标志物

血浆利钠肽[B型利钠肽(B-type natriuretic peptide,BNP)或N末端B

型利钠肽（N-terminal Pro-brain natriuretic peptide，NT-proBNP）]、肌钙蛋白。在慢性心衰的临床应用中，BNP/NT-proBNP用于排除HF诊断价值更高。排除慢性心衰诊断的界值：BNP<35ng/L，NT-proBNP<125ng/L，在此范围内，HF诊断的可能性非常小。

（三）其他生物学标志物

反映心肌纤维化、炎症、氧化应激的标志物，如可溶性ST2（soluble suppressor of tumorgenicity 2，sST2）、半乳糖凝集素3（galectin-3，Gal-3）及生长分化因子15（growth differentiation factor-15，GDF-15）也有助于HF患者的危险分层和预后评估，联合检测多种生物标志物可能是未来的发展方向。

六、诊断

（一）早期识别心衰

原心功能正常患者或慢性心衰稳定期患者出现原因不明的疲乏或运动耐力明显减低，以及心率增加15~20次/min，可能是左心功能降低或HF加重的最早期征兆。HF患者体重增加可能早于显性水肿出现，观察到患者体重短期内明显增加、尿量减少、入量大于出量提示液体潴留。

（二）诊断流程

首先根据病史、体格检查、心电图、胸部X线片判断有无HF的可能性，通过利钠肽检测和超声心动图检查进一步明确是否存在HF，然后进一步确定HF的病因和诱因；还需要评估病情的严重程度及预后，是否存在并发症及合并症。HFpEF的诊断依据包括：①有HF的典型症状和体征。②LVEF≥50%。③BNP>35pg/ml或NT-proBNP>125pg/ml。④有心脏结构及功能异常的证据，包括左室肥厚和/或左房扩大；舒张功能异常（E/e'≥13或平均e'<9cm/s）等。⑤除外肺动脉疾病、先心病、瓣膜性心脏病及心包疾病等。

（三）预后评估

下列临床参数与HF患者的不良预后相关：LVEF下降、利钠肽水平持续升高、NYHA心功能分级恶化、低钠血症、运动峰值耗氧量减少、血细胞比容降低、心电图QRS波增宽、慢性低血压、静息心动过速、肾功能不全、不能耐受常规治疗、难治性容量超负荷。

（四）心力衰竭的预防

HF的三级预防包括预防阶段A进展至阶段B，即防止有HF危险因素者发生结构性心脏病；预防阶段B进展至阶段C，即防止无HF症状的心脏病患者进展为症状性 HF，有临床证据显示通过控制危险因素、治疗无症状的左心室收缩功能异常等有助于延缓或预防 HF 的发生；防止阶段 C 和阶段 D 的患者出现 HF 加重、恶性心律失常、猝死等恶性心血管事件。

七、鉴别诊断

主要需与以下疾病相鉴别：

1. 表现有呼吸困难的肺部疾病　左心衰竭时以呼吸困难为主要表现，应与肺部疾病引起的呼吸困难相鉴别。慢性阻塞性肺疾病也会在夜间发生呼吸困难而憋醒，但常伴有咳痰，痰咳出后呼吸困难缓解，而左心衰竭者坐位时可减轻呼吸困难。有重度咳嗽和咳痰病史的呼吸困难常是肺源性呼吸困难。

2. 肺栓塞　患者突然发生呼吸困难，可伴胸痛、咳嗽等症状，甚至晕厥、咯血。根据栓子的大小及阻塞的部位不同，临床表现不尽相同。患者多有下肢静脉曲张、卧床等病史，肺血管 CT 可协助诊断。

3. 心包疾病如大量心包积液、缩窄性心包炎。患者会出现呼吸困难，肝脏肿大，腹水，心包积液时扩大的心浊音界可随体位而变动，心音遥远，有奇脉；缩窄性心包炎心界不大或稍大，有奇脉。心脏超声见心包积液及 X 线胸片见心包钙化可协助诊断。

4. 血液源性呼吸困难　如重症贫血。患者可有劳力性呼吸困难，可伴水肿。贫血患者多有出血或营养缺乏病史，可见贫血貌，外周血常规检查可协助诊断。

八、治疗

慢性 HFrEF 药物治疗目标是改善临床症状，提高生活质量，预防或逆转心脏重构，降低再住院率和病死率。由 A 阶段至 D 阶段的治疗策略分别为：

A 阶段：主要针对 HF 危险因素治疗。包括：①控制血压、血脂、血糖、肥胖等，戒烟限酒，规律运动；②避免心脏毒性药物；③血管紧张素转换酶抑制剂（angiotensin converting enzyme inhibitors，ACEI）或血管紧张素 II 受体拮抗剂（Angiotensin II Receptor Blocker，ARB）。

B 阶段：主要是预防及改善心室重构、预防 HF 症状。①继续 A 阶段的治疗建议；②药物：ACEI/ARB、β 受体阻滞剂；③心脏性猝死高危患者植入 ICD。

C 阶段：①继续 B 阶段治疗；②有症状患者限制钠的摄入；③药物：利尿剂、ACEI/ARB/ 血管紧张素受体脑啡肽酶抑制剂（angiotensin receptor neprilysin inhibitor,ARNI)、β 受体阻滞剂、醛固酮受体拮抗剂、伊伐布雷定、地高辛;④治疗合并疾病;⑤有适应证者行心脏再同步化治疗 CRT 或植入 ICD。

D 阶段:①继续 C 阶段药物治疗;②限水、正性肌力药、静脉用药、预防静脉血栓形成 / 栓塞;③应用机械辅助装置、心脏移植、超滤;④姑息治疗、临终关怀等。

(一) 药物治疗

常用药物如下:

1. 利尿剂 根据患者对利尿剂的反应调整剂量,体重每天减轻 0.5~1.0kg 为宜。一旦症状缓解、病情控制,即以最小有效剂量长期维持。利尿剂开始应用或增加剂量 1~2 周后,应复查血钾和肾功能,预防低钾、低镁血症,适量补充微量元素,给予补钾治疗。有明显液体潴留的患者,首选襻利尿剂,噻嗪类利尿剂仅适用于有轻度液体潴留、伴有高血压且肾功能正常的心衰患者。托伐普坦推荐用于常规利尿剂治疗效果不佳、有低钠血症或有肾功能损害倾向患者。

2. ACEI 尽早使用,从小剂量开始,逐渐递增,每隔 2 周调整一次剂量,直至达到最大耐受剂量或目标剂量。开始服药和调整剂量后应监测血压、血钾及肾功能,预防肾功能恶化、高钾血症、低血压。调整到最佳剂量后长期维持,避免突然停药。干咳、血管神经性水肿可见于部分患者。

3. ARB 从小剂量开始,逐渐增至目标剂量或可耐受的最大剂量。开始应用及调整剂量后 1~2 周内,应监测血压、肾功能和血钾。预防肾功能恶化、高钾血症、低血压。血管神经性水肿可出现于极少数患者。

4. β 受体阻滞剂 起始剂量需小,每隔 2~4 周可调整剂量,逐渐达到指南推荐的目标剂量或最大可耐受剂量,并长期使用。静息心率降至 60 次 /min 左右的剂量为该类药物应用的目标剂量或最大耐受剂量。

5. 醛固酮受体拮抗剂 螺内酯,初始剂量 10~20mg、1 次 /d,至少观察 2 周后再加量,目标剂量 20~40mg、1 次 /d。使用醛固酮受体拮抗剂治疗后 3 天和 1 周应监测血钾和肾功能,前 3 个月每月监测 1 次,以后每 3 个月 1 次。出现男性乳房疼痛或乳房增生症时建议停用。

6. ARNI 患者由服用 ACEI/ARB 转为 ARNI 前血压需稳定,并停用 ACEI 36 小时。需小剂量开始,每 2~4 周剂量加倍,逐渐滴定至目标剂量。肝损伤、年龄≥75 岁患者起始剂量要小。起始治疗和剂量调整后应监测血压、肾功能和血钾。避免低血压、肾功能恶化、高钾血症和血管神经性水肿等不良反应。

7. 钠 - 葡萄糖协同转运蛋白 2（sodium-glucose cotransporter 2，SGLT2）抑制剂 最近公布的 DAPAHF 研究证实，达格列净 10mg，1 次 /d，可显著降低 HFrEF 患者的心衰恶化风险、心血管死亡风险、全因死亡风险，无论是否合并糖尿病。推荐已使用指南推荐剂量 ACEI/ARB、β 受体阻滞剂及醛固酮受体拮抗剂或达到最大耐受剂量后，NYHA 心功能Ⅱ~ Ⅳ级、仍有症状的 HFrEF 患者，加用达格列净（10mg、1 次 /d）（Ⅰ，B），以进一步降低心血管死亡和心衰恶化风险。禁忌证：重度肾损害［eGFR 低于 30ml/（min·1.73m^2）］、终末期肾病或需要透析的患者禁用。注意事项：应用过程中需注意监测低血压、酮症酸中毒、急性肾损伤和肾功能损害、尿脓毒症和肾盂肾炎、低血糖、生殖器真菌感染等不良反应。

8. 伊伐布雷定 起始剂量 2.5mg、2 次 /d，治疗 2 周后，根据静息心率调整剂量，使患者的静息心率控制在 60 次 /min 左右，不宜低于 55 次 /min，最大剂量 7.5mg、2 次 /d。老年、伴有室内传导障碍的患者起始剂量要小。

（二）非药物治疗

1. 经优化药物治疗 3~6 个月，预期生存 >1 年，植入式心律转复除颤器（ICD）一级预防。

2. 窦性心律，LBBB 且 QRS≥130ms，或非 LBBB 且 QRS≥150ms，心脏再同步治疗（cardiac resynchronization therapy，CRT）或具有心脏转复除颤功能的 CRT（CRT-D）。

3. 左室辅助装置用于终末期 HF。

4. 心脏移植用于终末期 HF。

5. 姑息治疗用于终末期 HF。

（三）辅助治疗

1. 去除诱发因素 如感染（尤其上呼吸道和肺部感染）、电解质紊乱和酸碱失衡、过量摄盐、过度静脉补液以及应用损害心肌或心功能的药物如非甾体抗炎药、肿瘤化疗药物等。

2. 调整生活方式 一般不主张严格限制钠摄入，或将限钠（<3g/d）扩大到轻度或稳定期 HF 患者。轻中度症状患者常规限制液体并无益处。氧疗可用于急性心衰，对慢性心衰并无指征。HF 患者宜低脂饮食、戒烟，肥胖患者应减轻体重。严重 HF 伴明显消瘦应给予营养支持。卧床患者需多做被动运动以预防深部静脉血栓形成。临床情况改善后在不引起症状的情况下，应鼓励进行运动训练或规律的体力活动。心理疏导可改善心功能，必要时酌情应用抗焦虑或抗抑郁药物。

(四) 观察随访

定期随访是 CHF 疾病管理的关键。随访能够及时监测患者的病情变化、治疗效果,以及患者的依从性,以便及时调整治疗方案,对危险因素进行干预。随机试验表明,由护士或其他成员进行的电话随访可以有效促进慢性患者的保健。目前,国外对 CHF 患者的随访主要包括电话支持、远程监控等几种模式,设定适当的随访周期,定期提醒患者就诊,同时提供相应的医疗指导。

第三节　心力衰竭的健康管理

一、概述

(一) 以指南为依据

临床指南是以循证医学为依据有效开展疾病管理的基础。临床指南在减少医生临床实践的差异,缩小医生诊断和治疗的变异性等方面发挥了重要作用。为了提高医生对指南的依从性,更新知识,可定期对基层医师进行培训,将指南融入患者的日常治疗、保健和管理工作中。

(二) 多学科参与

专业医生能够严格按照临床指南的要求为慢性心衰患者提供治疗,但是仅依靠医生并不能满足慢性心衰患者复杂的保健需求。慢性心衰的治疗仅依靠药物是不够的,还需要患者对自身病情及其发展转归、治疗措施等具有一定的知识,并在此基础上监测病情变化,改善生活方式;同时还需要来自家庭、社会等多方面对慢性心衰患者的支持,这些支持既包括提供合理的医疗保健服务,也包括精神及心理卫生方面的支持。在对患者进行咨询或给予自我管理支持方面,许多医生没有接受过培训,也没有时间。而研究表明,由医生、护士、药剂师、营养师及心理学家等多学科人员组成团队来管理慢性心衰患者,能取得最优的效果,其效果明显优于传统的治疗。

(三) 建立规范化诊疗程序

疾病管理团队共同制定出规范化诊疗程序,促使患者、家属和医务人员共同参与医疗过程,既可避免遗漏患者必须接受的检查项目和教育内容,又能够削减医疗费用。例如,HF 的诊疗程序包括患者首诊病史、家族史的记录,必要的化验检查,以后的随访间期,非药物和药物指导,全科医生和专科医生双向转诊的标准等。程序均应参照指南制定,且具有可操作性。规范化的诊疗程序能够保证患者在不同医院及医生间流动时,信息的交流和数据的共享,使患者获得协调的医疗保健服务。

(四)提高依从性

发达国家慢性疾病治疗的依从性仅为50%,发展中国家更低。增加患者的依从性比任何特殊的治疗都更加有效。依从性不仅仅指遵从医嘱,还包括患者的自我管理,如经常查体、服药、按时就医、控制吸烟、体育锻炼、合理膳食等。疾病管理主要从患者自我管理和医疗机构定期随访两方面入手来提高患者依从性。

自我管理可以定义为维持病情稳定,避免恶化,发现早期症状的行为,是慢性心衰治疗的重要组成部分,对症状和预后改善都有着很大的作用。自我管理旨在充分利用患者的知识和经验,因为有时候患者比医生更了解自己的病情。患者不再仅仅简单地接受照顾,还充当着治疗过程的决策者,可以增加自信心和主观能动性,促进医疗资源合理的应用。

实行自我管理是以对患者进行教育为基础的。可通过发放资料、开设健康教育课堂等方法开展。教育的对象不仅是患者,还包括家属。内容主要包括辨别体征和症状;药物的适应证、剂量和效果;各种药物常见副作用;血压、血糖监测;改变不良的生活方式;适当的体力活动以及社会心理教育等。

(五)心衰管理团队

HF是一种复杂的临床综合征,给予患者适当的诊治和长期管理需要由多学科成员组成的心衰管理团队来完成。研究显示,多学科参与的综合管理方案能显著减少HF患者的住院次数,提高生活质量,甚至降低病死率。HF的多学科管理方案是指将心脏专科医师、心理医师、康复治疗师、营养师、基层医生(城市社区和农村基层医疗机构)、护士、社会工作者、患者及其家庭成员共同努力结合在一起,按照一定的流程及规范相互协作,对患者进行整体(包括身心、运动、营养、社会和精神方面)治疗,以显著提高防治效果。存在再入院高风险的HF患者推荐给予多学科参与的管理方案或参加相关的管理项目(Ⅰ类,B级)。由于涉及的专业人员多,管理团队需要长期稳定的配合和良好的沟通,培训有能力的、接受专业教育的工作人员十分重要,团队成员亦需要定期培训,以确保管理方案的持续改进和实施的标准化。

(六)优化心衰管理流程

HF管理方案应覆盖诊治全程,通过优化流程实现从医院到社区的无缝衔接,包括:①住院期间心衰管理团队就应开始与患者进行接触和宣教,鼓励患者和家属参与随访;②根据病情和危险分层制订出院计划和随访方案;③出院后通过随访和患者教育,提高患者依从性和自我管理能力,进行药物调整、心理支持,如果 HF 症状加重,应及时处理。建立 HF 随访制度,为患者建立医疗健康档案。随访方式包括门诊随访、社区访视、电话随访、家庭监测、植入式或可穿戴式设备远程监控等,根据具体的医疗条件和患者的意愿及自我管理能力采取适合的随访方式。采用新的信息技术能有效促进 HF 多学科管理方案的构建和实施,也有助于患者的参与和自我管理。

(七) 随访频率和内容

需根据患者情况制订个体化方案。HF 住院患者出院后 2~3 个月内病死率和再住院率高达 15% 和 30%,因此将这一出院后早期心血管不良事件的高发时期称为 HF 的"易损期"。减少易损期不良事件的关键环节是遵循指南,优化慢性心衰的治疗。在此阶段,因病情不稳定期和需药物调整,应适当增加随访频率,每 2 周 1 次,病情稳定后改为每 1~2 个月 1 次。病情不稳定期和药物调整期应适当增加随访频率,有利于强化患者的健康管理意识,及时发现问题指导医疗。随访内容包括:①监测症状、心功能分级、血压、心率、心律、体重、肾功能及电解质;②神经内分泌拮抗剂是否达到最大耐受或目标剂量;③调整利尿剂的种类和剂量;④经过 3~6 个月优化的药物治疗后,是否有 ICD 和 CRT 的适应证;⑤针对病因的治疗,如改善心肌缺血、控制血压和血糖、治疗心律失常;⑥治疗合并症,如贫血、COPD、睡眠呼吸暂停、甲状腺功能异常;⑦评估依从性和不良反应;⑧必要时行 BNP/NT-proBNP、X 线胸片、超声心动图、动态心电图等检查,通常在规范化治疗 3 个月后、临床状况发生变化、每 6 个月一次的病情评估时进行;⑨增加患者对治疗的依从性,关注有无焦虑和抑郁;⑩医生与患者应每年进行一次病情讨论,审查当前的治疗方案,评估预后,制订后续治疗方案或实施心脏辅助装置或心脏移植。病情和治疗方案稳定的慢性心衰患者可在社区或基层医院进行随访管理。

二、医院管理

(一) 老年心衰患者的管理

1. 一般治疗　HF 的治疗原则是治疗病因的同时去除诱因。一些诱因对老年心功能的影响较年轻人明显,如房颤伴快速心室率、静脉输液速度过快和感染,要注意避免。预防感染推荐每年接种流感疫苗、定期接种肺炎疫苗。老年人特别是严重 HF 患者容易合并消瘦甚至恶病质,应注意营养支持。运动康复治疗已被证实能改善 HF 患者预后、提高生活质量,但对老年人的意义和适合老年人的运动强度还不明确。然而活动量不足甚至长期卧床无疑会增加老年人发生深静脉血栓和肺炎等并发症的风险,因此老年 HF 患者也需要适量运动,争取回归正常生活。但老年人常面临肌肉萎缩和骨质疏松等问题,跌倒风险增加,一旦发生意外,不良影响极大,因此老年 HF 患者要特别注意运动安全,从运动时的穿着、陪同人员的状态再到环境是否明亮、有无障碍物等诸多细节均不容忽视。老年患者面临更多的经济社会问题,就医和随访难度大,医生需结合其生活状态选择合适的方式,适当运用电话随访和远程监护,鼓励患者家庭监测和社区随访。对于一部分疾病终末期、一般情况极差、病情难以逆转的老年患者,要给予临终关怀和姑息治疗。

2. 药物治疗 老年人用药需遵循小剂量起始,避免复杂方案,出现不适及时暂停或调整治疗等原则。治疗既强调遵循指南,又要兼顾个体化,最佳药物剂量多低于年轻人的最大耐受剂量,药物宜从小剂量开始,密切观察药物的不良反应。①老年 HF 患者大多数有不同程度的水钠潴留,故应用利尿剂是重要的一环。老年患者应用利尿剂应从小剂量开始,缓慢利尿。应注意的是,老年人用强利尿剂时发生尿失禁及尿潴留并不少见。老年人患有痛风及糖尿病的较多,要及时监测血尿酸和血糖,密切观察。老年人排钾功能减退,应用保钾利尿剂时要监测血钾。②ACEI/ARB 是 HFrEF 治疗的基石,但老年人应用更需注意不良反应。③老年人窦房结功能下降,对 β 受体阻滞剂的负性传导作用敏感,用药时易发生心率减慢,应加强用药监测。长期用药时注意其对糖脂代谢的影响。④老年 HF 患者易发生洋地黄中毒,其原因是老年人肝肾功能差,合并低氧血症、心肌缺血等情况多见,这些情况使心肌对洋地黄类药物敏感性增加;另外,老年患者并发疾病多,同时服用多种药物,药物间相互作用可使地高辛浓度升高,故易发生洋地黄中毒,即使发生中毒,临床表现也不典型,多以胃肠道反应和中枢神经症状为主。所以对老年患者应严格监测地高辛中毒等不良反应,同时监测其血药浓度。⑤应提醒老年 HF 患者添加或调整药物前咨询医生或药师。高龄老人面临预期寿命下降、手术风险增加等问题,选择非药物治疗需严格掌握适应证,仔细评估风险收益比。

(二)终末期心衰患者的管理

1. 识别心衰终末期患者 识别晚期 HF 并明确何时治疗失败是具有挑战性的,在这个过程中,体征和症状、血流动力学、运动试验、生物标志物和风险预测模型都是有用的。此类患者往往表现为反复住院,进行性肾功能或肝功能障碍,增加利尿剂量后仍存在复发或持续性容量超负荷,减少 RAAS 及 β

受体阻滞剂用量后仍存在低血压、右心衰竭和继发性肺动脉高压恶化、持续性低钠血症、复发性难治性快速性室上性心律失常、频繁的 ICD 电击并伴有活动量及社交减少、6 分钟步行距离 <300m、进展性持续性 NYHA 心功能分级 Ⅲ~Ⅳ级症状、需要静脉应用正性肌力药来减轻症状或维持器官功能等。

2. 与患者沟通　对于患者及家属而言，将治疗重点从延长存活期转变为优化剩余存活时间需要一个过程，医生的引导有助于患者及家属更好地接受这一观念。患者及家属常因"还能活多久"的问题而备感压力，而经验最丰富的专家也无法回答这个问题，因为 HF 预后不可预测。保守估计存活时间可能对患者造成伤害，医生应告知患者及家属死亡可能发生在任何时间，以便家属有足够的心理准备。此时应强化亲情、友情等人文关怀，进一步评估患者生理、心理以及精神方面的需求，强化心理安慰，让患者积极地面对生活，直至生命终点。已植入 ICD 的患者在临终前为避免 ICD 频繁的电击，应停用 ICD，旨在使患者得到充分的临终关怀，有尊严、无痛苦、安详地走向生命终点。

3. 治疗方法　HF 终末期症状常由心室充盈压过高所致，利尿剂与血管扩张剂可缓解患者症状，提高患者生活质量。改善液体潴留是关键，措施包括限水、限钠、使用利尿剂和超滤等。临床上急性心衰的利尿剂选择以袢利尿剂作为首选，袢利尿剂呈剂量依赖性，增加水、钠排泄，在 ADHERELM 注册研究中，93% 的心功能 D 级患者需要长期口服利尿剂。血管升压素 V2 受体拮抗剂（托伐普坦）联合利尿剂对存在利尿剂抵抗、顽固性水肿、低钠血症的晚期 HF 患者有较好疗效。ACEI/ARB 及 β 受体阻滞剂可能降低肾血流量及尿量，对终末期 HF 患者神经激素干预已无法改变 HF 末期的心室重构。ARNI 可抑制脑啡肽酶和阻断 AT$_1$，通过对 RAAS 及利钠肽系统的调节，改善 HF 患者预后，降低再住院率，对于经 ACEI/ARB、β 受体阻滞剂或醛固酮受体拮抗剂治疗后仍有症状的 HFrEF 患者，可使用 ARNI 替代 ACEI 进行治疗，以进一步降低 HF 住院和死亡风险。神经激素抑制药物往往会降低血压并减少疾病终末期的大脑及内脏灌注，且部分患者反而依赖神经体液因子的激活以维持基础血流动力学，故应从最低剂量开始，血流动力学稳定是使用前提。短期静脉应用正性肌力药（如多巴酚丁胺、米力农、左西孟旦）或血管扩张剂（如硝酸甘油、硝普钠、奈西立肽）可缓解症状；一旦情况稳定，即改为口服方案。能中断应用静脉正性肌力药者，不推荐常规间歇静脉滴注正性肌力药。若患者无法中断静脉治疗，在 LevoRep 研究中，重复多次输注左西孟旦可以改善终末期 HF 患者 6 分钟步行距离、堪萨斯城心肌病生活质量量表、无事件生存率提高

50%,2016 年荟萃分析提示,重复或间断使用左西孟旦可以治疗进展性 HF,显著降低病死率。2014 International Journal of Cardiology 发表了《终末期心衰患者左西孟旦间断使用或重复使用专家共识》,该共识表明间断使用或重复使用左西孟旦可以维持终末期 HF 患者的稳定。抑郁是决定晚期 HF 患者生活质量的重要因素,急性和慢性心衰患者的抑郁患病率分别为 35%~60% 和 11%~25%。既往研究表明,抗抑郁药的使用可能与死亡和心血管住院增加相关,但由于抑郁症也被证明与这些患者的病死率增加有关,目前尚不清楚这种关联是否是由于使用抗抑郁药或抑郁症所引起。迄今为止,对抗抑郁药治疗急性心衰的安全性和有效性的研究很少,但前景广阔。在过去的近 50 年内,心脏移植已经成为治疗终末期 HF 的最后手段,根据国际心肺移植协会统计,心脏移植后的中位生存期为 10 年,对于已经存活 1 年的患者,其中位生存期为 14 年。VAD 可作为心脏移植的过渡或替代。但近年来机械辅助循环治疗终末期 HF 已取得不错效果。尤其是轴流泵的广泛应用,VAD 已成为治疗终末 HF 的重要手段。目前 VAD 的临床研究重点已由移植过渡转向最终治疗。欧洲多中心前瞻性临床试验显示左心辅助装置 Heart Ware HVAD 应用于移植过渡患者,其 6 个月、1 年及 2 年的生存率分别达 90%、84% 及 79%。近 10 年来,VAD 治疗的终末期 HF 患者的生存率不断提高,VAD 支持的移植过渡患者 1 年生存率接近心脏移植患者。

三、社区管理

(一) 患者教育

　　缺乏自我管理的知识和技巧是 HF 患者频繁反复住院的重要原因之一。通过教育,能提高患者的自我管理能力和用药依从性,改善生活方式(I类、B级),减少再住院次数和住院天数。其主要内容需涵盖 HF 的基础知识、症状监控、药物治疗及依从性、饮食指导及生活方式干预等方面。

　　1. 症状和体征的监控　指导患者进行 HF 症状和体征的自我监控有助于及时发现病情变化、及时治疗。如出现 HF 加重的症状和体征,如疲乏加重、呼吸困难加重、活动耐量下降、静息心率增加≥15~20 次 /min、水肿(尤其下肢)再现或加重、体重增加(3 天内突然增加 2kg 以上)时,应增加利尿剂的剂量并及时就诊。

　　2. 饮食、营养和体重管理　维持出入量平衡是 HF 治疗的关键问题之一。容量负荷过重会加重 HF 症状,相反,容量不足也会导致头晕、低血压等一系列症状。应鼓励 HF 患者准备有刻度的水杯、尿壶,并每日记录饮水量、尿量。

根据 HF 症状的程度决定是否限水。相比监测入量和尿量，对于体重的监测更为重要。肥胖是 HF 发生的危险因素，可导致呼吸困难和运动耐量下降。许多严重慢性心衰患者合并营养缺乏，甚至呈现出心源性恶病质，严重影响患者的生存。HF 患者不但需要监测和预防营养缺乏，还应指导其均衡营养饮食，避免摄入高糖、高脂、高胆固醇食物，从而维持理想体重。

（二）运动

国际上慢性 HF 运动康复始于 20 世纪 70 年代末，慢性心衰运动康复已得到国际专业协会的推荐，2005 年欧洲心脏病协会心脏康复和运动生理工作组和美国心脏协会（AHA）下属运动心脏康复和预防分会建议，运动康复是慢性心衰患者有效的二级预防措施。2013 年美国心脏病学会基金会（ACCF）/AHA HF 管理指南把运动康复列为慢性稳定性 HF 患者 IA 类推荐。我国于2014 年也发布了《慢性稳定性 HF 运动康复中国专家共识》。那么共识对适宜慢性 HF 运动康复的人群是如何规定的呢？

1. 慢性心衰运动康复的适应证　据统计，运动相关的死亡风险约为1/60 000 小时，运动康复对于高交感活性的 HF 患者更是存在一定风险。因此必须严格掌握慢性心衰患者运动康复的适应证。NYHA 心功能分级 I~III 级稳定性 HF 患者均应考虑接受运动康复。参照 2011 年欧洲心血管预防与康复学会和 HF 协会共同发布的共识中所列慢性心衰患者运动试验和训练禁忌证，对于符合运动康复标准的患者必须进行危险分层，以判断运动中是否需要心电图、血压监测及监测次数。

2. 慢性心衰患者运动试验与训练的禁忌证　运动试验的禁忌证：急性冠脉综合征早期（2 天内）；致命性心律失常；急性心力衰竭（血流动力学不稳定）；未控制的高血压；高度房室传导阻滞；急性心肌炎和心包炎；有症状的主动脉狭窄；严重梗阻性肥厚型心肌病；急性全身性疾病；心内血栓。

下列情况为进行运动训练禁忌证：近 3~5 天静息状态进行性呼吸困难加重或运动耐力减退；低功率运动负荷出现严重的心肌缺血（<2MET，或 <50W）；未控制的糖尿病；近期栓塞；血栓性静脉炎；新发心房颤动或心房扑动。

运动训练可以增加风险：过去 1~3 天内体质量增加 >1.8kg；正接受间断或持续的多巴酚丁胺治疗；运动时收缩压降低；NYHA 心功能分级IV级；休息或劳力时出现复杂性室性心律失常；仰卧位静息心率≥100 次 /min；先前存在合并症而限制运动耐力。

稳定的 HF 患者可以回归正常生活，和家人朋友一起外出游玩，但要避免劳累,量力而行。应建议患者旅行时携带记录既往病史和当前治疗方案的病历,可能的话携带一份近期的心电图。最好多带些药物并放在不同的行李箱中,以保证旅行期间用药的连续性。监测并调整水分摄入量,特别是飞行时和高温环境下。游玩中要注意防寒、防晒。

在整个护理过程中,物理治疗师在 HF 患者的检查、评估和治疗中发挥着根本作用。各种康复治疗干预对 HF 患者的有效性的经验证据在不断发展。物理治疗师的干预包括宣教、抵抗力运动、有氧运动、吸气肌肉训练、电刺激和行为矫正策略,可以对 HF 患者的功能能力、力量和生活质量产生积极影响,并有助于减少住院次数。

3. 急性失代偿性心力衰竭的识别　除了 AHA/ACC 阶段和 NYHA 功能分类系统,读者还会发现使用了"稳定性"这个术语。对于 HF 患者,稳定性首先需要具有代偿性(AHA/ACC a~c 期和 NYHA 功能 I~III 级)。代偿还要求患者目前没有出现上述肺部和静脉充血相关的体征和症状。稳定性是具有保持代偿的可能性。稳定的患者可以参与活动,在没有运动不耐受迹象的情况下,使生命体征发生适当变化,并在合理的时间内恢复正常。

有学者将急性失代偿性 HF 定义为出现呼吸困难、疲劳或水肿等新的或恶化的体征 / 症状,导致住院或不定期医疗护理(看医生或急诊)。失代偿的标志与充血和心室充盈压力的增加有关。HF 加重的常见体征和症状包括疲劳、呼吸困难、水肿(肺和外周)、体重增加和胸痛。临床医生在每次出诊时评估 HF 的体征和症状是很重要的。定期监测体征和症状对于评估患者对运动的反应、运动不耐受的迹象和长期稳定性是必要的。症状恶化使患者面临紧急入院的危险,需要立即就医。

建议在目前 CPG 的物理治疗师评估急性呼吸困难的症状根据四个之前文献进行认定:2013 年美国心脏病学会指导方针,2006 年美国心脏病学会指南,2012 年欧洲心脏病学协会指导方针,和 2011 年加拿大心血管协会 HF 管理指导方针。因此,认定失代偿并不是本书中单独的一项实施方案,而是在执行下列文件中任何一项关键性实施方案时应进行的一项基本审查要素。

帮助物理治疗师确定患者是否足够稳定来进行干预,我们提供了一个方法,以确定患者是否为代偿期(图 3-5-1),这是部分基于美国卫生保健研究与质量管理处开发的红黄绿慢性心衰工具(表 3-5-1)。该工具分为绿色("清楚"),黄色("谨慎")和红色("医疗警报")区。在每个区域内识别特定的体征和症状可以帮助物理治疗师认识到何时应该寻求紧急医疗援助。开发的第二个方法是来帮助物理治疗师根据参与活动耐力和运动不耐受的迹象来确定哪些操作最适合一个特定的患者（图 3-5-2）。图 3-5-2 中的方法是基于专家意见指南开发集团（Guide Development Group，GDG）和由外部利益相关者。现有的研究没有通过纳入和排除标准来限制代偿性 HF 患者，也没有具体的以检查为基础的标准来确定这里所讨论的任何干预措施何时是合适的。根据这一方法，对于没有得到医疗补偿的 HF 患者，或者那些得到医疗补偿、没有参与限制且已经进行身体活动的 HF 患者，可能不建议进行物理治疗。HF 患者如果参加活动受到限制，或者不活跃，但在测试中没有发现活动限制，应该鼓励他们参加某种体育活动。如果一个人有活动限制，物理治疗师应该确定这个人是否能执行该限制的活动（例如，如果活动限制是爬楼梯，那么必须检查这个人是否能爬楼梯）。如果个人不能执行活动，那么应该使用适当的干预，并可以考虑几个关键的行动声明。如果可以执行该活动，则将考虑该活动的持久性，同时考虑加入其他活动。

表 3-5-1　区域颜色的定义与临床表现以及物理治疗师的建议

区域颜色	症状和体征	物理治疗师建议
绿色区域	无气短 无水肿 无体重增加 无胸痛 保持运动水平的能力没有下降	在可耐受的情况下继续活动和治疗
黄色区域	24 小时内体重增加 2~3 磅（1 磅 =0.453 6 千克） 咳嗽加重 外周水肿 远端水肿增加 活动后气短加重 端坐呼吸：需要增加枕头数量	可能需要调整药物，因此需要与医生沟通
红色区域	静息状态下气短 胸痛不缓解 静息状态下喘息或胸闷 阵发性夜间呼吸困难 需要坐在椅子上睡觉 3 天内体重增加或下降超过 5 磅（1 磅 =0.453 6 千克） 意识错乱	症状表明明显的失代偿，需要立即访问急诊室或心内科医生

注：引自 Michael J. Shoemaker，Konrad J. Dias，Kristin M. Lefebvre，et al. Collins. Physical Therapist Clinical Practice Guideline for the Management of Individuals With Heart Failure. Physical Therapy，2020，100（1）：14-43.

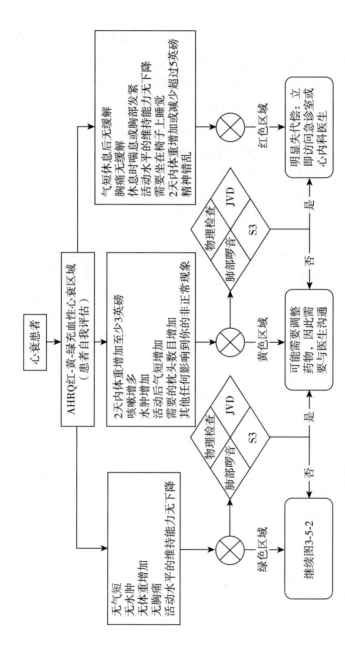

图 3-5-1 物理治疗师评估心衰患者流程

AHRQ=Agency for Healthcare Research and Quality（卫生保健研究和质量机构）；JVD=jugular venous distention（颈静脉怒张）；S3=third heart sound（第三心音）。

注：引自 Michael J. Shoemaker, Konrad J. Dias, Kristin M. Lefebvre, et al. Collins. Physical Therapist Clinical Practice Guideline for the Management of Individuals With Heart Failure. Physical Therapy, 2020, 100 (1): 14-43.

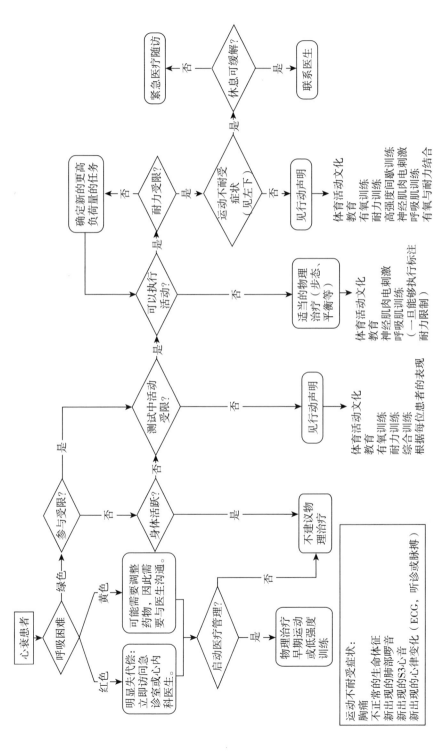

图 3-5-2　心力衰竭和失代偿症状患者的处理流程

注：引自 Michael J. Shoemaker, Konrad J. Dias, Kristin M. Lefebvre, et al. Collins. Physical Therapist Clinical Practice Guideline for the Management of Individuals With Heart Failure. Physical Therapy, 2020, 100 (1): 14-43.

当患者出现急性失代偿的体征和症状时,物理治疗师应认识到 HF 加重的存在,并建议立即进行医疗随访。为了减少进一步的临床恶化和随后的再入院,物理治疗师是跨专业团队的重要成员,协助 HF 恶化的早期发现和指导医疗随访。物理治疗师应该在他们的医疗保健系统中工作,以确定如何在他们特定的环境和患者护理环境中使用这些或类似的方法来识别 HF 恶化。

4. 坚持以锻炼为基础的干预　与针对 HF 患者运动干预的研究不同,由于干预的范围很广,测量的范围也很广,其中大多数都是自我报告的,因此改善运动依从性的干预证据缺乏单一的荟萃分析。这种范围广泛的定性测量,缺乏客观测量,以及缺乏统一的概念框架,使得目前的 GDG 无法制订一个关于锻炼坚持的关键实施方案。然而,一些对现有文献的总结可以帮助指导临床医生在选择运动干预措施和相关的训练方案时,考虑到自我效能、行为改变的准备,以及患者偏好和个人约束,这可能会促进长期运动的坚持。可以单独或联合使用一些方法,包括动机性访谈、行为改变的跨理论模型以及班杜拉的社会认知理论。基于这些方法的具体技术和策略包括目标设定、积极反馈、促进问题解决、边做边学、角色示范、支持性拜访和电话以及护理人员参与。

与坚持锻炼相关的一个概念是将提高的锻炼能力和表现转化为日常整体体育活动的增加(即有组织的和偶尔的体育活动)。这是制止不活动和消极循环的重要因素。正如运动依从性方面的文献所提到的,关于改善日常整体体育活动的干预措施的研究缺乏一致的客观检测,从而使荟萃分析得以进行,并排除了目前的 GDG 制订个人关键行动声明的可能性。然而,仅以锻炼为基础的干预措施似乎不足以将提高的锻炼能力转化为增加的日常身体活动总量,因此,应在干预措施中包含与提高锻炼依从性相同的心理社会成分。物理治疗师在执行当前 CPG 中的关键行动声明时,应该考虑提高依从性。

综上所述,鉴于 HF 患者出院后 30 天内再次入院的发生率很高,物理治疗师在日常评估失代偿的体征和症状,并根据患者的症状为其提供适当的建议发挥着重要作用。他们的评估结果应与保健小组的其他成员进行交流。物理治疗师早期发现 HF 加重并及时进行医疗随访,可以防止进一步的临床恶化和随后的再入院,这也是安全、适当地执行当前 CPG 中的关键行动声明所需要的。

行动声明:①倡导将增加日常总体力活动作为护理的基本组成部分。②对慢性疾病管理行为的组成部分进行教育和促进。③规定有氧运动训练。④选择患者进行高强度间歇运动训练。⑤规定阻力训练。⑥规定联合抵抗和有氧训练。⑦规定吸气肌肉训练。⑧将吸气肌肉训练和有氧运动训练结合起来。
⑨开神经肌肉电刺激处方。

（迟　晶　洪小剑）

参 考 文 献

［1］Benjamin EJ,Blaha MJ,Chiuve SE,et al. Heart disease and stroke statistics-2017 update：a report from the American Heart Association. Circulation,2017,135：e146-e603.

［2］Shoemaker MJ,Tresh T,Hart J,et al. Objective improvement in daily physical activity in heart failure remains elusive：a systematic review. Cardiopulm Phys Ther J,2018,29：63-80.

［3］国家卫生计生委合理用药专家委员会,中国药师协会. 心力衰竭合理用药指南.2 版. 中国医学前沿杂志(电子版),2019,11(7):1-77.

［4］张宇辉,黄俊. 慢性心力衰竭基层诊疗指南(实践版·2019). 中华全科医师杂志,2019,18(10):948-956.

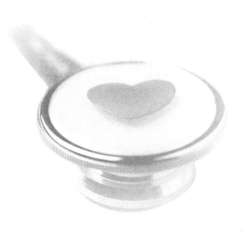

第四篇 老年常见呼吸系统疾病的健康管理

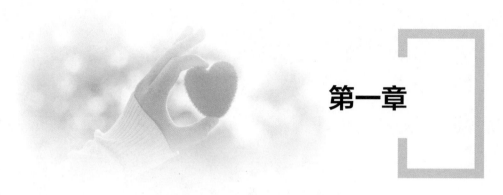

第一章

老年呼吸系统功能特点

一、老年人呼吸系统功能变化

随着年龄的增长,人呼吸肌力量以及胸廓、肺顺应性均降低,则导致作为人呼吸贮备能力的补吸气量、补呼气量相应降低,残气量及功能残气量增加,肺活量降低,最大通气量及肺泡通气量明显减少。年龄对呼吸力学的影响主要表现为用力呼气量下降。老年人呼吸膜最大有效交换面积比年轻人小,且氧气在肺内的弥散受年龄影响,加之老年人心输出量降低,血流分布不均匀严重,肺最大通气量减小,且肺各个区通气量不均匀,老年肺组织弹性减弱以及毛细血管中血液流速减小,胸膜腔内压增大,用力呼吸可能导致毛细血管断流,使得肺通气量和肺血流量的比值失调和气在肺部不均匀扩大,致老年人肺内氧气弥散功能减弱。

二、老年人呼吸系统结构变化

人的呼吸系统生理解剖结构随年龄的增长开始发生改变,同时这种改变可以引起呼吸功能的下降。

(一)胸廓和膈

老年人胸廓最显著的改变是桶状胸,即胸廓的前后径增大,横径变小,前后径与横径的比值增大,上部肋间隙变宽。使整个胸廓的活动度受到限制,顺应性明显下降,从而导致呼吸活动由胸式呼吸向腹式呼吸改变,呼吸运动变为主要由膈肌与腹壁肌肉来实现。

（二）呼吸肌

老年人在睡眠时容易发生呼吸紊乱，并且睡眠中上呼吸道肌肉力量降低，使得上呼吸道塌陷，导致呼吸道狭窄，最终影响通气。同时老年人呼吸肌肉发生退变，表现为肌纤维减少、肌肉萎缩，同时非功能性脂肪组织增多，致使呼吸肌肉无力。老年人的膈肌运动功能较年轻人大约平均降低25%，从而导致肺活量和最大通气量等相应的减少。

（三）鼻、咽、喉

由于老年人鼻软骨弹性减弱鼻尖下垂，鼻前孔开口的方向由青年时向前水平开口变为向前下方开口，致使经鼻的气流形成涡流，气流阻力增加，常迫使老年人用口腔呼吸，致使鼻腔对气流的屏障、滤过、加温、加湿的功能减退或丧失。喉反射减弱，咽缩肌活动迟钝，非常容易发生异物误吸，尤其是神经系统疾病患者，这些促使气道整体防御功能下降，易发生下呼吸道感染。

（四）气管、支气管

老年人气管内径增大，以横径增大为主，同时老年气管、支气管黏膜柱状上皮萎缩、鳞状上皮化生、杯状细胞增多；纤毛运动明显减弱；黏膜弹性组织减少，纤维组织增生，可伴透明变性；黏膜下腺体和平滑肌萎缩；支气管壁还可见一些淋巴细胞浸润。从而导致老年人常发生早期小气道萎陷和闭合，小气道黏液分泌亢进，黏液滞留，管腔内分泌物排泄不畅，发生感染的机会也增多。

（五）肺

随着年龄的增长，老年人肺部不断发生退行性变，典型的肺部结构改变为肺泡腔增大，肺泡壁变薄，呼吸膜内的基膜增厚，肺组织的弹力纤维减少和胶原纤维增多，可导致呼吸道阻力增加，肺弹性回缩力下降。

学习并了解老年人呼吸系统的结构及生理改变，对于呼吸系统疾病的发生发展有重要的意义，能够指导疾病的诊断、治疗及预后判断。

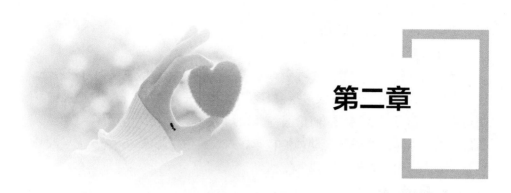

第二章

慢性阻塞性肺疾病及其健康管理

第一节　慢性阻塞性肺疾病的基础知识

一、概述

慢性阻塞性肺疾病(chronic obstructive pulmonary disease,COPD)也称慢阻肺,是一种常见的、可预防、可治疗的呼吸系统疾病,其特征是持续的呼吸道症状与气流受限,通常是由于明显暴露于有毒颗粒或气体引起的气道和/或肺泡异常导致。肺功能检查对确定气流受限有重要意义,在吸入支气管扩张剂后,第一秒用力呼气容积(FEV1)占用力肺活量(FVC)之比 FEV1/FVC<0.7 表示气流受限持续存在。

二、流行病学

慢阻肺是呼吸系统常见病,多发病,在世界范围内,其患病率及致死率居高不下。根据 BOLD 和其他大型流行病学研究,估计 2010 年全球 30 岁以上人群有 COPD 患者 3.84 亿,患病率 11.7%。随着发展中国家吸烟人群的增加,发达国家的人口老龄化,COPD 的患病率将在接下来 30 年中持续升高。COPD 是全球慢性疾病发病及致死的一个主要原因,目前是世界第 4 位死因,全球每年约 300 万人死于 COPD,占总死亡人数 6%,至 2030 估计有 450 万人将死于 COPD 相关疾病。我国 2018 年慢阻肺流行病学调查结果显示,慢阻肺的患病率在 40 岁以上的人群中占 13.7%,并且由于 COPD 患病率的数据因调查方法、诊断标准和分析方法的不同,普及率低,这一数据存在被低估的情况。在我国,慢阻肺是慢性呼吸衰竭及慢性肺源性心脏病最常见的病因,约占全部病例的 80%。慢阻肺患者因肺功能下降,严重影响患者的生活质量及生命健康。

三、并发症及危害

COPD 是世界范围内致病、致死的主要原因之一,社会经济负担严重且逐渐升高。全球疾病负担研究(GBD)的作者设计了伤残调整寿命年(DALY)。对于某特定情况,DALY 是指因病早亡的年数加上由残障严重程度加权的残疾年数。GBD 发现 COPD 在全球范围里对致死及致残的贡献在逐渐上升。2005 年,COPD 是导致 DALY 缺失的第 8 位病因,2015 年则是第 5 位。在我国,慢阻肺是慢性呼吸衰竭及慢性肺源性心脏病最常见的病因,约占全部病例 80%,严重影响了患者的生活质量,造成了巨大的社会及经济负担。

COPD 常见的并发症包括:

(一) 慢性呼吸衰竭

常在慢阻肺急性加重时发生,其症状明显加重,出现低氧血症和 / 或高碳酸血症,出现乏氧和二氧化碳潴留的临床表现。

(二) 自发性气胸

突然加重的呼吸困难,并伴有明显的发绀,患侧肺部叩诊为鼓音,听诊呼吸音减弱或消失,应考虑并发自发性气胸,通过 X 线或 CT 检查可以确诊。

(三) 慢性肺源性心脏病

由于慢阻肺引起肺血管床减少,及乏氧引起肺动脉收缩及血管重塑,肺动脉高压,右心肥厚扩大,最终发生右心功能不全。

第二节　慢性阻塞性肺疾病的诊断与治疗

一、病因

COPD 是长期自身因素与环境因素复杂相互作用的结果。常见危险因素如下:

(一) 遗传因素

研究表明,患有严重 COPD 父母的吸烟子女们有很高的概率出现气流受限,表明遗传和环境可以影响易感性。遗传性 α-1 抗胰蛋白酶缺乏(α-1-ATD)是记录最详尽的遗传因素。

(二) 年龄及性别

年龄通常被列为 COPD 的危险因素。随着年龄增长,呼吸系统结构改变和功能退化可以导致 COPD,因为从病理生理表现上看,气道和肺实质的老化表现与 COPD 相关的结构改变相似;并且随着年龄增长,有害物质长期暴露,逐渐积累,也可引起 COPD。性别对 COPD 的发生发展的影响上是有争议的。

(三) 颗粒暴露

世界范围内,吸烟都是 COPD 最常见的危险因素。统计研究表明,相较非吸烟者,吸烟者的呼吸道症状及肺功能异常发生率更高,肺功能下降速度更快,罹患 COPD 后死亡率更高。

职业暴露(包括有机或无机粉尘,化学介质及烟尘)是一个被低估的 COPD 危险因素。越来越多的证据表明用于在通气不良的居住点中烹饪和取暖的生物燃料污染是 COPD 的一个重要危险因素。

高水平城市空气污染对存在心、肺疾病的个体也是十分有害的。中国近期一个横断面研究表明:高水平的环境 PM 2.5 与 COPD 的患病率相关,并且降低环境 NO_2 及 PM 2.5 可显著降低肺功能损伤的风险。

(四) 哮喘和气道高反应性

哮喘可能是发生慢性气流受限和 COPD 的一个危险因素。哮喘患者相较普通人群,往往存在过多的 FEV1 下降。不过,临床上鉴别成人的 COPD 和哮喘有时是十分困难的。气道高反应性可独立存在于未临床诊断的哮喘人群中,是 COPD 发病和死亡的独立预测因子,也是轻度 COPD 患者肺功能快速下降的独立预测因子。

(五) 慢性支气管炎及感染

慢性支气管炎造成的黏液高分泌,黏液滞留,易反复发生感染,导致 FEV1 下降加速。在较年轻的吸烟人群中,慢性支气管炎的存在与 COPD 的发生率有关,同时也与急性加重的次数及严重程度相关。

对于感染的易感性在 COPD 急性加重中有一定作用,COPD 最常见的定植菌感染为铜绿假单胞菌,研究表明其定植增加了慢阻肺急性加重和死亡风险,增加了治疗难度。

二、发病机制

(一) 病理

COPD 的病理改变特征出现在气道、肺实质及肺脉管系统。病理改变包括：导致肺的不同部位出现特异性炎症细胞增多的慢性炎症，反复损伤、修复造成的结构改变。

(二) 病理生理

COPD 的特征是小气道气流持续受限导致呼气时气体陷闭于肺内，从而导致过度充气。静态过度充气导致呼吸容积下降，并与运动时动态过度充气一起导致呼吸困难加重及活动耐量减小。COPD 气道狭窄导致呼吸所需动力增加，与呼吸肌损伤一起，导致通气减少进而使二氧化碳潴留。肺泡通气异常与肺毛细血管床的减少进一加重通气血流比失调，气体交换异常，从而导致低氧血症及高碳酸血症。

慢性咳痰的黏液高分泌是 COPD 的一个特点。黏液高分泌的出现是由于吸烟和其他有害刺激物造成的气道慢性刺激而引起的杯状细胞增多，黏膜下腺肥大。炎症介质和蛋白酶通过激活表皮生长因子受体（EGFR）而激发黏液高分泌。COPD 患者纤毛运动障碍及小气道萎陷和闭合，导致黏液滞留，易引起感染及急性加重。

肺动脉高压可能于 COPD 后期出现，主要形成原因是低氧血症引起的肺小动脉收缩以及最终造成的包括血管内膜增厚及血管平滑肌肥大及增生在内的结构改变。肺气肿患者的肺毛细血管床的丢失可能会进一步导致肺循环压力上升。进行加重的肺动脉高压可能导致右心肥大，最终引起右心衰。

呼吸系统症状的急性加重可由呼吸道感染（细菌或 / 和病毒），环境污染，或其他一些未知因素诱发。急性加重期间，过度充气和气体陷闭均会加重，从而导致呼吸流量降低，进而导致呼吸困难。通气血流比失调加重也会导致低氧血症。其他一些并发症（如肺炎，血栓栓塞和急性心衰）可能会导致与COPD 急性加重不易鉴别或者引起 AECOPD 加重。

大多数 COPD 患者存在由同样危险因素（吸烟、高龄、活动减少）导致的合并症，会对患者的健康状况及生存产生重大影响。气流受限与过度充气影响心功能及气体交换。循环中的炎症介质可能导致骨骼肌退化及恶病质，可能启动或加重缺血性心脏病、心衰、骨质疏松、正细胞性贫血，糖尿病，代谢综合征。

(三) 发病机制

1. 氧化应激机制 氧化应激可能是 COPD 发生发展中的重要机制之一。氧化物可以直接作用并破坏生化大分子如蛋白质等，导致细胞功能障碍或细胞死亡，还可以破坏细胞外基质；引起蛋白酶 - 抗蛋白酶失衡；促进炎症反应等。

2. 蛋白酶 - 抗蛋白酶失衡 COPD 患者肺部存在降解结缔组织的蛋白酶和与之对抗的抗蛋白酶失衡。

3. 炎症机制 细支气管、肺实质、肺血管中的慢性炎症时慢阻肺特征性的改变，可以观察到出现巨噬细胞、中性粒细胞与淋巴细胞（Tc1、Th1、Th17、ILC3）等炎症细胞，部分患者可以出现嗜酸性粒细胞及 Th2 和 ILC2 的增高，特别是在合并哮喘的患者中。这些炎症细胞释放多种炎症因子及多种蛋白酶等生物活性物质，包括从循环中吸引炎症细胞的趋化因子，放大炎症过程的促炎细胞因子，诱导结构改变的生长因子等。这些物质共同作用，导致肺结构破坏，及慢性黏液高分泌状态。

4. 细支气管周围及间质纤维化 有研究指出 COPD 患者及无症状吸烟者中均存在细支气管周围纤维化及间质模糊。炎症可能先于纤维化及气道壁的反复损伤修复过程（这本身也会导致肌肉和纤维组织的过度增生）产生。这可能是肺气肿形成前小气道狭窄逐渐发展并最终闭塞的一个贡献因素。

5. 其他 如自主神经失调、营养缺乏，气温变化等都有可能参与慢阻肺的发生、发展。

上述机制共同作用，一起作用于呼吸系统引起小气道病变及肺气肿，从而导致慢阻肺特征性的持续气流受限。

三、临床表现

(一) 症状

慢性且进行性加重的呼吸困难是 COPD 最具特征性的症状。咳嗽伴咳痰存在于多至 30% 的患者中。这些症状都可能每天不一样，并先于气流受限之前多年存在。部分患者症状不典型，就诊的原因可能是慢性的呼吸道症状或急性、短暂的呼吸道症状加重。

1. 呼吸困难 呼吸困难是一种呼吸费力的感觉，胸闷、气不够用或大口喘，早期在剧烈活动是出现，后逐渐加重，后期日常活动或休息时即可出现。呼吸困难是 COPD 的特征性症状，也是导致患者生活质量差和焦虑主要原因。

2. 咳嗽 慢性咳嗽常是 COPD 的首发症状，但常被患者归咎于吸烟和 /

或环境暴露的结果。最初咳嗽可能是间断性，随后每天都存在并常常持续一整天。COPD 的咳嗽可以伴或不伴咳痰。

3. 喘息及胸闷　喘息和胸闷症状可能每天变化，甚至同一天内也有起伏。听见的喘鸣可能在喉部水平产生，并不一定伴随听诊异常。胸闷常于用力后出现，但定位不明确。

4. 其他　疲乏、体重下降、纳差是重度和极重度 COPD 患者的常见问题。它们具有影响预后重要性，同时也可能由其他疾病引起如肺结核、肺癌的征象，因此应注意鉴别。咳嗽同时晕厥发生原因是长时咳嗽引起的胸内压升高。阵发性剧烈咳嗽可能造成肋骨折。踝关节水肿可能是肺心病存在唯一提示。焦虑和抑郁相关的症状在 COPD 患者中也很普遍，并与 COPD 急性发作风险及健康状况不良相关。

（二）体格检查

体格检查在 COPD 诊断中作用有限。气流受限的体征通常只出现于肺功能严重受损的患者中，体格检查的敏感性和特异性也很低。所以 COPD 患者可能存在一些体征，但没有体征并不能排除 COPD。

视诊：胸廓前后径增大，肋间隙增宽，剑突下胸骨下角增宽，称为桶状胸。部分患者呼吸变浅，频率增快，严重者可有缩唇呼吸等。

触诊：双侧语颤减弱。

叩诊：肺部过清音，心浊音界缩小，肺下界及肝浊音界下降。

听诊：两肺呼吸音减弱，呼气相延长，部分患者可闻及湿啰音和 / 或干啰音。

四、辅助检查

（一）肺功能检查

肺功能检查对于气流受限重复性高，且可以量化，无创且易开展，是确诊慢阻肺的必备条件。如支气管扩张剂后 FEV1 与 FVC 的比值（FEV1/FVC<0.70），可确定存在持续气流受限。肺总量（TLC）、功能残气量（FRC）及残气量（RV）增高，肺活量（FC）降低，表明肺过度通气。

（二）肺部 CT 检查

CT 检查可见慢阻肺小气道病变的表现，肺气肿的表现，以及并发症的表现。但其主要的临床意义在于排除其他具有相同呼吸道症状的其他疾病。高分辨率 CT 对于辨别小叶中央型及全小叶型肺气肿以及确定肺大疱的大小及数量,具有较高的敏感性及特异性。

五、实验室检查

(一) 血气分析

对于所有存在提示呼吸衰竭或右心衰的患者均应行经皮血氧饱和度测定。若外周血氧饱和 <92%,则应行动脉或毛细血管血气分析。对确定发生低氧血症,高碳酸血症,酸碱平衡失调以及判断呼吸衰竭的类型有重要价值。

(二) 生物标志物

近年来,血嗜酸性粒细胞在预测慢阻肺急性加重风险和吸入激素获益中具有重要的价值,血 CRP 和 PCT 有助于限制针对慢阻肺急性加重的抗生素的应用,但与生物标志物相比,痰色在判断高细菌负荷方面仍然具有较高的敏感性和特异性。

六、诊断

对于任何有呼吸困难,咳嗽咳痰症状和 / 或有危险因素暴露史的患者都应考虑到 COPD 的可能性,然后使用肺功能检查进行诊断:有对应症状并显著有害刺激物暴露的患者,使用支气管扩张剂后 FEV1/FVC<0.7,可证实存在持续气流受限进而诊断 COPD。

七、稳定期病情严重程度的评估

COPD 的评估是患者诊断、监测、治疗的基石,应分别从以下几个方面考虑:

(一) 肺功能评估

可使用 GOLD 分级(表 4-2-1),COPD 患者吸入支气管扩张剂后,在 FV1/FVC<0.7 的患者中,再依据其 FEV1 下降程度进行气流受限的严重程度分级。

表 4-2-1　COPD 气流受限严重程度分级(基于支管扩张剂后的 FEV1)

在 FV1/FVC<0.7 的患者中的		
GOLD1	轻度	FEV1>=80% 预计值
GOLD2	中度	50%<=FEV1<80% 预计值
GOLD3	重度	30%<=FEV1<50% 预计值
GLOD4	极重度	FEV1<30% 预计值

（二）症状评估

过去认为 COPD 主要是以呼吸困难为特征的。由于 mMRC（改良版英国医学研究会问卷）与患者健康状态及死亡风险相关性很好，是最常使用的问卷。

不过，现在普遍认识到 COPD 的影响不只呼吸困难一方面。因此，推荐使用全面的症状评估而不是单一呼吸困难量表，如 CAT（COPD 评估测试）及 CCQ（COPD 控制问卷）则是适合使用。

（三）急性加重风险评估

对于频繁急性加重（一年两次以上），最好的风险预测因子是存在既往接受治疗的事件。上一年发生 2 次或以上急性加重，或者 1 次及 1 次以上需要住院治疗的急性加重，均提示今后急性加重风险增加。

（四）合并症的评估

患者在被诊断为 COPD 时常合并一些重大的慢性合并症，COPD 本身也会有肺外（全身）效应，包括体重下降，营养缺乏和骨骼肌功能障碍。常见的合并症包括心血管疾病，骨骼肌功能障碍，代谢综合征，骨质疏松，焦虑和肺癌。合并症可发生于轻度、中度、重度气流受限的 COPD 患者中，对死亡率和住院率有独立的影响作用，应被针对性治疗。因此，对任何 COPD 患者都应常规检查合并症，并给予合理的治疗。

综合评估：将患者的症状评估与患者的肺功能测定分级和 / 或急性加重风险结合起来，才能充分了解 COPD 对个体患者影响。在改良的评估方法中，患者应行肺功能测定以确定气流受限程度（也就是肺功能分级），并以 mMRC 进行呼吸困难评估或使用 CAT 进行症状评估。最后，记录其中中 - 重度急性加重（包括入院）病史。气流受限与临床参数的分离使得被评估和排列的内容更加清晰明了，有助于为患者提供更准确的治疗建议。

八、急性加重期病情严重程度评估

（一）定义

COPD 急性加重的定义是呼吸道症状的急性恶化，导致患者需要附加的治疗措施。

（二）分级

COPD 急性加重可被分类为：轻度（仅需使短效支气管扩张剂 SABDs），中度（短效支气管扩张剂加抗菌药物和 / 或口服激素），重度（需住院急诊就诊）。

AECOPD 的临床分级见表 4-2-2。

表 4-2-2   AECOPD 的临床分级

	Ⅰ级	Ⅱ级	Ⅲ级
呼吸衰竭	无	有	有
呼吸频率（次/min）	20~30	>30	>30
应用辅助呼吸肌群	无	有	有
意识状态改变	无	无	有
低氧血症	能通过鼻导管或文丘里面罩 28%~35% 的氧浓度吸氧而改善	能通过文丘里面罩 28%~35% 的氧浓度吸氧而改善	不能通过文丘里面罩吸氧或 >40% 的氧浓度吸氧而改善
高碳酸血症	无	有，$PaCO_2$ 增加到 50~60mmHg	有，$PaCO_2$>60mmHg 或存在酸中毒

（三）发病诱因及预后

慢阻肺急性加重的主要诱因是病毒感染，部分细菌感染和环境因素（如污染及环境温度）也可以诱发和/或加重 AECOPD 的过程。

急性加重可伴随痰量增多，如果痰液浓稠时，急性加重时痰液细菌数量亦会升高，患者气道、肺和血液中的嗜酸性粒细胞会升高。伴有血清或痰嗜酸粒细胞增多的 AECOPD 可能对全身激素的反应更好。

COPD 急性加重期的症状通常持续 7~10 天，8 周时，有 20% 的患者无法恢复到急性加重前的状态。COPD 的急性加重会导致疾病进展。如果急性加重的恢复缓慢，则更可能导致疾病进展。如果急性加重恢复缓慢则导致疾病进展的可能性更大。

九、鉴别诊断

（一）哮喘

慢阻肺多为中年发病，症状缓慢进展，有吸烟史或其他尘暴露吸烟史。哮喘多为儿童时期起病，每天症状变化大，夜间、晨起症状加重，常伴有过敏、鼻炎和/或湿疹，部分患者有家族哮喘史，并存肥胖症。大多数的哮喘患者的气流受限有显著的可逆性，合理的吸入糖皮质激素等药物可有效地控制病情，这是与慢阻肺相鉴别的一个重要特征。但对于一些患者，目前的影像技术和呼吸生理技术较难区别。

（二）其他引起慢性咳嗽、咳痰的疾病

如支气管扩张、肺结核、肺癌、特发性肺纤维化、弥漫性泛细支气管炎等。

（三）其他引起劳力性气促的疾病

冠心病、高血压心脏病、心脏瓣膜病等。

十、药物治疗

（一）稳定期的治疗

药物治疗 COPD 的药物治疗目的是改善症状，降低急性加重的频率及严重程度，改善运动耐量及健康状况。但是目前为止，没有确切的临床证据表明现任何药物能够改变肺功能的长期下降趋势。药物种类的选择取决于易得性、价格及治疗效应与副作用的平衡。由于每个患者的症状、气流受限和急性加重严重程度之间的关系各不相同，治疗组合选择需个体化。

1. 支气管舒张剂

（1）β2 受体激动剂：β2 受体激动剂的主要作用是通过 β2 受体，增加 cAMP 以松弛气道平滑肌，从而对抗支气管收缩。现有短效 β2 受体激动剂（SABA）与长效 β2 受体激动剂（LABA）。 SABA 的作用持续 4~6 小时，规律和按需使用的 SABA 可改善 FEV1 及症状。LABA 作用可持续 12 小时或以上，并能收获与按需使用 SABA 相同的益处。

（2）抗胆碱药：抗胆碱药物可阻断乙酰胆碱对表达于气道平滑肌上的 M3 受体的支气管收缩作用。短效抗胆碱药物（SAMAs）（如异丙托溴铵、氧托溴铵）还可以阻断抑制性神经受体 M2，从而缓解迷走神经介导的支气管痉挛。长效抗胆碱药物（LAMAs）（如噻托溴铵，阿地溴铵，格隆溴铵，芜地溴铵）与 M3 受体结合更持久，且更快与 M2 受体分离，故其支气管扩张效应更持久。

（3）甲基黄嘌呤类：黄嘌呤衍生物的确切作用尚存争议。它们可能作为一种非选择性的磷酸二酯酶抑制剂发挥作用，但也报道了其一系列非支气管扩张作用，具体每种作用的大小尚存争议。

联合支气管扩张剂的治疗：与增加单一用药的剂量相比，作机制及时间不同支气管扩张联合使用可提高支气管扩张作并降低副风险。而联合使用各自分装于吸入置中的 LABA 和 LAMA 比其中任何一种成分对 FEV1 影响更大。

2. 抗炎药物

（1）吸入糖皮质激素：对于高风险的患者（C 组和 D 组），有研究显示，长期吸入糖皮质激素与长效 β2 受体激动剂的联合制剂，可以提高运动耐量，减少

急性发作频率,提高生活质量。

（2）三联吸入治疗：ICS+LABA+LAMA 的三联治疗,可能改善肺功能及患者主诉,特别是针对有急性加重风险的患者。所以三联吸入治疗的疗效优势在症状严重、中度至极重度气流受限、并有频繁和 / 或严重急性加重病史的慢阻肺患者中。

（3）口服糖皮质激素：住院或急诊对急性加重期使用口服或全身激素可以降低治疗失败率、复发率,并改善肺功能及呼吸困难。但口服糖皮质激素有许多副作用,包括可能导致肌肉无力、功能下降、严重 COPD 患者的呼吸衰竭的骨骼肌病。

3. 稳定期初始药物治疗方案　以对患者症状及急性加重风险的个体化评估为基础的 COPD 管理的初始药物治疗、升降级药物治疗的模式列于图 4-2-1。

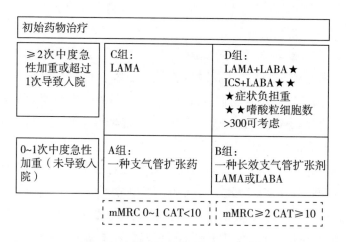

图 4-2-1　稳定期初始药物治疗方案

4. 磷酸二酯酶 4（PDE4）抑制剂　PDE4 的主要作用是通过抑制细胞内 cAMP 的降解来发挥抗炎作用。罗氟司特是一天一次,可减少有慢性支气管炎、重度 - 极重度 COPD、有急性加重病史的、患者需要全身激素治疗的中重度急性加重发生率。

5. 抗生素　近期的研究表明,一些抗菌药物的规律使用可能会降低急性加重率。与常规治疗相比,对易于出现急性加重的患者,1 年内规律使用阿奇霉素（250mg 每日 1 次口服或 500mg 每周 2 次口服）或红霉素（500mg 每日 2 次口服）可减少急性加重风险。

6. 祛痰药　慢性支气管炎或慢阻肺患者可能会出现反复加重的症状,如痰量增加或脓性痰，或二者兼有，改善咳痰可能减轻慢阻肺加重程度。对痰不易咳出的患者可以应用，粘痰溶解剂（黏痰动力药物，黏痰调节剂），常用药物为盐酸氨溴索 30mg 每日 3 次口服和抗氧化剂（N- 乙酰半胱氨酸（NAC）0.6 每日 2 次口服和羧甲司坦 0.5 每日 3 次口服）。对于没有使用 ICS 的 COPD 患者，规律使用黏痰溶解剂如羧甲司坦和 NAC 可能降低急性加重并轻微改善健康状况。

7. 其他药物　目前关于其他具有抗炎潜质的药物正在研究中，包括奈多罗米、白三烯调节剂，英夫利昔单抗（抗肿瘤生长因子 α 抗体），他汀类药物，维生素 D 等，但目前并无明确证据表明，可以控制 COPD 患者急性加重的频率及严重程度。

（二）急性加重期的治疗

1. 选择治疗场所　对于急性加重的患者首先需确定急性加重的原因（多见于细菌或病毒感染），然后确定疾病的严重程度，进行综合评估，根据评估结果，选择治疗场所，回家口服药物，门诊或者住院治疗。

2. 支气管扩张剂　具体药物种类同稳定期。有严重喘息症状的可给予大剂量雾化吸入治疗，例如：沙丁胺醇 500μg，或者沙丁胺醇 1 000μg 加异丙托溴铵 250~500μg，给予患者雾化吸入治疗，以缓解症状。

3. 氧疗　发生低氧血症可给予患者鼻导管或文丘里面罩吸氧，鼻导管吸氧时，吸入氧浓度应为 28%~35%，以免因氧浓度过高，引起二氧化碳潴留。

4. 抗生素　当 COPD 急性加重伴有呼吸困难加重、痰量增多和痰液变浓三个症状时；有包括痰液变浓在内的两个主要症状但需要机械通气（无创或有创）时均应给予抗生素治疗。推荐的抗生素疗程是 5~7 天。抗生素的选择应以当地的细菌耐药情况为依据。通常的经验治疗是阿莫西林加克拉维酸、大环内酯或四环素。对于频繁急性加重、严重气流受限和 / 或需要机械通气的急性加重患者，应行痰液或肺部的其他物质的培养，因为可能存在革兰氏阴性菌（如假单胞菌属）或对上述抗菌药物耐药的病原体。尽管更倾向于口服使用抗生素，但具体给药途径（口服或静脉）取决于患者进食的能力以及抗菌药物的药代动力学。呼吸困难及痰液浓稠度的改善提示治疗有效。

5. 糖皮质激素　对需要住院的急性加重患者，全身激素可改善肺功能（FEV1）、氧合及缩短康复时间住院，可考虑泼尼松龙 30~40mg/d，也可静脉应用甲泼尼龙 40~80mg，每日 1 次，治疗时间不应超过 5~7 天。

6. 机械通气　有创机械通气：对于无法耐受无创通气（Non-invasive

ventilation,NIV)或 NIV 治疗失败的患者或者并发较严重呼吸衰竭的患者使用有创机械通气治疗。经鼻高流量氧疗(high-flow nasal cannula oxygen therapy,HFNC)涉及通过特殊设备经鼻输送加热和增湿的氧气,成人流量最高可达 60L/min,其已成为治疗呼吸衰竭的一种安全、有效的方法。

7. 其他治疗　注意患者营养状态,及是否存在液体失衡,积极处理伴随疾病(冠心病,糖尿病等),及可能出现的并发症。

十一、手术治疗

外科治疗仅适用于有特殊指征得患者,选择适当可有一定疗效,但术后的肺部并发症常见,因此选择手术治疗需十分谨慎。

十二、辅助治疗

(一)长期家庭氧疗

长期家庭氧疗(long term oxygen therapy;long-term oxygen therapy,LTOT)对慢阻肺并发慢性呼吸衰竭的患者可提高生活质量及生存率,对血流动力学,运动能力及精神状态均会产生有益影响。LTOT 使用指征为:间隔超过 3 周两次查出 PaO_2<55mmHg 或 SaO_2≤88%,有或没有高碳酸血症;2.55mmHg<PaO_2<60mmHg 或 SaO_2<89% 合并肺动脉高压,右心衰竭或真红细胞增多症(血细胞比容 >0.55)。一般使用鼻导管吸氧,氧流量为 1~2L/min,吸氧时间 >15h/d。目的是使患者海平面、静息状态下,达到 PaO_2≥60mmHg 和 / 或 SaO_2 达到 90% 以上。一旦开始长期氧疗(LTOT),患者应在 60~90 天后复查动脉血气分析或氧饱和度(分别在吸相同水平的流量入空气时),以确定患者氧疗是否充分,以及仍需继续。NIV 偶尔用于极重度的稳定期 COPD 患者。

(二)康复治疗

肺康复是 COPD 治疗的核心部分,2013 年的《ATS /ERS 共识:肺康复要点与进展》给出了肺康复的定义:肺康复是一种基于对患者全面评估并量身定制的综合干预措施,其包括但不限于运动训练、教育和行为改变,旨在提高 COPD 患者生理心理状况,并促使患者长期坚持促进健康的活动。

1. 意义及进展　肺康复应被视为整体患者管理的一部分,通常包括一系列卫生工作者的参与,帮助患者在疾病的多个方面得到最优化的治疗。肺康复已经被公认对有症状的 COPD 患者是有效的,收益包括改善患者运动耐受、减少呼吸困难和增强生活质量。

然而,目前肺康复只能使少部分慢阻肺患者受益,我们目前要做的是促进肺康复的发展。

2. 目的 综合肺康复的目的是减轻患者呼吸困难症状,优化功能状态,提高患者运动耐力;改善患者生活质量,增加参与社会活动的能力;改善身心状态,长期坚持健康增进行为;减少住院次数,减轻医疗负担,增加生存率。

3. 肺康复的适应证 但近年来,肺康复的适应证已有质的发展,不但适合慢阻肺,也适合如下的情况:

(1)支气管扩张、支气管哮喘、间质性肺病、肺动脉高压等存在呼吸困难、咳嗽和或咳痰的呼吸系统疾病。

(2)误吸等能诱发和或导致呼吸系统疾病加重的其他系统疾病。

(3)慢性气道疾病的急性加重期和各种原因导致的需要机械通气的呼吸衰竭患者。

(4)能减少并发症或加快术后恢复的胸部围手术期患者。

4. 肺康复方法及其处方的制定 肺康复形式多样,为了获得良好的收益,需要制订个体化康复计划,并系统监测,及长期坚持。

(1)患者评估及监测指标:研究显示,慢阻肺急性加重72小时后进行有氧运动似乎是安全的,所以COPD急性发作期患者在入院早期即应开始运动。主管医生需要进行系统的对患者病情评估,执行康复过程中,严密监测观察指标(包括患者基本情况,既往史及合并疾病;生命体征,症状,及ADL评分等),并记录每日完成情况,以便进行评估,调整康复处方,随访12个月,增加患者受益,防止发生不良反应。慢性稳定期的患者应由社区医生延续评估及监测指标,随时调整治疗方案。

(2)医院内康复:肺康复治疗适合大多数COPD患者,并有证据显示它适用于所有分级的COPD患者并改善其运动能力及与生活质量相关的健康状况,特别是对于中-重度患者获益的证据力度很强。即便是存在II型呼衰的患者仍可受益。

医院内的康复处方包括以下几方面,其中呼吸肌训练及气道分泌物是重点。①运动康复:运动训练是综合性肺康复方案的基石,院内可以在医护人员指导下开展主动或被动运动训练,包括上下肢体,躯干肌肉康复运动。根据患者具体完成度,可以选择局部肌肉训练,及全身肌肉训练,并个体化制订康复强度。②呼吸肌康复:包括吸鼻、鼓腹、耸肩等呼吸训练,膈肌训练;使用呼吸训练器训练呼吸肌肉及锻炼呼吸功能。气管切开患者需要注重语音训练及咳痰能力训练等。③气道分泌物的清除：通过全身运动促进痰液清除，但痰液需要提高稀释度，才能通过全身运动提高呼气峰流速来达到促进排痰的目的。调整呼吸模式（通过呼吸训练器的训练及使用）；配合雾化吸入，湿化气道，及在专门训练师的指导下，正确咳嗽及排痰，在保证充分氧合的基础上，有效清除气道分泌物。④吞咽功能障碍的患者：进行进食体位训练，及吞咽功能训练。

（三）临终和姑息治疗

姑息治疗的目标是通过综合评估及治疗患者的躯体及社会心理和精神症状，缓解患者及其家庭的痛苦。

（四）营养支持

对于 COPD 患者（特别是营养缺乏的患者），给予单独营养补充治疗，或者将营养补充作为运动训练的补充，具有在体重、脂肪量、非脂肪体重方面的正面效应。

十三、观察随访

COPD 患者的常规随访是必要的。即使给予了最优治疗，肺功能亦会随时间推移而加重。应监测症状、急性加重与否及客观的气流受限程度以确定何时更改管理方案、识别可能出现的并发症及 / 或合并症。慢阻肺的早期发现，早期干预十分重要。

第三节　慢性阻塞性肺疾病的健康管理

一、医院管理

（一）慢阻肺管理流程

GOLD 2020 将 COPD 治疗推荐方案细化为诊断、初始评估、初始管理、回顾、调整，第一次纳入了完整的慢阻肺管理流程图（图 4-2-2）。GOLD 2020 增加了非药物治疗，尤其是肺康复。该管理流程是基于患者症状严重程度和急性加重风险制订的，临床医生可根据患者病情进行升级或降级治疗。

（二）慢性阻塞性肺疾病的早期诊断、正确评估

对于存在慢性的呼吸道症状或急性、短暂的呼吸道症状加重的就诊患者，或有危险因素（如吸烟史，职业暴露史，或反复发作的下呼吸道感染等）的患

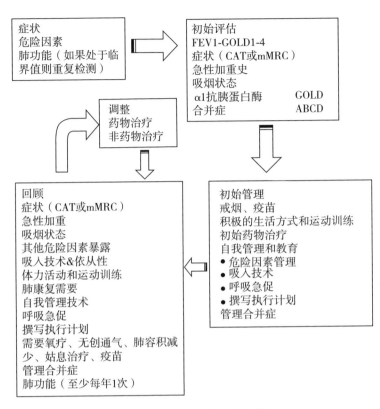

图 4-2-2　慢阻肺管理流程图

者,可通过肺功能检查,早期筛查病例,提高诊断率。早期诊断的病例,需进行综合性评估,具体诊断及评估内容已于第 4 节介绍。对于诊断明确的 COPD 患者规范化治疗,可以延缓肺功能的下降,提高生活质量,降低死亡率,防治并发症。

(三) 稳定期 COPD 的管理

1. 药物治疗　目前以对患者症状及急性加重风险的个体化评估为基础进行 COPD 管理的初始药物治疗、升降级调整用药,具体见慢阻肺治疗循环:对患者症状进行回顾分析,然后评估患者治疗中的吸入技巧及依从性,及非药物治疗策略(包括肺康复和自我管理宣教),根据评估结果进行治疗调整,包括药物升阶梯治疗,调整吸入装置或药物,或者降阶梯药物治疗等;治疗调整后再次观察患者症状,进行评估,及决定是否调整治疗方案,形成慢阻肺治疗循环。

一旦启动治疗,就应注意再次评估是否达到预期目标并识别阻碍治疗成功的因素。随访观察患者对初始反应，必要时调整药物治疗方案(图 4-2-3)。药物治疗方案不是一成不变的，其调整是不断评估，不断完善的过程，应依据治疗原则，考虑药物的不良反应，充分结合患者的个人情况进行调整，以达到最优的治疗效果。

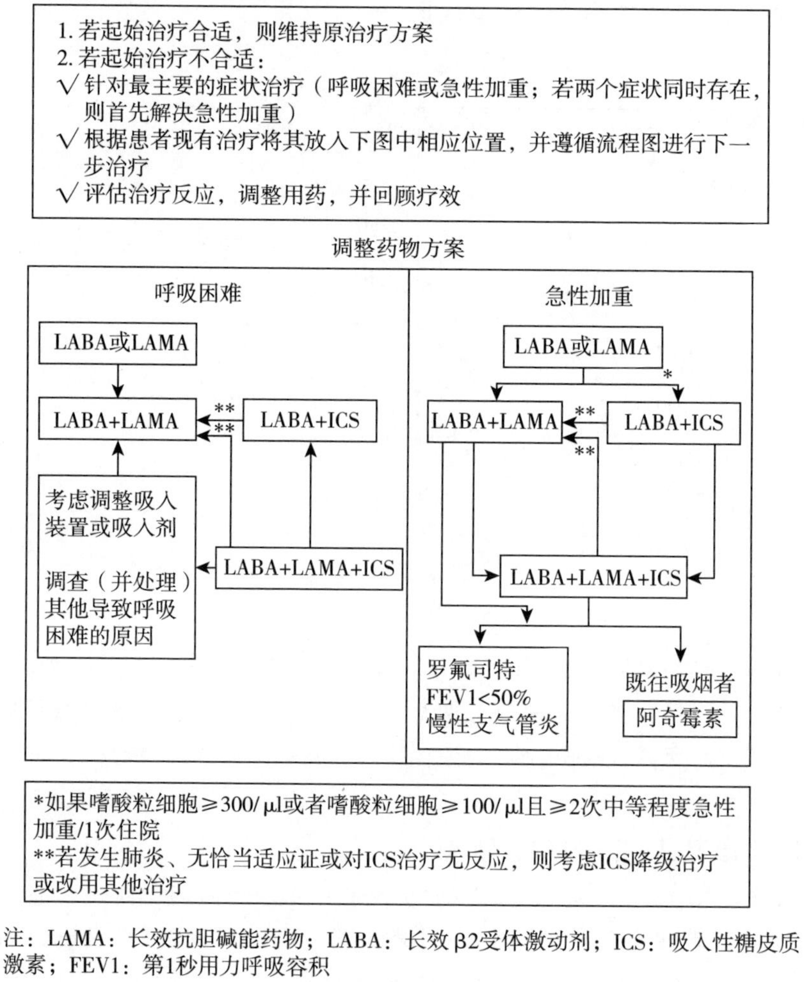
1. 若起始治疗合适，则维持原治疗方案
2. 若起始治疗不合适：
√ 针对最主要的症状治疗（呼吸困难或急性加重；若两个症状同时存在，则首先解决急性加重）
√ 根据患者现有治疗将其放入下图中相应位置，并遵循流程图进行下一步治疗
√ 评估治疗反应，调整用药，并回顾疗效
调整药物方案
呼吸困难
LABA或LAMA
LABA+LAMA
LABA+ICS
考虑调整吸入装置或吸入剂
调查（并处理）其他导致呼吸困难的原因
LABA+LAMA+ICS
急性加重
LABA或LAMA
LABA+LAMA
LABA+ICS
LABA+LAMA+ICS
罗氟司特
FEV1<50%
慢性支气管炎
既往吸烟者
阿奇霉素
*如果嗜酸粒细胞≥300/μl或者嗜酸粒细胞≥100/μl且≥2次中等程度急性加重/1次住院
**若发生肺炎、无恰当适应证或对ICS治疗无反应，则考虑ICS降级治疗或改用其他治疗
注：LAMA：长效抗胆碱能药物；LABA：长效β2受体激动剂；ICS：吸入性糖皮质激素；FEV1：第1秒用力呼吸容积

图 4-2-3 调整药物方案

2. 非药物治疗 应根据患者的可治疗目标进行非药物治疗措施的调整，GOLD 2020 首次加入了非药物治疗随访措施调整表(表 4-2-3)，可作为非药物治疗的调整辅助依据。

表 4-2-3　COPD 非药物治疗随访措施调整表

1. 如果初始治疗效果理想,维持原方案,并提供:
——流感疫苗及其他指南推荐疫苗
——自我管理教育
——评估行为危险因素,如戒烟(如适用)和环境暴露确保:
——维持运动训练和体力活动
——充足睡眠和健康饮食

2. 如疗效不理想,考虑主要的可治疗目标:

呼吸困难:	急性加重:
自我管理教育(撰写执行计划)与综合自我管理	个体化自我管理教育(撰写执行计划):
——肺康复和 / 或肺康复后维持运动训练	——避免加重因素
——呼吸急促和能量保存技术,以及压力管理策略	——如何监测 / 管理症状恶化
	——急性加重时的联系方式

(四)慢阻肺急性加重的管理

治疗 COPD 急性加重的目标是减少肺功能的下降并预防并发症的发生。当患者因 COPD 加重而至急诊就医时,应给予补充氧疗并评估本次是否危及生命、是存在需要考虑无创通气的呼吸做功增加或气体交换障碍。慢性阻塞性肺疾病的管理,主要是院内治疗,具体见(第四节慢阻肺急性加重的治疗)。

二、社区管理

(一)识别和减少危险因素的暴露

识别和减少危险因素的暴露对 COPD 的治疗和预防很重要。

1. 烟草吸入　对于所有仍在吸烟的 COPD 患者,戒烟是关键的干预措施。临床医师和卫生系统应对患者在其每一次就诊时识别出所有的吸烟者,并进行记录和治疗。烟草依赖的治疗是高效价比干预措施,以咨询服务联合药物治疗的形式开展。咨询服务可以以三种方式进行:实践指导、家庭和朋友作为治疗一部分的社会支持以及治疗外安排社会支持。烟草依赖的一线药物治疗——伐仑尼可兰,安非他酮缓释剂,尼古丁口香糖吸入器鼻雾释剂,尼古丁贴剂—是有效的,建议每位无禁忌证尝试戒烟者开具上述药品中至少一种。

2. 室内和室外空气污染　减少室内外污染风险,需要公共政策、地方和国家资源投入、文化改变和患者个人保护的共同努力。减少生物燃料烟尘暴露是世界范围内减少 COPD 分布的重要措施。使用有效的通风、无污染炉灶和其他类似的干预措施可行性好,收益大。

（二）疫苗

1. 流感疫苗　流感疫苗可降低 COPD 患者发生严重疾病（如需住院治疗的下呼吸道感染）和死亡率。并且人口水平的研究表明,COPD 患者,特别是老年 COPD 患者,接种流感疫苗的许多年内,缺血性心脏病的发病风险降低。不良反应往往是轻微并短暂的。

2. 肺炎疫苗　23 价肺炎球菌多糖疫苗（PPSV23）降低 65 岁以下（FEV1<40% 预计值或存在合并症（特别是心脏疾病））的 COPD 患者社区获得性肺炎的发病率。一项大型 RCT 显示在年龄≥65 岁的成年人中,PCV13 对预防疫苗同型病原所致社区获得性肺炎及疫苗同型侵袭肺炎球菌病有明显的预防作用（发病率分别降低 45% 及 75%　）,且作用可维持 4 年。

三、居家管理

（一）肺康复

社区及家庭康复是医院肺康复的延续,同时若患者在家中或社区能保证安全及运动强度,则应鼓励患者在家中或附近社区进行运动,而且为了提高运动康复的依从性,居家康复是发展方向。

训练的内容　包括疾病有关知识的宣教;呼吸训练;支气管卫生技术（有效咳嗽、体位引流）;药物应用;呼吸治疗方法;自我评估和症状管理;社会心理问题;营养支持等。

肺康复运动训练方案设计的原则是超负荷,循序渐进并持之以恒,强调力量及耐力训练、上下肢体育锻炼。方案内容包括:运动频率、运动强度、运动时长、运动类型等。

运动耐力训练包括:①评估最大运动耐力,寻找运动受限原因（通气、换气,呼吸肌肉等）。②运动耐力锻炼,60%~80% 的最大运动量,每天 20~60 分钟,每周 3~5 天。③运动极限:症状加重不能耐受;指脉氧 <88%;Borg 呼吸困难评分 4~6 分。

力量训练:①运动频率:每周 2~3 次;②运动强度:60%~70% 的最大运动量;③运动时间:每次重复 8~12 次,每天进行 1~3 次,具体根据患者的耐力而定。

呼吸肌肉训练:①运动频率:每周 3~6 天;②运动强度:从最大运动量的 30% 开始,（或者从 15% 开始）,每周提高 5%~10%,直到达到 60% 的最大运动量;③运动时间:每天 30~60 分钟或者每次 15 分钟,每天两次。④疗程:

5周以上。

其他肺康复方法还包括：氧疗，无创正压通气，呼吸方式训练，理疗等。患者可以通过氧疗等手段配合，提高康复耐力及训练强度，同时保证患者安全。

（二）社会心理评估和干预

慢性肺部疾病的患者面临无数压力的挑战，有疾病本身、心理和社会等多方面的压力源，患者积极的生活态度和良好的自我调节能力及适应能力是决定生活质量的最主要因素，肺康复在这方面的作用是提供一个社会支持环境。

（三）持续质量改善（CQI）和跟踪（follow-up）

CQI贯穿与肺康复的全过程，并通过不断评估患者康复治疗的结果，修改确定康复方案，为患者提供最适服务，并且在完成院内康复计划后继续患者的家庭康复跟踪。

慢阻肺患者的多层次管理是序贯的，反复调整，不断完善的过程，患者在出院时延续一系列治疗手段，包括：教育、药物优化、监督并纠正吸入技术、评估和优化管理合并症、早期康复、远程监控、持续患者接触等，这些措施对改善患者健康状态及减少再入院率有良好的效果，同时可以改善患者生活质量，降低死亡率。

（王　曼）

参 考 文 献

[1] Global strategy for the diagnosis,management and prevention of chronic obstructive pulmonary disease 2020 report [EB/OL],2019-11-05-2019-11-30.

[2] Global strategy for the diagnosis,management and prevention of chronic obstructive pulmonary disease 2019 report [EB/OL],2018-11-07-2019-11-30.

[3] 陈亚红 .2020 年 GOLD 慢性阻塞性肺疾病诊断、治疗及预防全球策略解读 . 中国医学前沿杂志（电子版），2019,11（12）:32-49.

[4] 郑则广，胡杰英，刘妮 . 呼吸康复治疗研究进展 2017. 中国实用内科杂志,2018,38（5）:393-396.

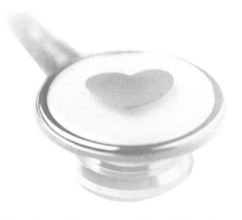

第五篇　老年常见内分泌系统疾病的健康管理

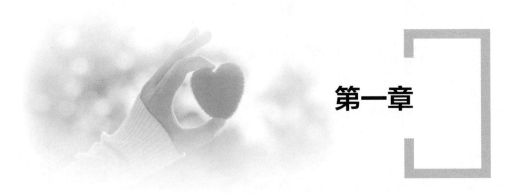

第一章

老年内分泌系统功能特点

一、下丘脑

随着增龄,下丘脑的重量减轻,血液供应减少,结缔组织增加,细胞形态发生改变。老年人的昼夜节律发生了改变,主要表现为神经内分泌系统对环境周期变化的反应能力下降,对光刺激和非光照性刺激的反应减弱。老年人的视上核神经元数量减少,产生昼夜节律冲动的振幅和数目也减少。视上核中精氨酸加压素(arginine vasopressin,AVP)与人的昼夜节律有关,而在老年人中 AVP 晨高夜低的现象消失或明显减弱,这可能导致老年人的失眠、智力下降、抑郁等高发。

二、垂体

老年人垂体的重量可减轻 20%,血供明显减少。结构上,表现为明显的纤维化和铁沉积增多。绝经期后的妇女促卵泡激素(follicle stimulating hormone,FSH)、泌乳素(prolactin,PRL)分泌增加,FSH/LH 明显增高。青年人生长激素(growth hormone,GH)的脉冲分泌明显多于老年人,其幅度也较大。因此老年人表现为年龄相关的 GH 分泌减少,表现为肌肉的容量减少、脂肪容量相对增加、血清脂蛋白升高。神经垂体分泌的抗利尿激素(antidiuretic hormone,ADH)在老年期减少,以致出现肾小管对尿的重吸收减少,出现多尿表现。

三、胰腺和甲状腺

大约 40% 的年龄在 65~74 岁的及 50% 的大于 80 岁的老年人都有葡萄糖耐量异常或者糖尿病,而几乎 50% 的老年糖尿病患者疾病未被诊断。除了 β 细胞胰岛素分泌减少以外,与进食不良相关的外周组织的胰岛素抵抗、身体活动缺乏、腹部脂肪堆积可能都导致了葡萄糖代谢的恶化。

衰老相关的甲状腺功能失调也很常见。老年妇女中有 5%~10% 的人表现出 T_4 水平降低和 TSH 水平升高。这些异常主要是由于自身免疫导致的,因此更像是衰老相关的疾病,而不是衰老进程导致的结果。

四、皮质醇的改变

皮质醇的稳态也受衰老的影响,但是机制尚不清楚。大多数临床研究表明节律性的皮质醇改变随着年龄发生变化。衰老导致皮质醇在夜间水平升高和晨间皮质醇最大值提前。例如,早上 6:30(老年人)出现皮质醇的峰值,而年轻人则出现在早上 9:00。老年人表现出更低的昼夜振幅(24 小时衰减率从峰值减去低点或者变小的斜坡斜率),以及更加不规律的皮质醇分泌模式。

五、性腺、肾上腺、生长激素的改变

这三个激素系统随着正常的衰老表现出更低的循环浓度,这些改变更多被认为是生理性的。激素替代策略已经存在,但是很多方面还是有争议的。在 50 岁左右的女性出现的最急剧和快速的变化就是更年期。在生育年龄的雌激素产生逐渐被非常低而恒定的雌激素水平所替代。多年以来,主流的观点是更年期是由于卵巢滤泡的衰竭导致。另一个观点是中枢神经系统中年龄相关的改变和下丘脑-垂体单元启动了更年期转换。男性的下丘脑-垂体-性腺轴的活性改变则是缓慢而微弱的。在衰老过程中,男性的血浆总睾酮和游离睾酮水平逐渐下降。男性更年期特征性表现为睾丸间质细胞数量减少及其分泌能力下降,与衰老相关的阵发性及刺激下的促性腺激素分泌减少。

第二个激素系统随着增龄而发生改变的是肾上腺功能停滞,描述的是循环中脱氢表雄酮(dehydroepiandrosterone,DHEA)及其硫酸盐(DHEAS)水平的逐渐下降。肾上腺分泌 DHEA 随着时间是逐渐减少的,而促肾上腺皮质激素的分泌一般不变。DHEA 和 DHEAS 的水平在男性和女性中都下降,因此,与血浆中皮质醇水平的维持相比,似乎是由于选择性肾上腺皮质网状带细胞的数量减少导致的激素水平下降,而不是被中枢性(下丘脑的)衰老的"起搏器"所调节。

第三个随着衰老而逐渐下降的内分泌系统是 GH-IGF-1 轴。平均的脉冲振幅、持续时间和 GH 分泌的组分,而不是脉冲频率在衰老过程中逐渐下降。与此同时,男性和女性循环中 IGF-1 的水平都有渐进性的下滑。目前尚无证据表明生长激素分泌停滞过程中有外周因素的参与,其触发的"起搏器"似乎主要位于下丘脑,因为即使在高龄老年人中,垂体性的生长激素细胞可以用生长激素释放肽类治疗恢复其在年轻时的分泌能力。

(林子晶)

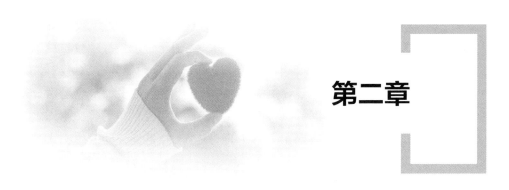

第二章

老年糖尿病及其健康管理

第一节　老年糖尿病的基础知识

一、概述

老年糖尿病是指年龄≥60岁（WHO界定≥65岁），包括60岁以前诊断和60岁以后诊断的糖尿病患者，具有如下特点：①60岁前诊断的老年糖尿病患者合并糖尿病慢性并发症的比例高，60岁以后新发糖尿病患者症状多不典型。②随着年龄的增长，老年糖尿病患者日常生活能力下降，加之肌少症，更容易出现运动伤及跌倒。③发生低血糖的风险增加，更容易发生无低血糖，出现严重后果。④常伴有动脉粥样硬化性心血管疾病（atherosclerotic cardiovascular disease，ASCVD）的危险因素聚集，如肥胖、血脂异常、高血压、高尿酸血症等。⑤易合并肿瘤、呼吸、消化系统等伴随疾病。⑥老年糖尿病患者常为多病共存，需要服用多种治疗药物。

二、流行病学

（一）全球糖尿病的流行病学概况

全球人口老龄化空前的发展速度超越了人类历史的进程，老龄人口（≥60岁）比例的增加伴随着年轻人口（≤15岁）比例的下降，到2050年，老龄人口比例将会从现在的 15% 增至 25%。这种改变将在社会财富分布、养老保险制度、医疗保障体系等多方面给发展中国家和发达国家带来挑战。全球糖尿病患病率(20~79 岁)预计到 2045 年将达到 9.9%；全球糖耐量异常(20~79 岁)的患病率预计到 2045 年将达到 8.3%。糖尿病患患者数最多的 5 个国家分别是中国、印度、美国、巴西和墨西哥,而糖尿病患病率最高的地区是太平洋地区和中东地区。2 型糖尿病在老龄人群中更为流行,并且是公共卫生极大的负担。

(二) 我国 2 型糖尿病的流行病学演进

30 多年来,我国成人糖尿病患病率显著增加。1980 年全国 14 省市 30 万人的流行病学资料显示,糖尿病的患病率为 0.67%。1994 至 1995 年全国 19 省市的流行病学调查显示,25~64 岁的糖尿病患病率为 2.28%。2002 年中国居民营养与健康状况调查同时进行了糖尿病的流行情况调查,结果显示在 18 岁以上的人群中,城市人口的糖尿病患病率为 4.5%,农村为 1.8%。2007—2008 年,CDS 组织全国 14 个省市开展了糖尿病流行病学调查,我国 20 岁及以上成年人的糖尿病患病率为 9.7%。2010 年中国疾病预防控制中心(CDC)和中华医学会内分泌学分会调查了中国 18 岁及以上人群糖尿病的患病情况,显示糖尿病患病率为 9.7%。 2013 年我国慢性疾病及其危险因素监测显示,18 岁及以上人群糖尿病患病率为 10.4%。

三、老年糖尿病的疾病特征

(一) 危险因素

1. 年龄　在全球人口中诊断的及未诊断的 2 型糖尿病患病率都随着年龄升高而升高,在高龄阶段达到持平,甚至轻度降低。糖尿病患病率在中国及日本人中高峰年龄段为 70~89 岁,而在印度亚组中为 60~69 岁,70 岁后出现下降。

2. 遗传因素　研究发现,引发糖尿病的因素是多重的,其中一项重要的因素就是遗传因素。国外一项研究表明,25%~50% 的糖尿患者有阳性家族史,如果糖尿病患者的兄弟姐妹可以活到 70~80 岁,将有 40% 的概率发展为糖尿病,一级亲属发展为糖尿病的比例为 5%~10%。由此可见,糖尿病与遗传密切相关。

3. 肥胖　无论是 1 型糖尿病还是 2 型糖尿病,肥胖都是最重要的导致糖尿病患病的因素之一。研究发现,无论国家、性别和年龄,肥胖者(超重者)糖尿病的患病率都明显的高于非超重者糖尿病的患病率,肥胖者(超重者)的患病率大约是非超重者的3~5倍。

4. 高血压和高血脂 许多研究调查发现,患有高血压和高脂血的人将来发展为糖尿病的概率比血压正常的人将来发展为糖尿病的概率高。

5. 体力活动不足 缺乏运动与2型糖尿病的发生明显相关,一项纳入301 221例对象,包括10个中心前瞻研究的荟萃分析显示:相对于久坐的群体,中等强度的身体活动可降低2型糖尿病的发生,相对危险度为0.69。

6. 其他因素 吸烟也会对糖尿病的发生率产生一定的影响。一项共包括120万参与者,25个前瞻性多中心研究的荟萃分析提示吸烟增加2型糖尿病风险。大量吸烟者($\geqslant 20$ 支/d,RR=1.61)糖尿病风险高于少量吸烟者(RR=1.29),目前吸烟者(RR=1.44)风险高于既往吸烟者(RR=1.23)。充分证据表明糖尿病患病率在不同种族间有差异,这种差异在同一国家的不同种族老年人群中也存在。

(二)临床表现

1. 症状 糖尿病的典型症状为"三多一少",即多食、多饮、多尿及体重下降。部分患者也可以首先表现为乏力、皮肤或外阴瘙痒、视力变化等症状,然而很多老年糖尿病患者,在疾病早期可以没有任何症状或者症状较轻。

2. 合并症

(1) 急性并发症:包括高渗性高血糖状态(hyperosmolar hyperglycemic state,HHS)、糖尿病酮症酸中毒(diabetic ketoacidosis,DKA)及乳酸酸中毒。部分老年糖尿病患者以HHS为首发症状。DKA多因停用胰岛素或出现感染、外伤等应激情况时诱发。乳酸酸中毒常见于严重缺氧及肾功能不全的患者。

相对于DKA小于5%的死亡率,HHS的死亡率仍然高达15%,HHS患者严重脱水、高龄和共病情况的存在,是这些患者高死亡率的原因。老年人发生HHS的倾向可以由以下原因来解释,如血清渗透压的维持受损、渴感降低、水摄入减少(特别是在长期卧床)和利尿剂的使用,渴感降低使得多饮不那么明显,从而不易被自己或他人发现,导致脱水并最终演变为高渗性昏迷。

(2) 慢性并发症:慢性并发症主要包括大血管病变、微血管病变及神经病变。糖尿病大血管病变以动脉粥样硬化为基本病理改变,具有症状相对较轻或缺如,但病变范围广泛且严重、治疗困难、预后差等特点,是老年糖尿病伤残和死亡的主要原因。糖尿病视网膜病变常见,但因多伴有白内障致使实际诊断率下降。老年糖尿病肾损害是多种危险因素共同作用的结果,血肌酐水平不能准确反映肾功能状态,需要计算肌酐清除率。老年糖尿病患者神经系统损害常见,包括中枢神经系统病变、周围神经病变、自主神经病变等。

(3)低血糖:年龄是发生严重低血糖的独立危险因素。老年糖尿病患者发生低血糖的风险增加,更容易发生无意识低血糖、夜间低血糖和严重低血糖,常诱发心脑血管事件、加重认知障碍甚至死亡。

(4)老年综合征:老年糖尿病患者易出现多个系统的功能障碍,包括跌倒、痴呆、尿失禁、谵妄、晕厥、抑郁症、疼痛和衰弱综合征等在内的老年综合征,严重影响患者的生活质量和预期寿命,增加了糖尿病管理的难度。

(5)精神 - 心理和认知的障碍:老年糖尿病患者抑郁症的发生率明显增加,建议对 65 岁以上的糖尿病患者每年进行一次筛查,并予以相应处理。老年糖尿病患者痴呆的发生率明显增加,建议对 65 岁以上的糖尿病患者每年进行一次认知功能的筛查。

(6)骨折:由于骨质疏松、运动能力下降等因素,老年糖尿病患者骨折风险升高,大幅度增加了死亡率和医疗费用。

第二节　老年糖尿病的治疗

一、生活方式干预

(一)个体化血糖控制目标

根据《中国 2 型糖尿病防治指南(2017 版)》,综合评估老年糖尿病患者的健康状况是确定个体化血糖控制目标和治疗策略的基础,血脂、血压也是如此(表 5-2-1)。

(二)营养治疗

2019 年 ADA 推荐所有 1 型糖尿病、2 型糖尿病、妊娠糖尿病患者接受由注册营养师制订的个体化的医学营养治疗(MNT)(A 类证据)。健康素养或计算能力有限、年龄较大、容易发生低血糖的没有使用胰岛素的 2 型糖尿病患者,可以考虑采用简单有效的方法来强化血糖控制和体重管理,强调份数控制和选择健康食物(B 类证据)。

(三)运动疗法

体育锻炼是老年糖尿病管理的一个必要的部分,能在移动性、平衡力、减少摔倒危险、改善社会心理、提高生活质量的相关方面获益。较长时间或不规

表 5-2-1　根据患者健康状况分层的老年糖尿病患者血糖、血压、血脂的治疗建议

患者临床特点/健康状况	评估	合理的 HbA1c 目标/%	空腹或餐前血糖 mmol·L⁻¹	睡前血糖 mmol·L⁻¹	血压/mmHg	血脂
健康(合并较少慢性疾病,完整的认知和功能)	较长的预期寿命	<7.5	5.0~7.2	5.0~8.3	<140/90	使用他汀类药物,除非有禁忌证或不能耐受
复杂/中等程度的健康(多种并存慢性疾病,或2项以上日常活动能力受损,或轻到中度的认知功能障碍)	中等长度预期寿命,高治疗负担,低血糖风险较高,跌倒风险高	<8.0	5.0~8.3	5.6~10.0	<140/90	使用他汀类药物,除非有禁忌证或不能耐受
非常复杂/健康状况较差(需要长期护理,慢性疾病终末期,或2项以上日常活动能力受损,或轻到中度的认知功能障碍)	有限预期寿命,治疗获益不确定	<8.5	5.6~10.0	6.1~11.1	<150/90	评估使用他汀类药物的获益(二级预防为主)

注:源自中华医学会糖尿病学分会.中国2型糖尿病防治指南(2017版).中国实用内科杂志,2018,38(04):292-344.

则的运动锻炼反而是弊大于利，尤其是对于心脑血管疾病接受胰岛素治疗的患者。对于那些发生酮症、缺血性心肌病以及进展期肾病、视网膜病变的患者可以限制体育锻炼的强度。

二、药物治疗

（一）降糖药物的选用原则

药物治疗的总体原则是，根据患者的降糖目标、现有血糖情况、重要脏器功能和经济承受能力等选择合理、便利、可行的降糖药物。可以考虑首选不易出现低血糖的口服降糖药物，如二甲双胍、α-糖苷酶抑制剂、DPP-4 抑制剂等。根据《2018 年 ADA 糖尿病诊疗标准（老年患者部分）》，属于 B 类证据的建议是，在低血糖风险增加的老年人中，首选低血糖风险低的降糖药物；如果可以在个体化糖化目标内实现，则建议对复杂的方案尽量进行简化以降低低血糖的风险。

（二）口服降糖药物

1. 二甲双胍　二甲双胍仍然是 2 型糖尿病老年人的一线用药。其降糖外的效应（对胃肠、乳腺恶性肿瘤发生及发展的抑制延缓，老年痴呆症发生等）及单药极少低血糖风险对于老年人有更多的益处。

2. 噻唑烷二酮类药物　有罗格列酮和吡格列酮，可增加胰岛素敏感性，单用不引发低血糖，但有增加体重、水肿、加重心衰的风险。

3. 胰岛素促泌剂　磺脲类及其他胰岛素促泌剂与低血糖的发生相关，应该谨慎使用。如果需要使用，短效的磺脲类是更好的选择。格列本脲是长效的磺脲类药物，在老年患者中是禁忌的。

4. 肠促胰素类　口服的 DPP-4 抑制剂低血糖发生率低，但是对于老年人来说费用偏高。胰高血糖素样肽 -1（GLP-1）受体激动剂作为注射制剂，需要视觉、操作和认知的技能才能恰当地注射。

5. 钠 - 葡萄糖共同转运体 2 抑制剂（SGLT2i）　SGLT2 抑制剂通过抑制肾脏近曲小管重吸收葡萄糖的 SGLT2 活性，增加尿液中葡萄糖排泄达到降低血糖水平的作用。在具有心血管高危风险的 2 型糖尿病患者中，该药物可使主要心血管不良事件和肾脏事件复合终点发生发展的风险显著下降，心力衰竭住院率显著下降。

6. α- 糖苷酶抑制剂　包括阿卡波糖、伏格列波糖和米格列醇，主要通过抑制肠道糖苷酶的活性，延缓糖类食物的吸收，降低餐后血糖，对于以碳水化合物为主要能量来源的中国老年糖尿病患者更为适用。

7. 胰岛素治疗 胰岛素起始治疗的条件：当最大剂量的非胰岛素药物不能实现个体化治疗目标时，需要给予胰岛素降糖治疗。由于老年人群的特殊性，在使用胰岛素进行降糖前应认真衡量低血糖的风险。开始胰岛素治疗时，务必对患者进行胰岛素注射方法和低血糖防治的宣教，胰岛素剂量应该根据个体化血糖目标逐渐滴定，每日一次的基础胰岛素（如甘精胰岛素、地特胰岛素）副作用最小，对于很多老年患者来说是一个合理的选择。一日多次的胰岛素注射对于合并进展期糖尿病并发症的、限制寿命的共存慢性疾病的或者功能受限的老年患者太过复杂。美国糖尿病协会（ADA）推荐了关于复杂胰岛素方案的简化流程。

三、并发症的治疗

（一）外周血管并发症的治疗

1. 足部保健 选择合适的鞋袜可以避免压力性损伤，使用皮肤保湿霜，可以预防皮肤干燥和皲裂，每日进行自我及手足病医生对足部的检查及清洗是减少皮肤溃疡坏死和截肢的有效途径。对高危糖尿病患者，建议使用专业的治疗鞋。

2. 控制心血管的高危因素 包括控制任何可改变的危险因素，包括吸烟、静坐的生活方式、脂代谢紊乱、高尿酸血症及高血压病。采用阿司匹林或者氯吡格雷进行抗血小板治疗。

3. 药物和手术 单纯动脉管壁增厚伴散在斑块者，需要加用抗血小板药物；下肢动脉管腔狭窄>50%、足背动脉搏动缺失或有运动后下肢无力等症状，可联合西洛他唑长期服用；下肢动脉管腔狭窄>75%、中重度间歇性跛行伴静息痛患者，有条件需行介入治疗。

（二）心脑血管病变

老年糖尿病患者由于伴有心脏自主神经病变，可发生无症状心肌梗死，易合并心律失常或心力衰竭，可导致心源性猝死。老年糖尿病患者应该定期检测颈动脉超声，如有小斑块形成或者头部影像学提示有小缺血灶，应立即开始抗血小板治疗。已经发生脑梗死的患者，重在防止再发。

（三）糖尿病肾病

糖尿病肾病治疗原则：严格饮食管理（限量摄入优质蛋白，0.6~0.8g/(kg·d)，减轻肾脏负担。治疗措施包括尽早使用肾素-血管紧张素系统（RAS）抑制剂、严格控制血糖和血压、减轻体重、控制高尿酸血症及改善肾脏微循环等。

（四）糖尿病视网膜病变

目前针对病因的治疗均处于实验研究阶段，其中包括山梨醇醛糖还原酶抑制剂、非酶性糖基化抑制剂、蛋白激酶及视网膜内某些生长因子抑制剂等。临床实践证明治疗视网膜病变的有效治疗手段是激光治疗和玻璃体手术治疗。

（五）糖尿病外周神经病变（diabetic peripheral neuropathy，DPN）

老年糖尿病患者约 50% 以上合并糖尿病外周神经病变（diabetic peripheral neuropathy，DPN）。以感觉神经、自主神经受损最为常见，临床表现多样。α-硫辛酸、依帕司他、甲基维生素 B_{12} 和某些中草药等在改善 DPN 引起的感觉异常、肢体麻木和疼痛方面有一定效果。

第三节   老年糖尿病的健康管理

一、概述

我国糖尿病管理任重而道远。2013 年中国慢性疾病及其危险因素监测报告显示，全国糖尿病知晓率、治疗率和控制率分别为 38.6%、35.6% 和 33%，这样的问题一方面源于我国的医疗投入仍然偏重于临床，另一方面是我国的医疗资源分布不均，尤其是农村和基层的公共健康服务比较落后。

（一）糖尿病的三级预防

随着人们寿命的普遍延长，世界上大多数国家的老年糖尿病患者显著增加，这就不可避免的为卫生预防资源及卫生护理带来很大的压力，导致了预防状态的改变，是从二级预防向一级预防转化。一级预防目标是控制 2 型糖尿病的危险因素，预防 2 型糖尿病的发生；二级预防的目标是早发现、早诊断和早治疗 2 型糖尿病患者，在已诊断的患者中预防糖尿病并发症的发生；三级预防的目标是延缓已发生的糖尿病并发症的进展、降低致残率和死亡率，并改善患者的生存质量。

（二）三级预防的策略

1. 一级预防的策略   2 型糖尿病的一级预防指在一般人群中开展健康教育，提高人群对糖尿病防治的知晓度和参与度，倡导合理膳食、控制体重、适量运动、限盐、控烟、限酒、心理平衡的健康生活方式，提高社区人群的糖尿病防治意识。

多项随机对照研究显示,葡萄糖耐量异常(impaired glucose tolerance,IGT)人群接受适当的生活方式干预可延迟或预防 2 型糖尿病的发生。中国大庆研究的生活方式干预组推荐患者增加蔬菜摄入量、减少酒精和单糖的摄入量,鼓励超重或肥胖患者(BMI>25)减轻体重,增加日常活动量,每天进行至少 20 分钟的中等强度活动;生活方式干预 6 年,可使以后 14 年的 2 型糖尿病累计发生风险下降 43%。芬兰糖尿病预防研究(DPS)的生活方式干预组推荐个体化饮食和运动指导,每天至少进行 30 分钟有氧运动和阻力锻炼,该研究平均随访 7 年,可使 2 型糖尿病发生风险下降 43%。

2. 二级预防的策略 2 型糖尿病防治中的二级预防指在高危人群中开展疾病筛查、健康干预等,指导其进行自我管理。高危人群的定义:对于老年患者来说,具有下列任何一个及以上的糖尿病危险因素者:①年龄≥40 岁;②有糖尿病前期(IGT、IFG 或两者同时存在)史;③超重(BMI≥24)或肥胖(BMI≥28)和 / 或中心型肥胖(男性腰围≥90cm,女性腰围≥85cm);④静坐生活方式;⑤一级亲属中有 2 型糖尿病家族史;⑥有 GDM 史的妇女;⑦高血压(收缩压≥140mmHg(1mmHg=0.133kPa)和 / 或舒张压≥90mmHg),或正在接受降压治疗;⑧血脂异常[高密度脂蛋白胆固醇(HDL-C)≤0.91mmol/L 和 / 或甘油三酯(TG)≥2.22mmol/L],或正在接受调脂治疗;⑨动脉粥样硬化性心血管疾病患者;⑩有一过性类固醇糖尿病病史者;⑪多囊卵巢综合征(PCOS)患者或伴有与胰岛素抵抗相关的临床状态(如黑棘皮征等);⑫长期接受抗精神病药物和 / 或抗抑郁药物治疗和他汀类药物治疗的患者。在上述各项中,糖尿病前期人群及中心性肥胖是 2 型糖尿病最重要的高危人群,其中 IGT 人群每年有 6%~10% 的个体进展为 2 型糖尿病。

3. 三级预防的策略

(1)继续血糖、血压、血脂控制:强化血糖控制可以降低已经发生的早期糖尿病微血管病变(如非增殖期视网膜病变、微量白蛋白尿等)进一步发展的风险。但在糖尿病病程较长、年龄较大且具有多个心血管危险因素的人群中,强化血糖控制对降低心血管事件和死亡发生风险的效应较弱。已有充分的临床研究证据表明,在已经发生过心血管疾病的 2 型糖尿病患者中,应采用降压、调脂和阿司匹林联合治疗,以降低 2 型糖尿病患者再次发生心血管事件和死亡的风险。

(2)对已出现严重糖尿病慢性并发症者,推荐至相关专科治疗。

二、糖尿病的健康管理

(一)糖尿病的分层管理模式演进

我国早期糖尿病的分级管理开展形式是三级预防,近年来在国家医疗改革背景的前提下,开始探索糖尿病分级诊疗,并逐步制定了糖尿病并发症或合并症的分级管理,如低血糖、糖尿病足、糖尿病肾病、糖尿病视网膜病变、心脑血管疾病等,但发展尚不成熟。分级诊疗核心是医院-社区上下联动,无缝对接,实现糖尿病全程管理,各地区根据当地医疗条件制定不同的糖尿病分级诊疗模式。

(二)糖尿病在医院的管理

住院血糖管理模式是在管理理念指导下构建起来,由管理方法、管理制度、管理工具、管理程序组成的住院血糖管理行为体系结构。参照美国临床内分泌医师协会(AACE)住院患者血糖管理模式,结合我国住院患者及医院管理实情,中国住院患者血糖管理专家组对我国住院血糖管理模式进行以下推荐。中国住院患者血糖管理专家组推荐我国住院血糖管理分为以下三种模式:①科室管理模式;②会诊管理模式;③互联网管理模式。

1. 科室管理模式　住院患者血糖由患者所在科室的医护人员、健康教育工作者、营养师、患者等共同参与的血糖管理模式。这一模式适用于:①集中收治在内分泌科的患者及非内分泌科病区患者;②入院前血糖控制尚可,住院期间可继续入院前降糖方案;③住院期间按照临床指南给予基础-餐时胰岛素注射方案,血糖容易达标;④收治重症病区患者病区医师,能按照临床指南规范使用并合理调整胰岛素方案。

2. 会诊管理模式　非内分泌科住院患者血糖除了由患者所在科室的医护人员、健康教育工作者、营养师、患者等参与血糖管理外,血糖控制不良、临床状态特殊、降糖方案制订困难时,由内分泌科医师通过会诊方式参与的血糖管理模式。在会诊管理模式中,有一种由内分泌科医生及糖尿病教育小组的护士组成核心管理团队,其他非内分泌科室的护士也参与其中共同管理住院血糖的会诊模式,这一模式可以称为糖尿病团队管理模式。此模式适用患者:①住院期间按照临床指南使用及调整胰岛素治疗方案,但血糖仍不能达标的患者;②合并特殊情况的患者:进食不规律、需肠内营养、应激、带有糖尿病急性并发症、糖尿病妊娠、围手术期、合并使用糖皮质激素免疫抑制剂等。

3. 互联网管理模式　利用住院患者互联网管理系统与患者血糖监测数

据管理系统相结合,使院内任何科室的糖尿病患者都能及时接受糖尿病医护的远程系统指导,包括糖尿病教育、血糖监测及治疗方案的制订与调整。互联网系统管理模式适用条件及患者:已纳入系统管理、且录入信息准确、能配合医护治疗方案执行的患者。系统管理通过对患者连续的主动的个性化服务与管理,实现了院内内分泌科 - 非内分泌科血糖管理无缝链接。互联网系统管理模式是未来极具前景和应用推广价值的住院血糖管理模式。

(三)糖尿病在社区的管理

现代医学发展正朝着生物 - 心理 - 社会的现代模式深入发展,对传统的医学模式提出了巨大的挑战。现代新型医学模式的发展,提出慢性疾病的预防和治疗,不再单纯依靠医院进行,从而增加患者本人和其家庭对于疾病防治的积极参与性。2007 年贾伟平教授提出通过转化医学将现有研究成果落实到社区医疗卫生服务中,促进科技成果转化,首先提出了医院 - 社区 - 患者三级管理模式。三级医院负责提供精确、权威的技术指导,对患者进行宣教,提供专业的治疗意见,对社区医生进行培训,负责为基层医学人员进行知识的强化和更新。社区卫生机构对患者进行管理和随访,确保糖尿病教育和治疗的有效落实。同时,建立双向转诊体制,轻患由社区管理,重患转诊至三级医院,保证医疗资源的合理利用,避免医疗资源的浪费。

1. 向二级及以上医院转诊的标准

(1)诊断困难和特殊患者:①初次发现血糖异常,临床分型不明确者;②儿童和青少年(年龄 <18 岁)糖尿病患者;③妊娠和哺乳期妇女血糖异常者。

(2)治疗困难:①原因不明或经基层医生处理后仍反复发生低血糖者;②血糖、血压、血脂长期治疗不达标者;③血糖波动较大,基层处理困难者;④出现严重降糖药物不良反应难以处理者。

(3)并发症严重:①糖尿病急性并发症:严重低血糖或高血糖(疑似为 DKA、HHS 或乳酸性酸中毒);②糖尿病慢性并发症的筛查、治疗方案的制订和疗效评估在社区处理有困难者;③糖尿病慢性并发症导致靶器官严重损害需要紧急救治者;④糖尿病足出现皮肤颜色的急剧变化;局部疼痛加剧并有红肿等炎症表现;新发生的溃疡;原有的浅表溃疡恶化并累及软组织和骨组织;播散性的蜂窝组织炎、全身感染征象;骨髓炎等。

(4)其他:医生判断患者需上级医院处理的情况或疾病时。

2. 转回基层医疗卫生机构的标准

(1)初次发现血糖异常,已明确诊断和确定治疗方案且血糖控制比较稳定。

（2）糖尿病急性并发症治疗后病情稳定。

（3）糖尿病慢性并发症已确诊、制订了治疗方案和疗效评估，且病情已得到稳定控制。

（4）其他经上级医疗机构医生判定可以转回基层继续治疗管理的患者。

3. 社区糖尿病分类管理方法　在社区管理中，根据老年糖尿病患者所面临的危险因素不同可以简单进行分类管理。一般管理即老年患者的参与性较高、自我控制力较好，对于社区医疗工作者的健康管理方案可以认真执行，能主动配合医生进行健康管理计划的调整和改进；互动管理是针对老年患者中具有很强的自主力，能通过科学的计划进行自我健康管理，并且能通过信息平台进行数据记录与分析，能够跟医生合作进行自我健康管理；强化管理是针对那些病情较严重或者配合度不高的老年患者实施的。强化管理的标准如下：①糖尿病患者本着自愿的原则进入糖尿病的社区强化管理；②对社区强化管理的患者应该注册登记并建立电子健康档案；③社区强化管理的糖尿病患者，每月至少到社区卫生服务站就诊一次，未能按时来就诊的糖尿病患者，社区医师应追访并记录其原因；④社区强化管理的糖尿病患者，除每月常规查体及查快速血糖外，每三个月复查糖化血红蛋白，每6个月复查血生化和尿常规，每12个月查眼底和心电图；⑤对社区强化管理的糖尿病患者，社区医师应在药物治疗的基础上，同时加强对患者的饮食治疗、运动治疗、自我监测和健康教育；⑥对经积极治疗后仍血糖控制不佳或者出现严重并发症者，社区医师应及时转诊；⑦社区卫生服务中心应定期和不定期的检查各个社区卫生服务站的糖尿病的强化管理的情况。

4. 基层糖尿病管理流程　2009年起，糖尿病基层防治管理工作作为国家基本公共卫生服务项目在全国推广实施；2015年起，糖尿病作为国家分级诊疗首批试点疾病，依托家庭医生签约制度推动糖尿病患者的基层首诊、基本诊疗和防治管理。为了指导基层医务人员为居民提供综合性的糖尿病防治管理服务，2018年，国家卫生健康委员会基层卫生司委托中华医学会成立国家基层糖尿病防治管理办公室，特组织糖尿病相关领域及基层医疗卫生专家共同制定了《国家基层糖尿病防治管理指南(2018)》（以下简称《指南》）。《指南》适用于基层医疗卫生机构，包括社区卫生服务中心、乡镇卫生院、村卫生室，并提出基层健康管理流程见图5-2-1。

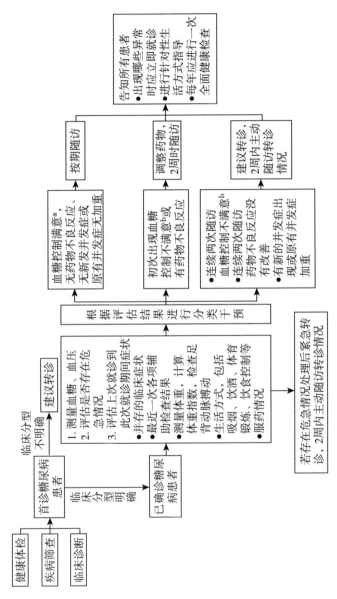

图 5-2-1　基层糖尿病健康管理流程图

源自中华医学会糖尿病学分会，国家基层糖尿病防治管理办公室．国家基层糖尿病防治管理指南（2018）．中华内科杂志，2018，57（12）：885-893．

注：ᵃ 血糖控制满意为空腹血糖 <7.0mmol/L，非空腹血糖 <10mmol/L，糖化血红蛋白 <7.0%；ᵇ 血糖控制不满意为空腹血糖 ≥7.0mmol/L，非空腹血糖 ≥10.0mmol/L，糖化血红蛋白 ≥7.0。

（四）糖尿病的自我管理

1. 自我管理内容　老年糖尿病的自我管理是指采取合理的科学的方法如定期监测血糖、遵医嘱按时按量的服药、合理饮食、有规律的运动、来控制血糖,防止低血糖的发生。

（1）健康教育:健康教育是提高患者的自我管理能力以及获得知识来源的关键途径,糖尿病确诊后应立即施行。让患者在病情监测控制、血糖监测、运动锻炼过程中以及对待疾病的态度得到更好的改善。可以通过网络知识平台、微信等方面进行健康宣教,从病情发展的原因、机制、临床表现、治疗方法、等方面进行了解;从而使患者有效地控制血糖,减少其并发症的发生,减少其危害。

（2）同伴教育:同伴教育是指具有相同经历或者社会地位的人相互间的教育和帮助,能有效提高患者的自我管理能力。研究表明,同伴教育模式可以让同等经历的患者在社会支持水平和自我效能上得到提高,而且患者的自我管理能力水平也得到明显的提高。同伴教育领导者是经过专业的培训、精挑细选的专业卫生保健人员完成的,不仅节约卫生资源,又能替代专业人员作为指导。

（3）情绪管理及角色管理:糖尿病患者的主要压力来源有担心预后和费用、害怕并发症、怀疑治疗效果、畏惧疾病终生伴随,主要有失望、愤怒、内疚、焦虑、恐惧等表现,有些人会出现自我价值感降低和自我形象紊乱。患者应及时寻求医务人员以及家属的支持和帮助,帮助自己适应现阶段的角色,重新塑造自我价值观,使自己尽早恢复社会角色定位。

2. 自我管理工具　糖尿病是一种慢性乃至终身性疾病,一经诊断即要开始复杂的、持续终身的自我照顾,给糖尿病保健带来巨大挑战。无论是对于糖尿病患者还是高危人群,糖尿病自我管理(diabetes self-management, DSM)都是糖尿病有效保健的一个关键组成部分。DSM 指糖尿病患者为应对病情所采取的行动和选择,包括使用一系列技能、知识和应对策略。而医护人员、医疗单位和卫生保健系统为患者自我管理提供的帮助则称为自我管理支持。糖尿病自我管理教育与支持(diabetes self-management education and support,DSME/S)是糖尿病患者进行适当自我保健所需的信息和技能以及应用上述技能进行自我保健行为所需的相关支持。而自我管理处方是将 2 型糖尿病全方位自我管理所需的知识和技能以处方形式综合为一体的个体化教育管理工具,既是 DSME/S 的实践工具也是 DSME/

S 的支持形式之一,随着处方的实施和改进,能将 DSME/S 延续并形成持续支持的行为改变闭环。2017 年 12 月中华医学会糖尿病学分会糖尿病教育与管理组发布了《中国 2 型糖尿病自我管理处方专家共识》,为更好地开展DSME/S 和推广自我管理处方,四川大学华西医院的袁丽和杨晓玲教授等人参考 Triangle 分层管理模型(表 5-2-2)及《中国 2 型糖尿病防治指南》等,建立了一个糖尿病分层分级管理路径(表 5-2-3),以便高效管理患者,优化患者的转归。

表 5-2-2 糖尿病 Triangle 分层分级管理标准

DSME/S 分层	分层标准					
	血糖					近一周自我管理行为评分(SDSCA-11,分)
	近一周平均空腹血糖、餐后血糖 /mmol·L⁻¹		最近 3 个月内的 HbA1c/%		近 1 周低血糖次数 / 次	
	<65 岁	>65 岁	<65 岁	>65 岁		
高危层	空腹血糖≥10mmol/L,且餐后血糖 >13.9mmol/L		≥9		≥2	≤4.1
中危层	7mmol/L≤空腹血糖<10mmol/L、餐后任意值或空腹血糖≥10mmol/L、餐后血糖≤13.9mmol/L	空腹血糖<10mmol/L、餐后血糖≥12mmol/L 或空腹血糖≥10mmol/L、餐后血糖≤13.9mmol/L	7~9	8~9	1	4.2~5.5
平稳层	4.4mmol/L≤空腹血糖<7mmol/L、餐后血糖≤10mmol/L	8mmol/L≤空腹血糖<10mmol/L、且 8mmol≤餐后血糖<12mmol/L	<7	<8	0	>5.6

续表

DEME/S 分层	分层标准			DEME/S 分级
	并发症		合并症	
	近1年内急性并发症（DKA/HHS/糖尿病乳酸性酸中毒）发生次数/次	慢性并发症病情	心脑血管疾病	
高危层	≥2	① 糖尿病肾病 Ⅳ 期和 Ⅴ 期 ② 糖尿病视网膜病变：重度非增生型视网膜病变、增生型视网膜病变 ③ 症状性糖尿病神经病变 ④ ADA糖尿病足危险分级：3级	有明确心脑血管疾病	一级教育与支持
中危层	1	① 糖尿病肾病 Ⅰ~Ⅲ 期 ② 糖尿病视网膜病变：轻度至中度非增生型视网膜病变 ③ 无症状性糖尿病神经病变 ④ ADA糖尿病足危险分级：1~2级	无心脑血管疾病，但年龄≥40岁伴有心血管疾病危险因素（早发性心血管疾病家族史、吸烟、高血压、血脂紊乱或蛋白尿）	二级教育与支持
平稳层	0	ADA糖尿病足危险分级：0级	无心脑血管疾病：年龄<40岁；或≥40岁且无心血管危险因素	三级教育与支持

注：DSME/S：糖尿病自我管理教育与支持；SDSCA：糖尿病自我管理行为量表；DKA：糖尿病酮症酸中毒；HHS：高血糖高渗状态；ADA：美国糖尿病学会；糖尿病足危险分级：0级，无保护性感觉缺失、无外周动脉疾病、无畸形；1级，保护性感觉缺失±畸形；2级，保护性感觉缺失±外周动脉疾病；3级，有足溃疡史或截肢史。

表 5-2-3　DSME/S 分级内容

DSME/S 分级	DSME/S 内容
一级教育与支持	1. 门诊随访：首次 0.5 个月，以后 1 次 / 月
	2. 电话随访：频次 1、2、3、6 个月，针对患者 APP 记录内容进行反馈及答疑，并补充 APP 遗漏信息，调整或重新制定自我管理处方
	3. APP 管理：患者按照处方要求执行并记录血糖、饮食、运动、病情变化等信息，信息输入后由人工智能系统完成简单信息反馈，危急指标时预警并短信通知教育者处理。教育者每周查阅信息 1 次
	4. 行为管理：强化疾病知识，树立信念，发现患者存在的主要问题针对性解决，并与其协商初步建立行为改变的方案
二级教育与支持	1. 门诊随访：首次 0.5 个月，以后 1 次 /2 个月
	2. 电话随访：频次 1、3、6 个月，针对患者 APP 记录内容进行反馈及答疑，并补充 APP 遗漏信息，调整或重新制定自我管理处方
	3. APP 管理：患者按照处方要求执行并记录血糖、饮食、运动、病情变化等信息，信息输入后由人工智能系统完成简单信息反馈，危急指标时预警并短信通知教育者处理。教育者每周查阅信息 1 次
	4. 行为管理：寻找行为改变的阻碍因素，并调整行为改变的方案
三级教育与支持	1. 门诊随访：首次 0.5 个月后，以后 1 次 /2 个月
	2. 电话随访：频次 1、6 个月，针对患者 APP 记录内容进行反馈及答疑，并补充 APP 遗漏信息，调整或重新制定自我管理处方
	3. APP 管理：患者按照处方要求执行并记录血糖、饮食、运动、病情变化等信息，信息输入后由人工智能系统完成简单信息反馈，危急指标时预警并短信通知教育者处理。教育者每周查阅信息 1 次
	4. 行为管理：维持健康行为，鼓励参与同伴教育

注：源自袁丽，杨小玲. 糖尿病分层分级管理中自我管理处方应用思考. 中华糖尿病杂志,2018,10(5):314-317.

　　DSMS 是在糖尿病教育的基础上演变而来的，我国糖尿病教育起始于 20 世纪 90 年代初，但目前糖尿病教育和管理现状仍存在很多不足，如教育内容单调、讲者随意性强、缺乏系统评估和随访、教育与行为改变脱节、脱离患者需求等。2017 年中华医学会糖尿病学分会发布了《中国 2 型糖尿病自我管理处方专家共识(2017 年版)》(以下简称《共识》)，为中国糖尿病教育和管理提供了参考标准。该《共识》以规范糖尿病教育管理为目标，充分结合患者的个体化需求，选择合适的时机，量化自我管理的内容、目标和预期效果，旨在最终实现糖尿病患者的行为改变，减少慢性并发症，提高生活质量。中华医学会糖尿病分会糖尿病教育与管理学组在组长郭晓蕙教授的带领下开发了依托互联网智能管理系统的 2 型糖尿病自我管理电子处方,极大提高了糖尿病教育管理效率。

3. 自我管理处方的流程　基于已经建立的糖尿病分层分级管理路径,在患者首诊时即通过综合评估建档,按年龄、血糖、糖化血红蛋白、低血糖、自我管理行为、并发症等 7 个指标将患者分为高危层、中危层和平稳层,分别制定 DSME/S 的等级和不同层级的自我管理处方(内容包括控制目标、饮食管理、血糖监测、营养治疗、运动治疗和知识学习)。日常随诊包括随访、APP 管理和行为管理。若发现患者出现影响自我管理新的复杂因素(如出现新的并发症需要调整药物、出现身体功能受限如视力受损、移动受限;出现情感障碍如焦虑和抑郁;出现基本生活需求如食物获取和经济能力有限时)、管理方案发生改变时以及最终 6 个月管理结束时,需调整或重新制定自我管理处方。

有效的糖尿病管理模式,可以使患者的疾病得到不同程度的良好控制。政府部门以及医疗工作者们可以根据地域、人口分布、患者群文化程度以及医疗从业环境等不同,尝试建立易于本地操作的管理模式,使卫生资源达到更合理的运用,提高疾病的控制水平,同时可将合理的管理模式推广至高血压、慢性阻塞性肺病等慢性非传染疾病领域,使更多患者受益。

(林子晶　王晶)

参 考 文 献

[1] 中华医学会糖尿病学分会.中国 2 型糖尿病防治指南(2017 年版).中国实用内科杂志.2018,38(04):292-344.

[2] 中国老年医学学会老年内分泌代谢分会,国家老年疾病临床医学研究中心(解放军总医院),中国老年糖尿病诊疗措施专家共识编写组.中国老年 2 型糖尿病诊疗措施专家共识(2018 年版).中华内科杂志.2018,57(09):626-641.

[3] American Diabetes Association.Introduction:Standards of Medical Care in Diabetes-2019. Diabetes Care 2019,42(Suppl 1):S1-S2.

[4] 中华医学会糖尿病学分会,国家基层糖尿病防治管理办公室.国家基层糖尿病防治管理指南(2018).中华内科杂志.2018,57(12):885-893.

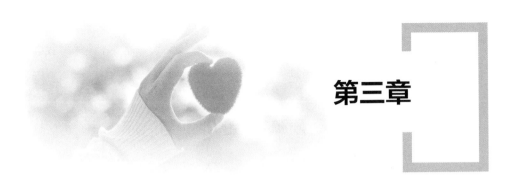

第三章

骨质疏松症及其健康管理

第一节　骨质疏松症的基础知识

一、概述

　　骨质疏松症（osteoporosis，OP）是一种以骨量降低和骨组织微结构破坏为特征，导致骨脆性增加和易于骨折的全身性骨病。骨质疏松症分为原发性和继发性两大类，原发性骨质疏松症包括绝经后骨质疏松症（Ⅰ型）、老年骨质疏松症（Ⅱ型）和特发性骨质疏松症（包括青少年型）。老年骨质疏松症是指70岁以后发生的骨质疏松。本章节主要介绍老年性骨质疏松。

二、流行病学

　　骨质疏松症是一种与年龄增长相关的骨骼疾病。随着我国人口老龄化日益严重，老年骨质疏松症已成为严重影响老年人身体健康的重要慢性疾病之一。研究表明，2016年中国60岁以上的老年人骨质疏松症患病率为36%，其中男性为23%，女性为49%，这说明骨质疏松症已成为我国面临的重要公共卫生问题。

三、并发症及危害

　　骨质疏松症最严重的后果是骨质疏松性骨折，骨质疏松性骨折的危害巨大,患者生活质量明显下降,是老年患者致残和致死的主要原因之一。因此,加强我国老年骨质疏松症的健康教育及医疗管理、提高诊疗水平,对保障我国老年人群健康、节约卫生经济具有重要意义。

第二节　骨质疏松症的诊断与治疗

一、病因和发病机制

老年性骨质疏松症的病理特征是骨矿含量下降,骨微细结构破坏,表现为骨小梁变细、骨小梁数量减少、骨小梁间隙增宽。由于男性峰值骨量高于女性,出现骨丢失的年龄迟于女性,而且雄激素水平的下降是"渐进式",故老年男性骨丢失速度较慢,骨质疏松的程度轻于女性。老年女性由于绝经后雌激素"断崖式"下降开始对骨代谢的影响,随增龄因素的共同影响,骨质疏松程度较重。

老年性骨质疏松症的发病因素和发病机制涉及很多方面,其中,增龄造成的器官功能减退是主要因素。此外,增龄和雌激素缺乏使免疫系统持续低度活化,处于促炎性反应状态。炎症反应介质诱导刺激破骨细胞,并抑制成骨细胞,造成骨量减少。钙和维生素 D 的摄入不足,皮肤中维生素 D 原向维生素 D 的转化不足,肾功减退,维生素 D 的羟化不足,骨髓间充质干细胞成骨分化能力下降以及体力活动减少、肌肉衰退,对骨骼的应力刺激减少,对骨代谢调节障碍等,这些因素都影响骨代谢,形成骨质疏松。此外,老年人往往是多种慢性疾病共存,这些疾病以及相关的治疗药物都可能加重老年骨质疏松症的发生和发展。

骨质疏松症及骨折的发生是遗传因素和环境因素共同作用的结果。老年人常见的危险因素主要体现在高龄、体力活动减少、过量吸烟饮酒史、低体质量、营养失衡、跌倒风险及合并多种慢性疾病等。

二、临床表现

骨质疏松症初期由于临床表现不明显,往往被忽略,许多患者当出现严重骨痛甚至是骨折时才被诊断,因此也被称为"寂静的疾病"。轻症患者无症状,较重的患者有腰背疼痛、乏力或全身性骨痛,严重的骨质疏松患者,因锥体压缩性骨折,可出现驼背等脊柱畸形,甚至因多发胸椎压缩性骨折出现胸廓畸形影响心肺功能,尤其多见于高龄患者。除了骨痛、脊柱畸形、骨折等常见临床表现外,2017 年中国原发性骨质疏松指南首次提出骨质疏松患者的"心理及生活质量"变化,主要的心理异常包括恐惧、焦虑、抑郁、自信心丧失等,应重视和关注骨质疏松患者的心理异常,尤其是老龄患者出现这种变化的概率更大,需要特殊关注。

三、实验室检查及评估手段

骨质疏松症的诊断以及鉴别诊断需要一些必要的血生化检查、影像学检查及骨密度测定支持诊断并为制定治疗方案提供依据。

(一) 基本的实验室检查项目

血常规、尿常规、一般血生化检查项目、血清蛋白免疫电泳、尿生化指标、骨转换标志物等,提供骨质疏松的诊断尤其是鉴别诊断的思路。

(二) 影像学检查

包括骨骼 X 线影像或者是根据特殊需求行骨骼 CT 或磁共振检查。X 线显像发现骨质疏松时骨质丢失已经达到 30% 以上,因此 X 显像判断骨密度不是诊断骨质疏松的早期检查,但是胸腰椎的 X 线影像可以判断锥体压缩性骨折程度,进一步的磁共振检查有利于骨科医生在外科干预前作出精确的判断。

(三) 骨密度及骨测量方法

骨密度是指单位体积(体积密度)或单位面积(面积密度)所含的骨量,目前有几种骨密度及骨的测量方法临床上地位不同。

1. 双能 X 线吸收检测法(dual energy X-ray absorptiometry,DXA) 是最常用的骨密度测量方法,用于骨质疏松症的诊断、骨折风险性预测和药物疗效评估。对于≥65 岁女性和≥70 岁男性,推荐直接进行 DXA 进行骨密度检测。由于 DXA 正位腰椎测量感兴趣区包括椎体及其后方的附件结构,故其测量结果受腰椎的退行性改变(如椎体和椎小关节的骨质增生硬化等)和腹主动脉钙化影响,可能会低估老年骨质疏松症患者骨密度水平,因此强烈推荐同时检测股骨近端及腰椎。

2. 定量 CT(quantitative,QCT) 可以较早的在骨质疏松早期反映松质骨的病变,也可用于骨质疏松药物疗效观察。对于无 DXA 的医疗机构或不愿接受 DXA 的诊断人群,建议使用 QCT 或结合脆性骨折史和其他椎体影像学检查对老年骨质疏松症进行诊断。

3. 外周骨定量 CT 主要用于评估绝经后妇女髋部骨折的风险。

4. 定量超声 用于骨质疏松风险人群的筛查和骨质疏松性骨折的风险

评估,但是不能用于骨质疏松症的诊断和药物疗效的判断。

(四)骨质疏松症风险评估工具

骨质疏松症发病机制复杂,涉及多种因素,对个体进行骨质疏松症风险评估,有助于骨质疏松症的早期防治。目前评估骨质疏松症风险的方法比较多,中国原发性骨质疏松诊治指南推荐国际骨质疏松基金会(International Osteoporosis Foundation,IOF)骨质疏松风险一分钟测试题和亚洲人骨质疏松自我筛查工具(osteoporosis self-assessment tool for Asians,OSTA)作为骨质疏松风险的初筛工具 .

四、骨质疏松症的诊断与鉴别诊断

(一)诊断标准

详细的病史和体检是临床诊断的基本依据,确诊主要基于 DXA 骨密度测量结果和 / 或脆性骨折。临床上诊断老年骨质疏松症应包括两方面:确定是否为骨质疏松症和排除继发性骨质疏松症。老年性骨质疏松症在排除继发性骨质疏松症后,根据年龄、既往病史、骨密度和骨代谢生化指标测定结果予以判定,老年女性患者要考虑绝经后骨质疏松与老年性骨质疏松合并存在的可能。

总之,骨质疏松症的诊断标准符合以下三条之一者即可诊断骨质疏松症:

1. 髋部或椎体脆性骨折。

2. DXA 测量的中轴骨骨密度 T- 值≤ −2.5 或桡骨远端 1/3 骨密度的 T-值≤−2.5。

3. 骨密度测量符合低骨量(−2.5<T- 值 <−1.0)+ 肱骨近端、骨盆或前臂远端脆性骨折。

(二)鉴别诊断

老年人往往是多种器官的疾病共存,而且随着增龄,脏器功能逐渐衰竭以及一些恶性肿瘤的发生率也逐年增高,因此需要鉴别其他因素导致的继发性骨质疏松,重视和排除其他影响骨代谢的疾病,可以避免发生漏诊或误诊。

五、骨质疏松症的治疗

骨质疏松症的防治措施主要包括基础治疗、药物干预和康复治疗。

(一)基础治疗

1. 改善生活方式　改善营养状况、补充足够的优质蛋白有助于骨质疏松和骨质疏松性骨折的治疗,注意食物要富含钙质并低盐饮食。加强运动、保证充足日照,改变不良的生活习惯,比如戒烟限酒,避免过量应用咖啡、碳酸饮料,关注影响骨代谢药物的应用并及时干预。

2. 补充钙剂和维生素 D　建议成人每日元素钙摄入量达 800~1 200mg,除增加饮食钙含量外,可以补充钙剂,如碳酸钙、葡萄糖酸钙、枸橼酸钙等制剂。补充钙剂的同时补充维生素 D 可以降低骨质疏松性骨折的风险。维生素 D 的推荐剂量为 400~600IU/d。老年人皮肤中维生素 D 原向维生素 D 的转化不足,肾功减退,维生素 D 的羟化不足等影响因素比较突出,因此建议补充活性维生素 D。

(二)抗骨质疏松症药物治疗

1. 抗骨质疏松药物分类　抗骨质疏松药物按照作用机制可以分为骨吸收抑制剂、骨形成促进剂、其他机制类药物及传统中药

(1) 双膦酸盐类:双膦酸盐抑制破骨细胞生成和骨吸收。对于老年骨质疏松症患者,推荐双膦酸类药物作为骨质疏松治疗药物。双膦酸盐不影响骨折的愈合,建议老年骨质疏松骨折围手术期根据患者病情酌情考虑使用双膦酸盐抗骨质疏松治疗。对伴有慢性肾功能不全 4 期(肌酐清除率 <35ml/min)以上老年骨质疏松症患者,禁用双膦酸盐。

(2) 降钙素类:降钙素为骨吸收的抑制剂,减少骨量丢失。此外,降钙素还可以明显缓解骨痛,对骨质疏松症及其引起的骨折有镇痛效果。老年骨质疏松症中重度疼痛的患者,或者骨折围手术期,建议使用降钙素类药物,使用时间不超过 3 个月。

(3) 绝经激素治疗:绝经激素治疗包括雌激素补充疗法和雌、孕激素补充疗法,能抑制骨转换,减少骨丢失,是防治绝经后骨质疏松症的有效措施。

(4) 选择性雌激素受体调节剂:雷洛昔芬作为一种选择性雌激素受体调节剂,用于老年女性骨质疏松症治疗,降低椎体骨折风险。雷洛昔芬与深静脉血栓和肺栓塞的风险升高相关,用药前应严格评估患者个体血栓形成风险。

(5) 甲状旁腺素类似物:小剂量甲状旁腺素类似物可以促进骨形成、增加骨量,降低骨折发生的风险。对于椎体或非椎体骨折高风险且骨吸收抑制剂(双膦酸盐等)疗效不佳、禁忌或不耐受的老年骨质疏松症患者,可选用甲状旁腺素类似物,以提高骨密度及降低骨折风险。

(6) 其他药物:锶盐、活性维生素 D 及其类似物、维生素 K 类(四烯甲萘醌)、RANKL 抑制剂(迪诺塞麦)等。对肌酐清除率 <35ml/min 的老年骨质疏松

患者,可在基础用药的基础上依据患者病情考虑使用活性维生素 D 及类似物和维生素 K_2。

(7) 中医中药及康复治疗:老年骨质疏松症患者可考虑选用经国家药品监督管理局批准的中成药减轻骨质疏松症状、加强骨密度,而且中药可与钙剂、维生素 D 及其他抗骨质疏松症药物联合应用。

2. 治疗推荐　首选较广抗骨折谱的药物(如阿仑膦酸钠、唑来膦酸、利塞膦酸钠和迪诺塞麦等);低中度骨折风险者首选口服药物;口服不能耐受、禁忌、依从性欠佳及高骨折风险者(如多发椎体骨折或髋部骨折的老年患者、骨密度极低的患者)可考虑使用注射制剂(如唑来膦酸、特立帕肽或迪诺塞麦等);仅椎体骨折高风险、而髋部和非椎体骨折风险不高的患者,可考虑选用雌激素或选择性雌激素受体调节剂(SERMs);新发骨折伴疼痛的患者可考虑短期使用降钙素;坚持长期、个体化治疗,也需要药物联合或序贯治疗。

3. 治疗适应证　抗骨质疏松药物治疗的适应证主要包括三大类,分别为确诊骨质疏松症的患者、发生过锥体或髋部骨折的脆性骨折患者以及骨量减少但具有高骨折风险的患者。

4. 骨质疏松药物疗效评估及监测　抗骨质疏松药物治疗应遵循个体化的原则,所有治疗方案至少要坚持一年,3~5 年治疗周期后应评估患者发生骨质疏松骨折的风险,包括身高变化、骨折史、合并慢性疾病史、合并用药情况、反映骨转化的生化标志物、骨密度监测等,并相应调整治疗方案。

第三节　骨质疏松症的健康管理

一、骨质疏松症的医院管理

随着社会人口老龄化,骨质疏松症和骨质疏松性骨折发病率不断上升,骨质疏松症最严重的后果是骨质疏松性骨折。因此,老年性骨质疏松症的主要防治是维持骨量和骨质量,预防增龄性骨丢失,避免跌倒和骨折。骨质疏松防治包括初级预防和二级预防。初级预防指具有骨质疏松症危险因素者应防止或延缓其发生骨质疏松症并避免发生第一次骨折;二级预防和治疗指已确诊骨质疏松症或已经发生过脆性骨折,应避免发生骨折或二次骨折。

二级医院在对骨质疏松症进行初步诊断后提供规范的个体化治疗方案，同时对疑难病例及重症病例转三级医院诊疗。三级医院负责骨质疏松症的明确诊断，尤其是继发性骨质疏松症的病因诊断，开展综合诊疗，病情好转后转诊到基层医疗卫生机构继续康复治疗。康复治疗包括运动疗法、针灸及理疗等物理因子疗法、宣教以及一系列康复工程，例如通过辅助器具提高患者行动能力并降低跌倒风险、改造居住环境及条件增加安全性等。全面、规范、足够疗程的康复治疗是保证药物甚至手术治疗效果的关键，除了可以改善骨强度、减少骨折发生外，还可以提高患者生活质量、延长寿命。

对于老年骨质疏松症患者，只通过补充钙剂和／或维生素 D 不能完全降低老年骨质疏松症患者骨折风险，而与抗老年骨质疏松症药物联合应用可以起到很好的防治效果。与其他抗骨质疏松的药物相比，双膦酸盐有较高的性价比，所以可作为没有禁忌证的老年骨质疏松症患者的首选药物。但长时间使用双膦酸盐类药物会增加非典型性股骨骨折风险，所以口服双膦酸盐达到一定药物治疗周期后，要对患者病情进行评估，低骨折风险者考虑进入药物假期，出现非典型股骨骨折的患者应停药，骨折风险仍偏高者建议双膦酸盐类药物可用至 10 年。

二、骨质疏松症的社区管理

按照骨质疏松症的轻、重、缓、急以及治疗难度给予疾病分级，实现不同医疗机构对不同病情程度疾病的分级诊疗，积极倡导基层首诊和双向转诊，做好骨质疏松症的防控和管理。

作为最基层的医疗机构，包括乡镇卫生院以及社区卫生服务中心，按照国家对基层医疗机构的要求，社区居民建立健康档案，定期组织健康体检，对确诊的骨质疏松患者登记并定期随访，给予居家健康指导；对骨质疏松症高危人群定期组织筛查，进行生活方式及防跌倒预防干预；给予骨健康基本补充剂及必要的抗骨松药物应用；对一般人群也要进行健康教育以及生活方式指导。

通过健康宣教、提供基本治疗方案等及早对骨质疏松症进行干预，老年骨质疏松社区管理流程图参照中国医师协会全科医师分会原发性骨质疏松症社区规范化管理方案流程图见图 5-3-1。针对老年骨质疏松症患者聚集的养老机构，基层卫生机构应加强随访和监督，同时对养老机构护理人员进行专业化的培训，加强对老年骨质疏松患者的管理和照顾。

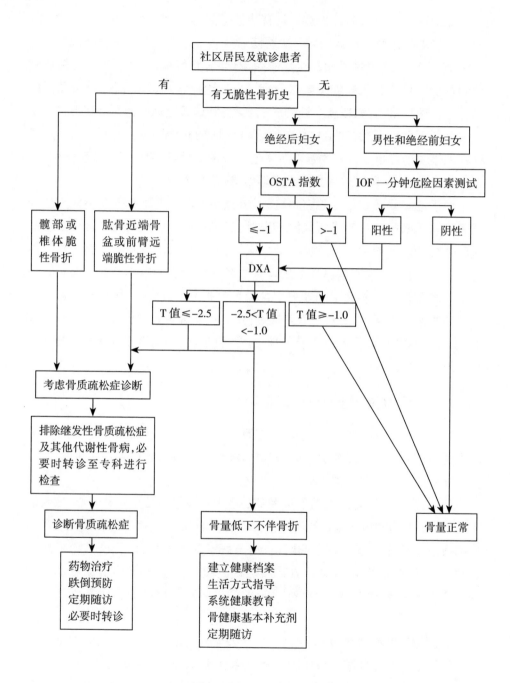

图 5-3-1　原发性骨质疏松症社区规范化管理方案流程图

及时对易感人群进行骨质疏松症的风险评估,可以早期干预,防止骨质疏松骨折的发生,改善患者的生活质量。对于≥65 岁女性和≥70 岁男性,推荐直接进行 DXA 进行骨密度检测;对于 <65 岁绝经后女性和 <70 岁老年男性,且伴有脆性骨折家族史或具有骨质疏松危险因素人群,建议采用国际骨质疏松基金会(International Osteoporosis Foundation,IOF)骨质疏松风险一分钟测试题、亚洲人骨质疏松自我评估工具(Osteoporosis Selfassessment Tool for Asians,OSTA)和 / 或筛查设备[定量超声(quantitative ultrasound system,QUS)或指骨放射吸收法(radiographic absorptiometry,RA)]进行骨质疏松风险初筛。推荐根据初筛结果选择高风险人群行 DXA 或 QCT 检查明确诊断。

DXA 检测骨量减少且伴有一个或多个临床危险因素的人群,以及对于无 DXA 的医疗机构,初筛结果为高风险人群,推荐使用骨折风险预测工具(fracture risk assessment tool,FRAX)评估老年人群 10 年髋部骨折及主要骨质疏松性骨折风险。

以下为常用的筛查和评估工具:

1. IOF 骨质疏松风险一分钟测试题　IOF 骨质疏松风险一分钟测试题(具体测试题见 IOF 网站)是由患者根据列表中与骨质疏松相关的问题回答是与否,有一个问题回答“是”即可说明被测试者有骨质疏松症的风险,需要进一步检查确认。该测试简单易行,可以作为初筛工具,尤其是可以在社区、养老机构、甚至上门随访时进行。

2. 亚洲人骨质疏松自我筛查工具　OSTA 主要是根据年龄和体质量筛查骨质疏松症的风险,由于所选指标过少,特异性不高,一般多用于绝经后的女性。

3. 骨折风险预测工具(fracture risk assessment tool,FRAX)　FRAX 是世界卫生组织推荐的骨折风险预测工具,根据临床危险因素及股骨颈骨密度建立模型,用于评估患者未来 10 年髋部骨折及主要骨质疏松性骨折(椎体、前臂、髋部或肩部)的概率。

4. 老年骨质疏松症患者跌倒相关危险因素的评估及干预　跌倒是骨质疏松性骨折的独立危险因素,重视跌倒相关危险因素的评估及干预是老年性骨质疏松患者管理的重要一环。积极认识跌倒相关危险因素从而加强宣教及管理,减少骨折的发生。

三、骨质疏松症的居家管理

（一）饮食管理

加强营养，均衡膳食，摄入适量的蛋白质，改善营养状态，每日保证饮食中富含钙质，尤其要保证每天摄入 300ml 牛奶或相当量的奶制品。

（二）运动管理

制订个体化的适合不同年龄阶段、个人体能状态的功能锻炼方案，对改善老年骨质疏松症或存在骨质疏松症风险患者的身体功能、降低跌倒概率、维护和提高骨密度是重要保健措施。规律功能锻炼的方式、时间、频率、强度、组合，要遵循个体化，尤其在高龄老人，功能锻炼要以保护残存功能和残存功能的发挥为目标，必要时咨询临床医生，进行相关评估。对于老年骨质疏松或骨质疏松高风险的患者，运动能明显改善患者活动性、平衡性、肌肉功能及自我评估等方面的身体功能。多种形式的运动锻炼方式，如负重训练及肌肉功能锻炼，可有效防止年龄相关的骨量流失，改善身体灵活度、增加肌肉力量及身体平衡情况，从而增加骨强度并降低跌倒及骨折风险。对于身体功能较好，无骨质疏松骨折高风险及无明显活动受限的老年人群首选陆地运动。但对于身体基本条件差、骨质疏松骨折高风险、椎体骨质疏松骨折及不能耐受较高强度运动的患者，可以选择较低冲击性训练，如水上运动、太极拳、平衡及步态训练等。同时，对于不能自主运动的患者，有研究表明累积高剂量和低量级全身振动可以显著改善腰椎骨密度。

（三）骨健康基本补充剂

对于老年骨质疏松症患者或老年低骨量，伴有骨折高风险的人群，建议补充钙剂和 / 或维生素 D 作为基础措施之一。老年人尤其中、高龄段，营养低下和不良极为常见。充足的钙摄入对获得理想骨峰值，减缓骨丢失，改善骨矿化和维护骨骼健康有益。对于预防绝经后骨质疏松症、老年男性骨质疏松症患者以及养老院机构居住的老年人群，多项系统评价结果支持钙剂 + 维生素 D 可降低研究人群的髋部、非椎体及总体骨折风险。尽可能通过饮食摄入充足的钙，饮食中钙摄入不足时，可给予钙剂补充。考虑 60 岁及以上老年人因缺乏日照以及摄入和吸收障碍常有维生素 D 缺乏的特点，结合 2013 年版中国居民膳食营养素参考摄入量建议以及国内外指南推荐意见，老年人群及老年骨质疏松症患者建议钙剂摄入量为 1 000~1 200mg/d，维生素 D_3 摄入量为 800~1 200IU/d。

（王　晶　林子晶）

参 考 文 献

[1] Anthamatten A,Parish A. Clinical Update on Osteoporosis. J Midwifery Womens Health,2019,64(3):265-275.

[2] 葛均波,徐永健,王辰. 内科学.9 版. 北京:人民卫生出版社,2018:783-786.

[3] Compston J,Cooper A,Cooper C,et al. UK clinical guideline for the prevention and treatment of osteoporosis. Arch Osteoporos,2017,12(1):43.

[4] 中国医师协会全科医师分会. 原发性骨质疏松症社区规范化管理方案. 中国全科医学,2019,4(22):1251-1256.

第四章

营养失衡及其健康管理

营养失衡是老年人常见疾病,可导致营养缺乏(malnutrition),即由于一种或一种以上营养素的缺乏或过剩所造成的机体健康异常或疾病状态。营养缺乏包括两种表现,即营养缺乏(nutrition deficiency)和营养过剩(nutrition excess)。

营养缺乏病是由于营养素摄入不足所导致的疾病。目前世界上流行四大营养缺乏病是:蛋白质—能量营养缺乏、缺铁性贫血、碘缺乏病、维生素 A 缺乏病。其他常见营养缺乏病还有钙、维生素 D 缺乏引起的佝偻病,维生素 B 缺乏引起的脚气病,维生素 C 缺乏引起的坏血病,锌缺乏引起的厌食症等,各种营养素的缺乏都可产生相应的缺乏病。

营养过剩性疾病是由于营养素摄入过多所产生的疾病。如高热量、高脂肪、高蛋白,特别是动物脂肪摄入过多,引起的营养过剩性疾病,如肥胖症、高脂血症、冠心病、糖尿病等。一些营养素摄入不合理还与一些肿瘤的发病有关,如脂肪摄入过多与乳腺癌、结肠癌、前列腺癌的发病有关。此外,维生素 A、维生素 D 摄入过多,可造成维生素 A、维生素 D 中毒。

本章主要介绍营养缺乏及营养过剩性疾病中的肥胖对老年人的影响及健康管理。

第一节 营养缺乏及其健康管理

一、营养缺乏的基础知识

（一）概述

老年人身体处于衰弱状态，营养供给与消耗失衡，合并多种慢性疾病。其中营养缺乏在老年人群中普遍存在，发生率高达 40%~60%，特别是老年住院患者，严重影响机体功能、疾病预后及社会功能。

人体的衰老会引起味觉和／或嗅觉下降等感觉损伤，导致食欲降低，胃酸分泌减少亦导致铁和维生素 B_{12} 的吸收下降，这些生理变化会对饮食产生很大影响，最终增加老年人营养缺乏的风险。

老年人营养缺乏的管理需要采取多方面的措施，多种干预措施可以扭转营养缺乏状况，改善其自身能力，让他们的虚弱状态得以恢复。个体化的营养咨询可改善老年人的饮食情况，不仅涉及各种维生素和矿物质，能量和蛋白质的摄入也是重要的指标。因此，指南强调老年人不仅需要定期进行营养评估，还需进行饮食咨询以确保进食足量的能量、蛋白质及微量营养素。口服营养补充是一种有效的营养支持方式，可以加强食物中的蛋白质、糖类摄入以满足机体对营养物质的需求。

（二）流行病学

营养缺乏在老年住院患者和社区老年人发生率均偏高。国外报道住院患者营养缺乏发生率为 20%~60%，其中营养不足发生率为 9.7%~22.5%。20世纪 70 年代北美调查发现，住院患者营养缺乏发生率高达 70%，但近些年相关调查研究显示比例明显降低。2012 年中华医学会面向全国老年住院患者进行营养状况调查显示，具有营养缺乏风险的老年患者高达 49.70%。研究结果发现，营养缺乏发生率为 32.6%。内外科住院患者营养缺乏发生率有所差别，外科约 30%，内科近 50%。既往研究显示，消化系统疾病患者存在营养风险比例高，Filipovic 等营养状况调查发现，营养缺乏者占 45.7%；张其胜等对消化科住院患者进行营养评估提示有营养风险者高达 69.8%。国内一项对住院患者营养状况监测和评估的大规模调查研究显示，大、中、小医院患者营养状况不同，大医院营养缺乏达 12.0%，而中小医院仅占 10.1%。相较于营养状况良好患者，营养缺乏患者疾病预后差、住院死亡率高、住院时间长、住院费用增加、围术期手术并发症发生率高。因此,临床在诊疗基础疾病前提下,还应重视老年患者营养状况。

(三) 并发症及其危害

营养缺乏是影响老年患者健康的高危因素之一,缺乏营养的后果与他们较高的病死率和发病率、疾病恢复的延迟及术后住院时间延长有关。该病是患者虚弱的重要标志。营养缺乏、肌肉减少和虚弱在住院老年患者中普遍存在,它们与许多不良的健康后果有关。研究显示,肿瘤、心脏病、痴呆症和其他疾病与 65 岁及以上老年人的营养状况有关。营养失调在慢性心力衰竭患者中也普遍存在,及时治疗老年人的营养缺乏能够改善他们的身体健康、生活质量并降低医疗费用。

二、营养缺乏的诊疗

(一) 病因

老年营养缺乏的常见原因包括饮食原因和非饮食原因。常见的饮食原因包括经济拮据、照护不周、食物色香味问题、食欲下降、咀嚼障碍、吞咽困难、消化不良、胃肠道梗阻、排便异常、治疗干扰及药物影响等。非饮食原因包括患者的家庭、社会、文化、宗教信仰等。综合分析个体的社会、家庭、心理、生理、疾病等因素,有利于分析患者营养缺乏的原因。

1. 机体功能衰退　增龄对老年人机体脏器功能造成不可逆的老化改变,其中消化系统功能衰退表现为机体含有消化酶的胃液、胰酶发生质与量的降低,肠蠕动功能减退,影响机体消化功能。同时肝脏、胰腺体积缩小,血流下降、胰液分泌减少,进而影响蛋白质、脂肪、淀粉等营养素吸收。相关研究表明,老年人营养缺乏与口腔相关问题及疾病有相关性,引起进食能力降低的因素包括牙齿松动与缺如、腺体分泌唾液减少、味觉功能减退、食欲下降,导致食物摄入不足,无法提供足够的机体能量代谢消耗量;口腔颌面外科住院患者存在营养风险占 38.3%,发现口腔疾病多因摄食障碍、牙源性感染等影响机体营养吸收,增加营养风险,是造成营养缺乏的要素之一。口腔是消化道的起始器官,咀嚼是食物吸收的重要环节,其良好结构和功能是保证机体营养状况的关键。

2. 认知 - 精神 - 社会心理功能　营养状况与认知功能之间呈正相关,可以相互影响,营养缺乏可能进一步损害患者认知功能。对 80 岁以上住院患者营养风险筛查发现,认知功能障碍是引起营养风险的危险因素之一。老年人中枢系统发生结构和功能退行性改变,影响其认知能力,出现饮食不规律等异常现象,进而导致食物摄入量减少,发生营养缺乏,而营养缺乏进一步影响认知功能,加快认知能力下降,形成恶性循环。

随着年龄的增加,老年人社会生活环境发生改变,特别是娱乐、社交范围缩小,长期处于孤独状态,易产生各种心理健康问题,其中抑郁最为常见。老年人抑郁程度与营养缺乏风险呈正相关,抑郁情绪导致机体处于应激状态,一方面通过激活交感神经,抑制胃肠蠕动、消化液分泌,进而影响机体的消化吸收能力;另一方面促进机体代谢,消耗大量营养促进肝脏、肾脏的代谢功能,成为导致营养风险的危险因素之一。公共健康调查研究指出,老年人缺乏儿女陪伴,社会心理因素(孤独感、社会孤立感)是引起营养缺乏的独立危险因素,其原因是老年患者长期处于孤独状态,引起食欲降低、体重下降,产生抑郁、焦躁情绪。

3. 疾病因素 老年人疾病谱特点为多病共存,以高血压、糖尿病、冠心病、脑卒中、恶性肿瘤、慢性阻塞性肺疾病、精神异常等多见。以上疾病呈现慢性病程,机体长期处于高分解、高消耗疾病状态,存在认知功能障碍的老年人多因吞咽障碍影响食物摄入、消化、吸收等功能,进而导致营养缺乏,因此积极预防慢性疾病发生是提高老年人营养状况的关键。

4. 药物因素 老年人患有多种慢性疾病,服用两种以上药物情况普遍存在,相关研究发现服药种类与营养缺乏发生呈正相关超过两种药物可能提高营养缺乏的发生率。常出现药物 - 药物、药物 - 食物之间交叉反应,如各种非甾体药物、精神类药物、保健品等,损伤胃肠黏膜屏障功能,影响胃肠道对食物及营养素吸收,进而导致营养缺乏。因此,应对老年人进行合理的用药筛查,减少不必要的药物服用,特别是保健品、抗失眠药物等;并针对长期服用的药物,给予合理的用药宣教指导(服药时间、剂量),减少药物对机体营养吸收的影响。

(二)临床表现

老年营养缺乏的临床表现主要为 BMI 下降,肌肉含量降低,肌力减退,体格和体能下降,器官功能下降,严重者合并认知障碍、焦虑抑郁等心理问题。

(三)评价方法和分类

1. 营养筛查和评估 目前常用的筛查方法为理想体重法和 BMI 法。理想体重法:采用实际体重 / 理想体重,90%~109% 为适宜,80%~89% 为轻度营养缺乏,70%~79% 为中度营养缺乏,60%~69% 为重度营养缺乏。BMI 法:中国标准:BMI<18.50 为低体重(营养缺乏),18.50~23.99 为正常,

24.00~27.99 为超重，≥28 为肥胖。BMI 标准有种族、地区的差异，欧美国家 BMI 标准高于亚洲和非洲国家。

通用的营养评估方法包括主观整体评估（subjective global assessment，SGA）、患者主观整体评估（patients generated subjective global assessment，PG-SGA）、微型营养评估（mini-nutritional assessment，MNA）等。对不同患者的营养缺乏进行评估，判断营养缺乏的严重（轻、中、重）程度，为进一步治疗提供指导。

其中微型营养评估法（MNA）较适用于老年人。第 1 步为营养筛查，第 2 步为营养评估，主要用于社区居民，也适用于住院患者和家庭照护患者。

若 MNA≥24 分，表示营养状况良好；若 17 分≤MNA≤23.5 分，表示存在发生营养缺乏的风险；若 MNA≤17 分，表示有确定的营养缺乏。

另外，通过膳食调查、实验室检查、人体成分分析等手段，可明确营养缺乏的类型，如能量缺乏型（marasmus 综合征）、蛋白质缺乏型（kwashiorkor 综合征）、蛋白质 - 能量混合缺乏型（marasmic kwashiorkor 综合征，或 protein-energy malnutrition，PEM），从而使营养缺乏的健康管理更加有针对性。

2. 综合评价 在营养筛查和评估的基础上，通过病史、查体、实验室和器械检查分析导致营养缺乏的原因，从能耗水平、应激程度、炎性反应、代谢状况 4 个维度对营养缺乏进行分型，从人体组成、体能、器官功能、心理状况、生活质量对营养缺乏的后果进行五层次分析，这些措施统称为综合评价。

综合评价与营养评估的区别在于：

（1）营养评估仅限于调查营养状况本身，而综合评价内容更广，需要调查应激程度、炎性反应、代谢水平、器官功能、人体组成、心理状况等营养相关情况。

（2）营养评估主要明确有无营养缺乏及其严重程度，目的在于确立营养缺乏的诊断，明确患者是否有营养治疗的适应证、选择何种方法；综合评价重点在于了解营养缺乏对机体的影响，目的在于明确是否需要综合治疗及治疗方案。

通过营养缺乏的综合评价可将营养缺乏的类型分为单纯性营养缺乏、复杂性营养缺乏两型，REE/BEE 比值、血糖、C 反应蛋白（C reactive protein，CRP）、乳酸水平任意一项升高为复杂性营养缺乏，以上指标全部正常为单纯性营养缺乏。从人体组成、身体活动能力、器官功能、心理状况、生活质量对营养缺乏的后果进行五层次分析，从而指导临床治疗。具体方法如下：

（1）病史询问：采集患者现病史和既往史，重点关注营养相关病史，如摄食量变化、消化道症状和体重变化等。健康状况与营养状况密切相关,常用卡氏体力状况(karnofsky performance status,KPS)评分进行评价,应重点询问患者能否进行正常活动、身体有无不适、生活能否自理。营养缺乏严重降低健康相关生活质量(health-related quality of life,HRQoL),HRQoL 调查常用欧洲五维度健康量表(euroQol five-dimensional questionnaire,EQ-5D),肿瘤患者常用生命质量核心量表(quality of life questionnaire core 30,QLQ-C30),计算出质量调整生命年或残疾调整生命年。严重营养缺乏多有精神和心理影响,患者常常合并心理障碍,以抑郁多见,老年人可能表现为认知障碍。心理评估工具常用医院焦虑抑郁量表、患者健康问卷等。

(2)体格和体能检查:营养状况不仅影响身体组成与体型,还影响生理结构与功能,营养缺乏第三级诊断不仅要进行体格检查,还要进行体能测定。体格检查时需特别注意肌肉、脂肪和水肿,采用 SGA 或 PG-SGA 进行营养评估可获得上述资料。体能测定常用方法有平衡试验、4m 定时行走试验、计时起坐试验、6 分钟步行试验和爬楼试验等,实际工作中选择任何一种方法均可。起坐试验可以较好地反映下肢功能,握力不能准确反映营养状况。

(3)实验室检查

1)基础血液学检查:包括血常规、电解质、葡萄糖、微量元素等,血糖升高除外糖尿病后常提示应激反应,淋巴细胞数量反映营养和免疫状况。

2)炎症水平检查:了解机体炎症水平常用肿瘤坏死因子 -α、白介素 -1、白介素 -6、CRP、硫代巴比妥酸反应物和超氧化物歧化酶等指标,上述参数水平升高提示存在炎性反应。研究发现,与白蛋白水平下降相比,CRP 水平升高对肿瘤患者预后的预测作用更大。

3)营养状况检查:白蛋白、前白蛋白、转铁蛋白、视黄素结合蛋白等可反映机体的营养状况。根据 CRP、白蛋白水平,可以计算格拉斯哥预后评分和改良格拉斯哥预后评分(表 5-4-1,表 5-4-2),2 分提示预后不良,需要调节代谢和综合治疗。

表 5-4-1　格拉斯哥预后评分

内容	分值 / 分	内容	分值 / 分
CRP≤10mg/L	0	白蛋白≥35g/L	0
CRP≥10mg/L	1	白蛋白 <35g/L	1

注:CRP 为 C 反应蛋白。

表 5-4-2　改良格拉斯哥预后评分

内容	分值 / 分
CRP≤10mg/L	0
CRP≥10mg/L + 白蛋白≥35g/L	1
CRP≥10mg/L + 白蛋白 <35g/L	2

注:CRP 为 C 反应蛋白。

4）激素水平检查:包括皮质醇(糖皮质激素)、胰岛素、胰高血糖素、儿茶酚胺等,上述参数水平升高提示存在应激反应。

5）重要器官功能检查:包括肝功能、肾功能、血脂、肠黏膜屏障功能(二胺氧化酶、D- 乳酸和细菌内毒素)等。

6）肿瘤和严重营养缺乏患者还应常规了解代谢因子及其产物,包括蛋白水解诱导因子、脂肪动员因子、游离脂肪酸、葡萄糖和乳酸,分别判断蛋白质、脂肪和葡萄糖的代谢情况。

(4)器械检查:重点围绕营养缺乏导致的人体成分和代谢功能改变开展检查。人体成分分析常用方法有生物电阻抗分析(bioelectrical impedance analysis,BIA)、双能 X 线、MRI、CT、B 超。BIA 操作简便,可以了解脂肪量、体脂百分比、非脂肪量、骨骼肌量、推定骨量、蛋白质量、水分量、水分率、细胞外液量、细胞内液量、基础代谢率、相位角、内脏脂肪等级、体型等。CT 第 3 腰椎肌肉面积测量是诊断肌肉减少症的金标准。实际工作中可根据临床需要选择不同的方法。代谢水平测定可用量热计直接测量法、代谢车间接测热法,计算 REE/BEE 比值,<90% 为低能量消耗(低代谢),90%~110% 为正常能量消耗(正常代谢),>110% 为高能量消耗(高代谢)。PET-CT 可根据葡萄糖标准摄取值(standard uptake value,SUV)了解机体器官、组织和病灶的代谢水平。由于价格昂贵,PET-CT 的应用受到一定限制。部分分化良好的恶性肿瘤如甲状腺乳头状癌的 SUV 可以不高,治疗后 SUV 升高或下降提示肿瘤细胞代谢活性增强或抑制。

综合评价异常、格拉斯哥预后评分为 2 分患者需实施综合治疗,包括营养教育、人工营养、炎症抑制、代谢调节、体力活动、心理疏导甚至药物治疗。此时,常规的营养补充力不从心,而免疫营养、代谢调节治疗、精准或靶向营养治疗恰逢其时。无论综合评价正常与否,在治疗原发病 1 个疗程结束后,均应再次进行综合评价。

三、营养缺乏的健康管理

营养缺乏的规范治疗应该遵循五阶梯原则。对老年营养缺乏患者来说，五阶梯式疗法具临床应用的可行性，对老年患者营养缺乏情况起到了较好的改善效果。

五阶梯治疗是对营养缺乏患者进行营养治疗的一种阶梯疗法，对营养缺乏的患者，首先选择营养教育，然后依次向上晋级选择口服营养补充（oral nutritional supplements，ONS）、完全肠内营养（total enteral nutrition，TEN）、部分肠外营养（partial parenteral nutrition，PPN）、完全肠外营养（total parenteral nutrition，TPN）。

第一阶梯：饮食 + 营养教育；第二阶梯：饮食 + 口服营养补充（ONS）；第三阶梯：完全肠内营养（TEN）；第四阶梯：部分肠内营养（partial enteral nutrition，PEN）+ 部分肠外营养（PPN）；第五阶梯：完全肠外营养（TPN）。

参照 ESPEN 指南建议，当下一阶梯不能满足 60% 目标能量需求 3~5 天时，应该选择上一阶梯。对营养缺乏患者实施营养治疗时，起始给予能量（非目标需要量）一般按照 4.8~6.0kJ/（kg·d）（此处体质量为非肥胖患者的实际体质量）计算。营养缺乏程度越重、持续时间越长，起始给予能量越低，如 2.4~3.6kJ/（kg·d），以防止再喂养综合征发生。

(一) 第一阶梯：饮食 + 营养教育

饮食 + 营养教育是所有营养缺乏患者（不能经口摄食的患者除外）首选的治疗方法，是一项经济、实用而且有效的措施，是所有营养缺乏治疗的基础。轻度营养缺乏患者使用第一阶梯治疗即可能完全治愈。营养教育包括营养咨询、饮食指导及饮食调整。具体内容涉及：评估营养缺乏严重程度、判断营养缺乏类型、分析营养缺乏的原因、提供个体化饮食指导、讨论或处理营养缺乏的非饮食原因。

在详细了解患者营养缺乏严重程度、类别及原因的基础上，提出针对性的、个体化的营养宣教、饮食指导及饮食调整建议，如调整饮食结构，增加饮食频次，优化食物加工制作，改善就餐环境等。除外个体化饮食指导，还应该积极与患者及其亲属讨论营养缺乏的家庭、社会、宗教信仰及经济原因，与相关专家讨论导致营养缺乏的疾病以及心理、生理问题如疼痛、厌食、吞咽困难、药物影响等，寻求个性化的解决营养缺乏的办法。

(二) 第二阶梯：饮食 +ONS

根据 ESPEN2006 年指南，ONS 代表"除了正常食物以外，补充性经口摄入特殊医学用途（配方）食品"。顾名思义，口服营养补充是以特殊医学用途（配方）食品（food for special medical purposes，FSMP）经口服途径摄入，补充日常饮食的不足。研究发现，每天通过 ONS 提供的能量大于 400~600kcal 才能更好地发挥 ONS 的作用。如果饮食 + 营养教育不能达到目标需要量，则应该选择饮食 +ONS，可以缩短住院时间、节约医疗费用，减少 30 天再次入院风险。

（三）第三阶梯：TEN

TEN 特指在完全没有进食条件下，所有的营养素完全由肠内营养制剂（FSMP）提供。在饮食 +ONS 不能满足目标需要量或者一些完全不能饮食的条件下如食管癌完全梗阻、吞咽障碍、严重胃瘫，TEN 是理想选择。营养缺乏条件下的 TEN 实施，多数需要管饲，常用的喂养途径有鼻胃管、鼻肠管、胃造瘘、空肠造瘘。在食管完全梗阻的条件下，优先选择胃、肠造瘘。TEN 的输注方法有连续输注及周期输注两种，推荐住院的老年患者使用夜间的周期性输注法，因为白天患者多数需要接受各种各样的检查及操作，不能够完全、长期卧床接受 TEN。

（四）第四阶梯：PEN+PPN

在 TEN 不能满足目标需要量的条件下，应该选择 PEN+PPN，即在肠内营养的基础上补充性增加肠外营养。老年人常有厌食、早饱、肿瘤相关性胃肠病、治疗不良反应等情况，经常会不想吃、吃不下、吃不多、消化不了，此时的 PPN 或补充性肠外营养（supplemental parenteral nutrition，SPN）就显得特别重要。PEN 与 PPN 两者提供的能量比例没有固定值，主要取决于肠内营养的耐受情况，肠内营养耐受越好，需要 PPN 提供的能量就越少，反之则越多。不同能量密度的多腔袋小容量肠外营养制剂为临床 PPN 的实施提供了极大的便利。

（五）第五阶梯：TPN

在肠道完全不能使用的情况下，TPN 是维持患者生存的唯一营养来源。TPN 的适应证包括消化道功能丧失，完全性肠梗阻、腹膜炎、顽固性呕吐、严重腹泻、高流量肠瘘、断肠综合征、严重吸收不良等消化道不能被利用的病理情况，急性胰腺炎等肠内营养不能实施时，以及终末期患者等。

肠外营养推荐以全合一（all-in-one，AIO）的方式输注，输注途径有外周静脉、经外周静脉穿刺置入中心静脉导管（peripherally inserted central catheter，PICC）及中心静脉导管（central venous catheter，CVC）。CVC 穿刺途径首选锁骨下静脉、次选颈内静脉或颈外静脉。CVC 有暂时性及永久性两种,预计肠外营养持续超过 4 周或长期、间断需要肠外营养时如恶性肿瘤患者,推荐使用永久性 CVC,即输液港(port)。无论使用何种 CVC,肠外营养都应通过专用管腔输注。对于化疗、放疗等免疫功能抑制的高危患者,建议使用经抗菌药物处理过的导管。

肠外营养相关性并发症有导管相关性并发症、代谢性并发症及胃肠道并发症 3 类。由于肠外营养是一种强制性营养支持方式,机体没有饱胀感及饥饿感对其能量摄入量进行调节,所以对其代谢性并发症的监测就显得特别重要。营养缺乏条件下肠外营养支持时,有两个原来不为大家所注意的特殊并发症——再喂养综合征及脂肪超载综合征应该引起人们的特别重视,定期(每周 1~2 次)观察血液生物化学指标及矿物质水平是早期发现的基本措施,TPN 能量供给从低水平[15~20kcal/(kg·d)]开始、逐渐增加是预防的关键原则。

五阶梯式疗法在临床应用中可对老年营养缺乏起到良好的改善效果,在实际应用该疗法期间,还需临床医师能够先对老年患者的营养状况做综合地检测评估,遵循能口服就不管饲,能肠内营养就不肠外营养原则,根据评估结果制订五阶梯式治疗方案,便于充分发挥五阶梯式疗法应用优势,确保老年患者营养状况处于均衡状态。

第二节　肥胖及其健康管理

一、肥胖的基础知识

(一)概述

肥胖症是指机体脂肪总含量过多和 / 或局部含量增多及分布异常,是由遗传和环境等因素共同作用而导致的慢性代谢性疾病。《中国居民营养与慢性疾病状况报告(2015 年)》显示,2012 年全国 18 岁及以上成人超重率为30.1%,肥胖率为 11.9%,而 6~17 岁儿童和青少年超重率为 9.6%,肥胖率为6.4%。肥胖症病因复杂,是遗传因素、环境因素等多种因素相互作用的结果。轻度肥胖症多无症状,较为严重的肥胖症患者可以有胸闷、气急、胃纳亢进、便秘腹胀、关节痛、肌肉酸痛、易疲劳、倦怠以及焦虑、抑郁等。限制热量的摄入及增加热量的消耗是预防及治疗肥胖症的首选方案。

(二)流行病学

近 20 多年来,我国超重及肥胖患病率呈现快速增长趋势,严重危害居民身体健康。中国健康营养调查(CHNS)的数据显示,从 1997 年至 2009 年的十多年间,我国成人超重及肥胖的比率由 25.1% 升至 39.6%;成年人腹型肥胖的患病率从 18.6% 增长至 37.4%,超重、肥胖及腹型肥胖的比率增长迅速。过去 20 年中国居民超重率和肥胖率均显著增加,《中国居民营养与慢性疾病状况报告(2015 年)》显示,我国居民营养与健康监测结果为≥18 居民超重及肥胖所占总比例已达到 42.0%,与美英等多个发达国家接近;其中超重率为 30.1%,肥胖率为 11.9%,较 2002 年相比分别增长了 7.3% 和 4.8%;虽然农村人群的超重和肥胖率低于城市人群,但增幅明显高于城市人群,提示要重视农村居民的超重及肥胖问题。超重及肥胖可导致多种慢性疾病的发病风险,不仅可导致心脑血管疾病、内分泌代谢疾病,并与多种恶性肿瘤的发生有关。2011 年 18~65 岁男性中心型肥胖率为 30.4%,女性中心型肥胖为 28.1%,提示我国超重及肥胖的形势严峻。老年人肥胖的患病率自 1980 年以来已经增高一倍,而且目前还在继续增加。

(三) 并发症及其危害

肥胖作为代谢综合征的中心环节之一,与多种疾病如 2 型糖尿病、血脂异常、高血压、冠心病、卒中、肿瘤等密切相关。肥胖症及其相关疾病可损害患者身心健康,使生活质量下降,预期寿命缩短。

二、肥胖的诊疗

(一) 病因

1. 遗传因素　遗传是引起超重、肥胖的重要原因,研究表明,人与人之间 25%~70% 的差异由遗传因素引起。通过双生子研究计算出 BMI 及体脂含量的遗传度高达 80%,而寄养关系,即无血缘关系者的遗传度仅为 10%~30%。环境因素(主要是饮食因素和体力活动减少)对体重的影响不容忽视,因此改变环境和生活方式应该是预防肥胖的主要途径。

2. 环境和社会因素

(1) 进食过量:饮食过度及不良的饮食习惯都可能导致体内能量过剩,从而转化成脂肪蓄积起来,引起超重、肥胖。随着人们生活水平的提高,饮食结构也发生了很大的变化。高糖、高脂肪食物的消费量大大增加,能量的总摄入往往超过能量消耗,过剩的能量在体内堆积形成脂肪。研究结果显示,超重、肥胖症发病率与高脂饮食摄入量的增加显著相关。食物中各种营养素的含量将决定食物总能量的摄入,不同的食物具有不同的营养素,营养素不同所含有的热量也会不同,食物的能量密度、产热效应、储存能力都具有自发调节和抑制饥饿感觉的能力。个体能量的平衡会受到摄取的营养素的影响,包括营养素利用部分和营养素利用后的能量转化部分,营养素诱导的生热作用是指个体对营养素进行吸收、加工和储存时能量的消耗,它与营养素的利用效率成反比。现代人饮食习惯导致碳水化合物、脂肪摄入量增高,富含膳食纤维和微量营养素的新鲜蔬菜和水果的摄入量偏低。因此,调整饮食结构、限制总能量是控制体重的基本措施。

(2) 体力活动过少:由于科学技术的不断进步,人们的工作生活越来越趋向自动化,交通运输的便利、计算机的普及、家用电器的推广,将更多的老年人从体力劳动、家务劳动中解放出来,使人们的休闲时间增多。可是调查发现,在人们的休闲时间利用中,看电视排名第一。人们坐着的时间越来越长,而户外运动的时间越来越少,严重的运动缺乏,使个体的能量消耗大大减少,造成脂肪的大量堆积从而形成肥胖。

(3) 其他因素:老年肥胖还与基础代谢率、社会环境、某些药物的长期使用有关。随着年龄的增长,超重、肥胖的发病率呈递增趋势。朱艳文等对某社区≥20 岁的自然人群体的调查显示,≥30 岁的人群中,超重 / 肥胖率为46.50%,而≥50 岁人群中,为 58.74%,因此中老年人群中超重的发病率远远高于青年群体,也有研究显示,在城市人群中,文化程度也是超重发生的一个影响因素,超重在文化程度较低的人群中发生率更高。另外,体内肾上腺皮质激素、胰岛素增多,甲状腺素、性腺激素减少,患有结缔组织病,间脑病变或服用避孕药物等等,均可产生超重、肥胖。

在中国,随着家庭成员减少、经济收入增加和购买力提高,食品生产、加工、运输及贮藏技术有改善,可选择的食物品种更为丰富。随着妇女更广泛地进入各行各业,在家备餐的机会日益减少;加上家庭收入增加,在外就餐和购买现成的加工食品及快餐食品的情况增多,其中不少食品的脂肪含量过多,特别是经常上饭店参加"宴会"和"聚餐"者,常常进食过量。政策、新闻媒体、文化传统及科教宣传等,对膳食选择和体力活动都会产生很大影响。电视广告对老年饮食模式的影响甚至起第一位作用。

(二)临床表现

老年肥胖症患者日益增多,女性较多见。多有进食过多和/或运动不足史,常有肥胖家族史。轻度肥胖症多无症状,中重度肥胖症可引起气急、关节痛、肌肉酸痛、体力活动减少以及焦虑、忧郁等。临床上肥胖症、血脂异常、脂肪肝、高血压、冠心病、糖耐量异常或糖尿病等疾病常同时发生,即代谢综合征。肥胖症还可伴随或并发睡眠中阻塞性呼吸暂停、胆囊疾病、高尿酸血症和痛风、骨关节病、静脉血栓、生育功能受损(女性出现多囊卵巢综合征)以及某些癌肿(女性乳腺癌、子宫内膜癌,男性前列腺癌、结肠和直肠癌等)发病率增高等,且麻醉或手术并发症增多。肥胖可能参与上述疾病的发病,至少是其诱因和危险因素,或与上述疾病有共同的发病基础。肥胖症及其一系列慢性伴随病、并发症严重影响患者健康、正常生活、工作能力和寿命。

(三)评价方法

1. 体质指数　目前常用的 BMI,又译为体质指数,是一种计算身高体重(weight for height)的指数,即 BMI= 体重(kg)/ 身高(m)^2。

在测量时,受试者应当空腹、脱鞋、只穿轻薄的衣服。测量身高的量尺(最小刻度为 1mm)应与地面垂直固定或贴在墙上。受试者直立、两脚后跟并拢靠近量尺,并将两肩及臀部也贴近量尺。测量人员用一根直角尺放在受试者的头顶,使直角的两个边一边靠紧量尺另一边接近受试者的头皮,读取量尺上的读数,准确至 1mm。称量体重最好用经过校正的杠杆型体重秤,受试者全身放松,直立在秤底盘的中部。测量人员读取杠杆秤上的游标位置,读数准确至 10g。

研究表明,大多数个体的 BMI 与身体脂肪的百分含量有明显的相关性,能较好地反映机体的肥胖程度。但在具体应用时还应考虑到其局限性,如对肌肉很发达的运动员或有水肿的患者,BMI 值可能过高估计其肥胖程度。老年人的肌肉组织与其脂肪组织相比,肌肉组织的减少较多,计算的 BMI 值可能过低估计其肥胖程度。相等 BMI 值的女性的体脂百分含量一般大于男性。如有适当仪器条件时,同时测定体脂百分含量(体脂 %)会有助于判断肥胖程度。

我国成年人的 BMI 切点根据多中心大样本数据,以肥胖及慢性疾病的发病率为切点,把 BMI<18.5 为消瘦,18.5~23.9 为正常,≥24 为超重,≥28 为肥胖。随着年龄增加,老年人骨质疏松发生率增加,脊柱弯曲变形,身体较年轻时缩短,而体内脂肪组织增加,使得 BMI 相应升高。BMI 无法反映老年人的身体组织的变化。目前国内、外均无专门针对老年人的肥胖 BMI 的诊断标准。研究发现 BMI 为 20~26.9 的老年人骨密度较高、死亡率较低,呼吸系统疾病、骨质疏松、糖尿病、心脑血管疾病的发生率也较低,并且对环境的适应能力较强,比如当流感、上呼吸道感染、肺炎等疾病发生时,消瘦的老年人更易感

染,而体重稍高的老年人相对较好。另外,消瘦也是老年人肌肉减少的常见表现。从降低死亡率和营养缺乏的角度看,老年人的 BMI 不应低于 20。

2. 腰围(waist circumference,WC)　是指腰部周径的长度。目前,公认腰围是衡量脂肪在腹部蓄积(即中心性肥胖)程度的最简单、实用的指标。脂肪在身体内的分布,尤其是腹部脂肪堆积的程度,与肥胖相关性疾病有更强的关联。BMI 并不太高者,腹部脂肪增加(WC 大于界值)似乎是独立的危险性预测因素。同时使用 WC 和 BMI 可以更好地估计与多种相关慢性疾病的关系。

WC 的测量方法是让受试者直立,两脚分开 30~40cm,用一根没有弹性、最小刻度为 1mm 的软尺放在右侧腋中线胯骨上缘与第十二肋骨下缘连线的中点(通常是腰部的天然最窄部位),沿水平方向围绕腹部一周,紧贴而不压迫皮肤,在正常呼气末测量 WC 的长度,读数准确至 1mm。

3. 人体成分　即测量人体的肌肉、脂肪、骨矿物、水分的含量和在身体的分布情况。目前医院里可以通过生物电阻抗法(ioimpedance analysis,BIA)或双能 X 线吸收法(即骨密度检测仪),获得人体成分的指标。生物电阻抗法是近年来大规模筛查的常用方式,通过放置于体表不同位置的多个电极向检测对象发送微弱交流测量电流或电压,检测相应的电阻抗及其变化,通过各种算法,推算出个体的脂肪体积与全身肌肉质量。BIA 具有无创、无害、廉价、操作简单、功能信息丰富及便携等优点,但其结果的精确性严重依赖于算法,而近年随着算法的不断完善,已经逐渐有取代其他测量评估手段的趋势,尤其有利于老年少肌性肥胖的诊断。

(四) 分类

按发病机制及病因,肥胖症可分为单纯性和继发性两大类。单纯性肥胖症又可分为体质性肥胖症(幼年起病性肥胖症)和获得性肥胖症(成年起病性肥胖症)。而继发性肥胖症是指继发于神经 - 内分泌 - 代谢紊乱基础上的肥胖症。本书主要阐述单纯性肥胖症。此外,依据脂肪积聚部位肥胖尚可分为中心性肥胖(腹型肥胖)和周围性肥胖(皮下脂肪型肥胖)。另外,少肌性肥胖是老年人易发的特殊类型肥胖。

少肌性肥胖(sarcopenic obesity)是指个体在骨骼肌质量下降的同时合并脂肪组织含量的增加。随着年龄增长,脂肪分布随之变化,皮下脂肪减少而内脏脂肪和腰围增加,脂肪越来越多地沉积在骨骼肌和肝脏中。另一方面,随年龄增长的骨骼肌质量和力量衰减,1989 年 Irwin Rosenberg 首次提出"肌肉减少症"的概念,它源于希腊词"sarx(肉)"和"penia(损失)",其与人口老龄化密切相关,简称少肌症。骨骼肌质量减少与异位脂肪积累之间存在恶性循环,少肌症和肥胖在老年人中往往共存,Baumgartner 第一次提出将少肌症和肥胖结合定义为少肌性肥胖,这一概念的提出,作为少肌症和肥胖之间关系的认识,是老年人中高脂肪含量伴低肌肉质量的一种新型肥胖,老年人中少肌性肥胖的患病率为 4%~20%,少肌性肥胖至今影响 4 000 万 ~8 000 万人,预计在接下来的 35 年影响全球 1 亿 ~2 亿人口。

肌肉质量下降可能最早起源于成年人早期,以 2 型肌纤维的萎缩与丢失开始,并持续一生。而肌肉功能下降可能开始于 35 岁左右,并以每年 1%~2% 的速度下降,50 岁后下降速度开始增加,60 岁后进展加速,75 岁后下降速度达到顶峰。相比较而言,肌肉功能(力量与输出功率)下降速度较质量下降速度更显著。

(五)诊断与鉴别诊断

1. 诊断 详细询问病史,包括个人饮食、生活习惯、体力活动量、肥胖病程、肥胖家族史等,引起肥胖的药物应用史、有无心理障碍等,引起继发性肥胖的疾病史如皮质醇增多症、甲状腺功能减退症等。肥胖症的评估包括测量身体肥胖程度、体脂总量和脂肪分布,其中后者对预测心血管疾病危险性更为准确。常用测量方法:①体质指数(BMI):测量身体肥胖程度。②理想体重(ideal body weight,IBW):可测量身体肥胖程度,但主要用于计算饮食中热量和各种营养素供应量。IBW(kg)= 身高(cm)-105 或 IBW(kg)=[身高(cm)-1 001 × 0.9 (男性) 或 0.85(女性)。③腰围或腰 / 臀比(waist/hip ratio,WHR):反映脂肪分布。受试者站立位,双足分开 25~30cm,使体重均匀分配。腰围测量髂前上棘和第 12 肋下缘连线的中点水平,臀围测量环绕臀部的骨盆最突出点的周径。目前认为测定腰围更为简单可靠,是诊断腹部脂肪积聚最重要的临床指标。④ CT 或 MR:计算皮下脂肪厚度或内脏脂肪量,是评估体内脂肪分布最准确的方法,但不作为常规检查。⑤其他:身体密度测量法、生物电阻抗测定法、双能 X 线(DEXA)吸收法测定体脂总量等。

对肥胖症的并发症及伴随病也须进行相应检查,如糖尿病或糖耐量异常、血脂异常、高血压、冠心病、痛风、胆石症、睡眠中呼吸暂停以及代谢综合征等应予以诊断以便给予相应治疗。

诊断标准根据所测指标与危险因素和病死率的相关程度,并参照人群统计数据而建议,目前国内外尚未统一。2003 年《中国成人超重和肥胖症预防控制指南(试用)》以:BMI≥24 为超重,≥28 为肥胖;男性腰围≥85cm 和女性腰围≥80cm 为腹型肥胖。2010 年中华医学会糖尿病学分会建议代谢综合征中肥胖的标准定义为 BMI≥25。应注意肥胖症并非单纯体重增加,若体重增加是肌肉发达,则不应认为肥胖;反之,某些个体虽然体重在正常范围,但存在高胰岛素血症和胰岛素抵抗,有易患 2 型糖尿病、血脂异常和冠心病的倾向,因此应全面衡量。用 CT 或 MRI 扫描腹部第 4~5 腰椎间水平面计算内脏脂肪面积时,以腹内脂肪面积≥100cm^2 作为判断腹内脂肪增多的切点。

2. 鉴别诊断　主要与继发性肥胖症相鉴别,如库欣综合征、原发性甲状腺功能减退症、下丘脑性肥胖、多囊卵巢综合征等,有原发病的临床表现和实验室检查特点。药物引起的有服用抗精神病药、糖皮质激素等病史。肥胖症诊断确定后需结合病史、体征及实验室检查等排除继发性肥胖症。

(1)皮质醇增多症:主要临床表现有向心性肥胖、满月脸、多血质、紫纹、痤疮、糖代谢异常、高血压、骨质疏松等。需要测定血、尿皮质醇,根据血尿皮质醇水平、皮质醇节律及小剂量地塞米松抑制试验结果等加以鉴别。

(2)甲状腺功能减退症:可能由于代谢率低下,脂肪动员相对较少,且伴有黏液性水肿而导致肥胖。可表现为怕冷、水肿、乏力、嗜睡、记忆力下降、体重增加、大便秘结等症状,需测定甲状腺功能以助鉴别。

(3)下丘脑或垂体疾病:可出现一系列内分泌功能异常的临床表现,宜进行垂体及靶腺激素测定和必要的内分泌功能试验、检查视野、视力,必要时需作头颅(鞍区)弥散加权成像检查。

(4)胰岛相关疾病:由于胰岛素分泌过多,脂肪合成过度。包括 2 型糖尿病早期、胰岛 β 细胞瘤和功能性自发性低血糖症。临床表现为交感神经兴奋症状和 / 或神经缺糖症状。交感神经兴奋症状包括饥饿感、心悸、出汗、头晕、乏力、手抖;神经缺糖症状包括精神行为异常、抽搐、意识改变。进一步行血糖、胰岛素、C 肽、延长口服葡萄糖耐量试验(OGTT),必要时行 72 小时饥饿试验,胰腺薄层 CT 扫描。

其他类型少见的肥胖症,可结合其临床特点分析判断。

(六) 治疗

通过减重预防和治疗肥胖相关性并发症改善患者的健康状况是本疾病的治疗目标。肥胖症患者体重减轻 5%~15% 或更多可以显著改善高血压、血脂异常、非酒精性脂肪肝、2 型糖尿病患者的血糖控制,降低 2 型糖尿病和心血管并发症的发生率。

1. 药物治疗

（1）药物治疗的适应证

1）食欲旺盛,餐前饥饿难忍,每餐进食量较多。

2）合并高血糖、高血压、血脂异常和脂肪肝。

3）合并负重关节疼痛。

4）肥胖引起呼吸困难或有阻塞性睡眠呼吸暂停综合征。

5）BMI≥24 且有上述并发症情况。

6）BMI≥28,不论是否有并发症,经过 3 个月的单纯饮食方式改善和增加活动量处理仍不能减重 5%,甚至体重仍有上升趋势者。

（2）药物种类:目前在我国,有肥胖治疗适应证且获得国家药监局批准的药物只有奥利司他。

2. 手术治疗　一般状况较好,手术风险较低,经生活方式干预和药物治疗不能很好控制体重的程度严重的肥胖患者,或出现与肥胖相关的代谢紊乱综合征,如 2 型糖尿病、心血管疾病、脂肪肝、脂代谢紊乱、睡眠呼吸暂停综合征等,且预测减重有效,可以考虑代谢手术治疗,但代谢手术治疗需遵循相关指南的适应证。

与强化生活方式干预和药物治疗相比,代谢手术能更有效地减轻体重,同时能有效改善血糖、血脂、血压等;代谢手术能显著降低糖尿病肥胖患者大血管及微血管并发症的发生风险,明显改善肥胖相关疾病;此外,非糖尿病肥胖症患者在接受手术治疗后发生糖尿病的风险也显著下降。但也应注意术后贫血、骨质疏松等营养相关性并发症,需长期补充维生素、微量元素及钙剂,并关注精神 - 心理健康,长期随访。

三、肥胖的健康管理

生活及行为方式管理、限制热量的摄入及增加热量的消耗是预防及治疗超重和肥胖的首选方案。

（一）改善饮食方式

以低能量、低脂、适量蛋白饮食,限制热量摄入、长期平衡膳食、个体化为饮食原则。超重和肥胖的个体需要调整其膳食以达到减少热量摄入的目的。

合理的饮食方案包括合理的膳食结构和摄入量。减重膳食构成的基本原则为低能量、低脂肪、适量蛋白质、含复杂糖类（如谷类),增加新鲜蔬菜和水果在膳食中的比重,避免进食油炸食物,尽量采用蒸、煮、炖的烹调方法,避免加餐、饮用含糖饮料。合理的减重膳食应在膳食营养素平衡的基础上减少每日摄入的总热量,肥胖男性能量摄入建议为 1 500~1 800kcal/d,肥胖女性建议为 1 200~1 500kcal/d,或在目前能量摄入水平基础上减少 500~700kcal/d。蛋白质、碳水化合物和脂肪提供的能量比应分别占总能量的 15%~20%、50%~55% 和 30% 以下。

在有限的脂肪摄入中,尽量保证必需脂肪酸的摄入,同时要使多不饱和脂肪酸、单不饱和脂肪酸、饱和脂肪酸的比例维持在 1∶1∶1。保证丰富的维生素、矿物质和膳食纤维摄入,推荐每日膳食纤维摄入量达到 14g/1 000kcal。

避免用极低能量膳食(即能量总摄入低于每天 600kcal 的膳食),如有需要,应在医护人员的严密观察下进行,仅适用于节食疗法不能奏效或顽固性肥胖症患者,不适用于生长发育的儿童、孕妇以及重要器官功能障碍的患者。

建议患者控制食盐摄入(食盐摄入量每日 <6g),戒烟、限酒,女性 1 日饮酒的酒精量 <15g(相当于 350ml 啤酒、150ml 葡萄酒或 45ml 蒸馏酒),男性 <25g,每周不超过 2 次。

(二)运动锻炼

运动是减重治疗中不可或缺的一部分。长期规律运动有利于减轻腹型肥胖,控制血压,进而降低心血管疾病风险。

运动治疗应在医师指导下进行。运动前需进行必要的评估,尤其是心肺功能和运动功能的医学评估(如运动负荷试验等)。运动项目的选择应结合患者的兴趣爱好,并与老年人的年龄、存在的合并症和身体承受能力相适应。运动量和强度应当逐渐递增,最终目标应每周运动 150 分钟以上,每周运动 3~5 天。如无法做到一次 30 分钟的运动,短时的体育运动(如 10 分钟),累计 30min/d,也是有益的。建议中等强度的运动(50%~70% 最大心率,运动时有点用力,心跳和呼吸加快但不急促),包括快走、打太极拳、骑车、乒乓球、羽毛球和高尔夫球等。如无禁忌证,建议每周进行 2~3 次抗阻运动(两次锻炼间隔≥48 小时),锻炼肌肉力量和耐力。锻炼部位应包括上肢、下肢、躯干等主要肌肉群,训练强度为中等。抗阻运动和有氧运动联合进行可获得更大程度的代谢改善。

记录运动日记有助于提升运动依从性。同时要养成健康的生活习惯,培养活跃的生活方式,如增加日常身体活动,减少静坐时间,将有益的体育运动融入到日常生活中。

(三)行为方式干预

旨在通过各种方式增加患者治疗的依从性,包括自我管理、目标设定、教育和解决问题的策略,心理评估、咨询和治疗,认知调整等。

行为干预项目可以通过包含营养师、护士、教育者、体育运动训练员或教练、心理咨询师等在内的多学科团队有效地落实。

(叔太鹏菲　王　晶)

参 考 文 献

[1] Cederholm T,Barazzoni R,Austin P,et al. ESPEN guidelines on definitions and terminology of clinical nutrition. Clin Nutr,2017,36(1):49-64.

[2] 高雅竹,唐芳馨.老年住院患者营养风险和营养状况的评估.中国临床医生杂志, 2020,48(07):784-786.

[3] Wang Y,Li P,Li J,et al. The prognostic value of pretreatment Glasgow Prognostic Score in patients with esophageal cancer:a meta-analysis. Cancer Manag Res, 2019,11:8181-8190.

[4] 中华医学会,中华医学会杂志社,中华医学会全科医学分会,中华医学会《中华全科医师杂志》编辑委员会,内分泌系统疾病基层诊疗指南编写专家组,肥胖症基层诊疗指南(实践版·2019).中华全科医师杂志,2020,(02):102-107.

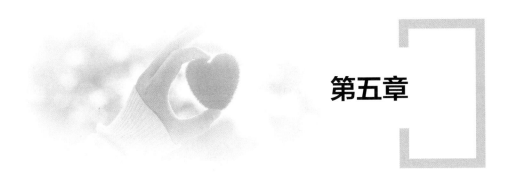

第五章

甲状腺疾病及其管理

第一节　甲状腺功能亢进症及其健康管理

一、基础知识

（一）概述

甲状腺毒症（thyrotoxicosis）是指血液循环中甲状腺激素过多，引起以神经、循环、消化等系统兴奋性增高和代谢亢进为主要表现的一组临床综合征。根据甲状腺的功能状态，甲状腺毒症可分为甲状腺功能亢进类型和非甲状腺功能亢进类型。甲状腺功能亢进（简称"甲亢"）是主要病因之一，是指甲状腺腺体本身产生甲状腺激素过多而引起的甲状腺毒症，常见病因为弥漫性毒性甲状腺肿（Graves病）、结节性毒性甲状腺肿和甲状腺自主高功能腺瘤等，其中，以Graves病为最多见，约占所有甲亢的80%。临床上，需要与非甲亢性甲状腺毒症鉴别。后者甲状腺腺体并无功能亢进，是由于摄入过量外源性甲状腺激素或甲状腺炎症破坏甲状腺滤泡，导致甲状腺激素释放至血液增多等病因所致，产生一过性甲亢。

（二）流行病学

在碘充足地区，Graves病是常见的甲状腺毒症的病因。由于研究的标准及研究群体的差异，Graves病的发病率在不同研究中得出的结论不同。最近的一项 Meta 分析预测总体发病率在 1% 左右,提示 Graves 病是最常见的自身免疫性疾病。饮食中碘的摄入量是 Graves 病发病率的主要影响因素,老年甲状腺结节的患者也是甲状腺毒症的高发人群。研究显示,Graves 病发病率在碘充足地区比碘缺乏地区高,而所有因素导致的甲状腺毒症在碘缺乏地区更高。Graves 病发病率女性是男性的五倍,随年龄增长发病率增加。

(三)并发症及危害

甲亢长期不愈,可出现一系列合并症,如甲亢性心脏病、甲亢性肢体麻痹、甲亢性精神病等,病情严重者可导致甲亢危象,抢救不及时常可危及生命。

二、甲状腺功能亢进症的诊断与治疗

(一)病因及发病机制

不同病因导致的甲亢发病机制不同。Graves 病是器官特异性自身免疫性疾病,也是一种多因素疾病,在遗传、激素、环境因素共同作用下,导致对甲状腺抗原的免疫耐受从而诱发持续的自身免疫反应。一些易感个体在环境因素的刺激下容易发病,环境因素包括感染、应激、性别、吸烟、甲状腺损伤,此外,碘摄入过多以及维生素 D、硒低下也可以是 Graves 病的环境致病因素。

多结节性毒性甲状腺肿和甲状腺自主高功能腺瘤的特点是结节或腺瘤自主性分泌甲状腺激素增多引起甲亢,其发病可能与体细胞 TSH 受体基因活化性突变有关,部分高功能腺瘤是因 G 蛋白基因的活化性突变导致。与 Graves 病相比,结节性毒性甲状腺肿患者的甲状腺功能亢进通常为隐匿起病,早期阶段可以表现为亚临床甲状腺功能亢进,特征是血清 TSH 降低,而血清游离 T_4 和三碘甲状腺原氨酸(T_3)浓度正常。其原因是甲状腺生长并且伴随着自主分泌激素的甲状腺细胞团的大量增加。甲状腺功能亢进也可能是碘摄入量增加的结果。在一项碘缺乏地区大规模人群的横断面研究中,自主性结节随年龄增长而增加,在老年人中达到 15%。一些纵向研究表明,5 年内约 10% 的结节性甲状腺肿患者将出现甲状腺功能亢进。

(二)临床表现

1. 症状和体征

(1)一般症状:主要由循环中甲状腺激素过多引起,严重程度与病史长短、激素水平和患者年龄相关。甲亢患者以代谢亢进和神经、循环、消化等系统兴奋性增高为主要临床表现。症状主要有:乏力、怕热、多汗、皮肤温暖、潮湿、低热、体重下降等高代谢症候群;易激惹、失眠、紧张、焦虑、烦躁、常常注意力不集中,伸舌或双手平举可见细震颤、腱反射活跃等神经系统症候群;消化系统表现为食欲亢进、大便次数增多或腹泻等,少数患者可出现恶心、呕吐等症状,或出现转氨酶升高、黄疸等肝功能异常表现。

(2)甲状腺:Graves 病患者甲状腺多呈弥漫性肿大,也有少数的病例甲状腺不肿大,特别是老年患者。结节性毒性甲状腺肿患者可触及甲状腺结节性肿大。甲状腺自主性高功能腺瘤患者可扪及孤立结节。

(3)心血管系统:心率增快、心尖部第一心音亢进、可闻及收缩期杂音;心律失常以房性期前收缩为最常见,也可见室性或交界性期前收缩、阵发性或持续性心房颤动。房颤或房扑可见于 10%~25% 的患者,尤其是老年人高发,甲亢纠正后 60% 可以恢复正常。严重者可发生心肌缺血、心脏增大、心力衰竭。

(4)眼部表现:分为两种类型,一类为非浸润性(单纯性)突眼,病因与甲状腺毒症所致的交感神经兴奋性增高有关,眼球轻度突出,可见眼裂增宽、瞬目减少等。另一类为浸润性突眼,即 Graves 眼病,病因与眶后组织的炎症反应有关。

(5)胫前黏液性水肿:比较少见,但是比较有特异性,是 Graves 病的特征性皮肤表现,发生率大约为 5%。

2. 特殊临床表现

(1)Graves 眼病(Graves ophthalmopathy,GO):是以眼球后及眶周组织的浸润性病变为特征的器官特异性自身免疫疾病,是 Graves 病最常见的甲状腺外表现。GO 多见于男性,老年人的甲亢突眼也更严重。目前常采用 CAS 评分和 EUGOGO 标准评估 GO 活动度及严重性分级。

(2)甲亢性心脏病:多数情况下,心脏并发症常见于老年患者,而且他们有潜在的心脏疾病。在这种情况下,心力衰竭主要发生在有房颤或缺血性心脏病的患者。心脏负荷过重使心肌耗氧增加,进而诱发冠心病患者心绞痛发作。合并心力衰竭或冠心病的老年患者常常表现为活动后甚至静息时呼吸困难以及胸痛。

(3)淡漠型甲亢:老年患者甲亢症状可以完全不同,与肾上腺素能兴奋相关的症状如反应过敏、多汗、怕热、颤抖、紧张、食欲增加不多见,主要表现为明显消瘦、心悸乏力、头晕、厌食、抑郁、神经质或神志淡漠,因此也被称为淡漠型甲亢。临床上常因体重下降误认为肿瘤或因为心脏的表现误诊为冠心病,因此,老年人不明原因的消瘦、新发房颤应排除甲亢的因素。

（4）甲状腺危象：也称甲亢危象，是甲状腺毒症急性加重的一组综合征。发生原因与甲状腺激素大量进入循环，通常发生于未经治疗或治疗不当的Graves病患者中，常见诱因有感染、手术、创伤、精神应激、妊娠等。

（三）实验室和其他检查

甲状腺功能指标

（1）促甲状腺激素（TSH）：血清TSH浓度的变化是反应甲状腺功能最敏感的指标。甲亢时TSH低于正常值下限，是筛查甲亢的第一线指标。

（2）甲状腺激素：FT_3、FT_4是实现激素生物效应的主要部分，不受甲状腺球蛋白影响，是诊断临床甲亢的主要指标。

（3）甲状腺自身抗体

1）TSH受体抗体（TRAb）：多呈高滴度阳性，对诊断、判断病情活动及评价停药时机有一定意义，并且是预测复发的最重要指标。

2）甲状腺过氧化物酶抗体（thyroid peroxidase antibody，TPOAb）和甲状腺球蛋白抗体（thyroglobulin antibody，TgAb）测定：Graves病患者可见TPOAb、TgAb阳性；如同时存在桥本甲状腺炎，TPOAb、TgAb多呈高滴度阳性。

（4）超声检查：超声有助于判断甲状腺形态学特征，有利于判断甲状腺毒症的病因诊断。

（5）甲状腺核素显像：主要用于甲亢的诊断和鉴别诊断。Graves病表现为核素甲状腺弥漫性浓缩，甲状腺自主高功能腺瘤提示为热结节，周围萎缩的甲状腺组织仅部分显影或不显影。多结节性毒性甲状腺肿为多发热结节或冷、热结节；甲状腺毒症中，甲状腺炎表现为核素摄取功能减低。

（6）^{131}I摄取率：目前主要应用于甲亢放射性碘治疗前的准备。

（7）CT/MRI：怀疑浸润性突眼的患者可行眼眶CT或MRI评价眼外肌受累的情况，并有助于排除其他病因所致的突眼。怀疑胸骨后甲状腺肿可以行甲状腺CT扫描。

（四）诊断与鉴别诊断

1. 诊断的程序包括甲状腺毒症的诊断，测定血清甲状腺功能；确定甲状腺毒症是否来源于甲状腺功能亢进；确定甲亢的病因。

2. 诊断流程　甲亢的诊断流程见图5-5-1。

3. 鉴别诊断

（1）甲状腺毒症原因的鉴别：主要是甲亢所致的甲状腺毒症与亚急性甲状

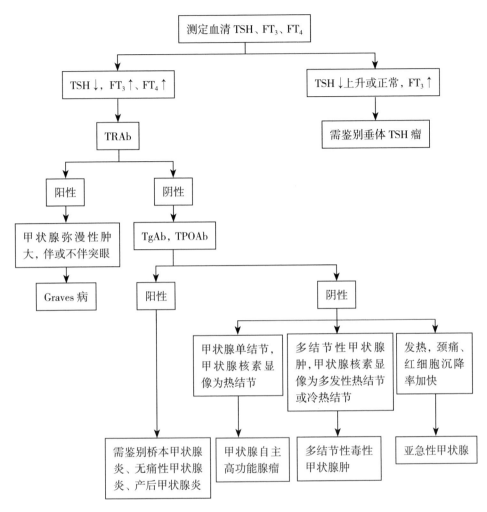

图 5-5-1　甲状腺功能亢进症诊断流程图

注:TSH 促甲状腺激素;FT$_3$ 游离三碘甲状腺原氨酸;FT$_4$ 游离甲状腺素;↓ 降低;↑ 升高;TRAb 促甲状腺激素受体抗体;TgAb 甲状腺球蛋白抗体;TPOAb 甲状腺过氧化物酶抗体。

腺炎导致的破坏性甲状腺毒症的鉴别。病史、甲状腺体征、超声检查以及甲状腺放射性核素扫描是主要的鉴别手段。

（2）甲亢的病因鉴别:伴有眼症、弥漫性甲状腺肿、TRAb 阳性等均支持 Graves 病的诊断。结节性毒性甲状腺肿通过甲状腺彩超及甲状腺核素扫描可以明确。

（五）治疗

1. Graves 病的治疗　目前没有针对 Graves 病的病因的治疗方法。临床上有三种治疗方法：抗甲状腺药物（antithyroid drugs，ATD）治疗、放射性 ^{131}I 治疗、手术治疗。ATD 的作用是抑制甲状腺激素合成，放射性 ^{131}I 治疗和手术治疗是通过破坏甲状腺组织，减少甲状腺激素的产生。最终采取何种方案措施取决于医师的经验、经济学考虑、患者个人及家人态度以及可供选择治疗方案。

（1）抗甲状腺药物（ATD）：ATD 包括硫脲类和咪唑类两类，常用的硫脲类药物有丙硫氧嘧啶（PTU），咪唑类常用的药物为甲巯咪唑（MMI）。它们的作用机制是抑制碘的有机化和甲状腺酪氨酸偶联，减少甲状腺激素的合成。老年患者因合并症致手术风险增加或预期寿命有限，居住在养老院或其他卫生机构的预期寿命有限且不能遵循放射安全规则的患者都是从临床评估角度更合适 ATD 治疗的情况。

长期临床实践表明，ATD 总体安全性好，但仍有一些不良反应。老年患者服用更高剂量会增加肝损害等风险。老年患者也是 ATD 导致粒细胞减少/缺乏症的风险人群。

（2）β 受体阻滞剂：该类药物改善烦躁、怕热、多汗、心动过速、肌肉震颤等症状。另外，还能抑制外周组织 T_4 转换为 T_3，阻断甲状腺激素对心肌的直接作用。老年患者、静息心率 >90 次/min 或合并心血管疾病的患者均可应用该类药物对症治疗。适应人群甚至扩大到包括无症状患者在内的甲亢患者，尤其是老年人及有合并症的患者，以防止因甲亢恶化而增加出现并发症的风险。

（3）^{131}I 治疗：^{131}I 使部分甲状腺滤泡细胞变性和坏死，甲状腺激素合成和分泌减少，甲状腺体积也随之缩小，由此达到治疗甲亢的目的。^{131}I 治疗具有不良反应少、治疗效果确切、复发率低、适用人群广等许多优点，可以避免手术风险和 ATD 的潜在副作用。由于 ^{131}I 治疗会导致甲亢一过性加重伴心率增快，或偶有房颤、房扑等室上性心动过速情况出现，故合并心血管疾病或老年患者除预防性应用 β 受体阻滞剂外还应用 MMI。^{131}I 治疗的主要并发症为甲减，可以通过 LT_4 替代治疗。

（4）手术治疗：老年患者由于合并症使手术风险增加，一般慎用。手术最常见的并发症为甲状旁腺损伤所致低钙血症（暂时性或永久性）、喉返或喉上神经损伤（暂时性或永久性）、术后出血和麻醉相关并发症。

2. GO 的治疗　一般来说，一半以上的 GO 患者通常在 6 个月时可获得自发改善。目前较为明确吸烟是 GO 的危险因素，Graves 甲亢患者无论有无

GO,应禁烟,甲功异常加重GO,GO应尽快恢复甲功。碘治疗促进GO发生或进展,但可联合口服糖皮质激素来预防,硒治疗可能会有效改变轻度GO的进程。对于中重度GO,静脉糖皮质激素治疗基础上的眶放疗有益于改善复视,眼眶减压术则可改善眼球突出及视力等。

3. 其他类型甲亢的治疗 多结节性毒性甲状腺肿、甲状腺自主高功能腺瘤建议患者行 ^{131}I 治疗或手术治疗,避免长期使用 ATD 治疗。老年患者如预期寿命有限且能规律监测甲状腺功能,也可采用长期低剂量的 MMI 治疗。

三、甲状腺功能亢进症的健康管理

(一) 医院管理

明确甲亢诊断后,应加强甲亢的综合管理。由于甲亢药物治疗周期长,老年患者生活自理能力以及认知有一定障碍,治疗依从性较差,因此在确定治疗方案同时需要加强社区专业人员以及家庭照护人员的培训以及衔接。此外,抗甲状腺药物需要及时调整方案而且副作用较大,注意监测药物疗效和安全性。轻微的皮肤过敏反应,包括皮疹、瘙痒和荨麻疹通常发生在治疗的前几周,MMI皮肤过敏反应可能有剂量依赖性,必要时给予药物及时减量,轻微的皮肤反应可以同时给予抗组胺治疗而不停用ATD。如果ATD有持续的症状性轻微副作用应停止药物治疗,改为RAI或手术治疗,或在不能选择RAI或手术时改为其他ATD治疗。如果出现严重过敏反应,则不建议使用替代药物。肝功能损伤一般多发生在治疗早期、药物剂量较大时,而且多数发生在治疗后三个月内,服用MMI或PTU的患者,出现瘙痒性皮疹、黄疸、浅色粪便或尿色加深、关节疼痛、腹痛或腹胀、厌食、恶心或疲劳等可疑症状,应评估肝脏功能状态,发现药物性肝损伤要及时处理。ATD导致粒细胞缺乏主要发生在起始治疗90天内、剂量较大时,老年人、共病、败血症、粒细胞偏低是粒细胞减少/缺乏症的风险人群,监测可能是早期诊断和预防严重粒细胞缺乏症的方法。患有甲亢性心脏病、Graves眼病的患者,应动态评估病情变化,预防甲亢心脏病、心律失常、心力衰竭、视力急剧减退甚至失明等严重并发症发生。符合停药指征甲亢治疗周期结束,停药后要对复发进行监测:停药后6个月内每1~3个月复查,6个月后适当延长监测间隔时间。如果出现甲亢症状,患者要及时咨询临床医师,积极就诊。如果停药后甲状腺功能持续正常超过1年(处于缓解期),应至少每年监测1次甲状腺功能,因为停药后GD复发的可能性持续存在,另有些患者会因自身免疫甲状腺疾病的表达谱改变而发展为甲减。

^{131}I 治疗患者应密切监测甲状腺功能,及时发现并治疗远期并发症(例如甲减)。管理目标是提高甲亢治愈率并减少复发率,以最终达到改善患者预后的目的。

(二) 社区管理

将甲亢高危人群纳入管理,尤其是社区老年人群以及养老院生活者要做到定期随访。疑似甲亢或已确诊患者,应按照甲亢分级诊疗流程进行处置。对于符合转诊条件的患者,应及时转诊上级医院。重症患者则应积极抢救、稳定病情后实施转诊,早期预防、发现并及时处置甲状腺危象等急症,以预防不良事件发生。

(三) 居家管理

在一般人群中开展健康教育,提高人们对甲亢的认识,需要控制食物中的碘摄入量在合理水平、避免碘过量。需要了解老年甲亢患者的特殊性,加强警惕,有厌食、抑郁、嗜睡以及体重下降等症状的老年患者要警惕淡漠型甲亢的可能。多数情况下,心脏并发症常见于老年患者,而且他们有潜在的心脏疾病,因此与甲亢相关的心律失常甚至心力衰竭往往被误诊,应积极筛查甲状腺功能异常的可能,早期发现老年甲亢患者需要基层医生普及甲状腺功能亢进的知识。

第二节 甲状腺功能减退症及其健康管理

一、基础知识

(一) 概述

甲状腺功能减退症(hypothyroidism)简称"甲减",是由于甲状腺激素合成和分泌减少或组织作用减弱导致的全身代谢减低综合征。根据病变发生的部位分类可以分为原发性甲减、中枢性甲减以及少见的甲状腺激素抵抗综合征。原发性甲减最常见,常见原因是甲状腺腺体本身病变如自身免疫、甲状腺手术和甲亢 ^{131}I 治疗所致的甲减。中枢性甲减主要见于下丘脑综合征、下丘脑肿瘤、炎症及放疗等。根据 2010 年我国 10 个城市甲状腺疾病患病率调查,我国亚临床甲减患病率为 16.7%,临床甲减患病率为 1.1%。成年甲减患病率女性高于男性,随着年龄的增长而升高。

(二) 并发症及危害

甲减发病隐匿,病程较长,除了甲减引起的相关症状导致生活质量下降外,本病累及心脏可以出现冠心病加重、心包积液和心力衰竭,重症患者可以发生黏液性水肿昏迷,甚至威胁生命。

二、甲状腺功能减退症的诊断与治疗

(一) 临床表现

甲减常隐匿发病,进展缓慢,早期症状缺乏特异性,典型症状主要为代谢率减低和交感神经兴奋性下降的表现。畏寒、少汗、乏力、体重增加、行动迟缓、言语缓慢、音调低哑、食欲减退、腹胀、便秘等。精神神经系统表现轻者有记忆力、理解力和计算力减退,反应迟钝、嗜睡。重者可表现为痴呆、甚至可出现黏液性水肿昏迷。心血管系统表现为心率减慢、病程长未诊治易并发动脉粥样硬化症及冠心病,甚至出现心脏扩大、心包积液。黏液性水肿昏迷多见于老年人或长期未获治疗者,诱发因素为严重全身性疾病、中断甲状腺激素治疗、感染、手术和使用麻醉、镇静药物等。

(二) 甲减的体征

颜面虚肿、表情呆板、淡漠、面色苍白、颜面水肿、唇厚舌大、可见齿痕。眉毛外 1/3 稀疏脱落,男性胡须稀疏。皮肤干燥粗糙,手脚掌皮肤可呈姜黄色,双下肢为非凹陷性水肿。心血管系统表现为心动过缓、心音减弱、心界扩大。

(三) 实验室检查

血清 TSH 及 FT_4 是诊断原发性甲减的首选指标。原发性甲减血清 TSH 升高先于 T_4 的降低,故血清 TSH 是评估原发性甲状腺功能异常最敏感和最早期的指标。

临床甲减血清 TSH 升高,TT_4、FT_4 降低,严重时血清 TT_3 和 FT_3 减低。

亚临床甲减仅有血清 TSH 增高,而血清 TT_4、FT_4、TT_3、FT_3 正常。

中枢性甲减,TT_4、FT_4 降低,通常 TSH 正常或降低。

其他检查包括血常规、生化、泌乳素检查可发现轻中度贫血,多为正细胞正色素性贫血,此外脂质代谢异常(胆固醇代谢障碍为主)、肌酶谱变化、泌乳素升高也是特征性改变。

(四) 诊断与鉴别诊断

甲减的诊断比较简单,根据甲减的症状和体征,以及实验室血清 TSH 升高、FT_4 降低,原发性甲减即可成立,FT_4 降低,而 TSH 正常或降低需要考虑中枢性甲减并进一步寻找病因。

低 T_3 综合征,也称为甲状腺功能正常的病态综合征,是在严重的慢性消耗性、全身性疾病的情况下,机体对疾病的适应性反应。老年基础疾病较重患者比较常见,一般不需甲状腺激素替代治疗。

(五)治疗

主要采用左甲状腺素(LT_4)单药替代治疗,一般需要终生用药。LT_4治疗的剂量取决于甲减的程度、病因、年龄、特殊情况、体重和个体差异。起始剂量和达到完全替代剂量所需时间要根据患者年龄、心脏状态、特定状况确定。老年人、有心脏病者应小剂量起始,如12.5μg/d起始,缓慢加量,每1~2周增加12.5μg。LT_4的半衰期约7天,口服LT_4吸收约70%,故可每天服药1次,早餐前30~60分钟服用,或睡前服用。

LT_4替代治疗后4~8周监测血清TSH,治疗达标后,每6~12个月复查1次,或根据临床需要决定监测频率。原发性甲减根据TSH水平调整LT_4剂量,治疗目标个体化。中枢性甲减依据FT_4水平,而非TSH调整治疗剂量。

如果伴有甲减症状、TPOAb阳性、血脂异常或动脉粥样硬化性疾病的亚临床甲减患者建议LT_4治疗。老年亚临床甲减患者的治疗目前存在争议,治疗应谨慎选择,治疗后TSH控制目标要适当放宽。

三、甲减的健康管理

(一)医院管理

在高危人群中一旦筛查出甲减患者,即在医院专科医生指导下给予规范化管理,控制病情,使甲状腺激素水平和TSH达标,减缓并发症的发生。老年人合并心血管疾病比例大,LT_4治疗应从小剂量逐渐过渡到完全替代量,避免诱发心绞痛及其他急性心血管事件。对于老年人,要尽量减少发生药物性甲亢,减少因为甲减或甲亢导致的心血管死亡和全因死亡风险。开始服用LT_4治疗的原发性甲状腺功能减退患者,至少应该每三个月复查甲状腺功能,待TSH连续稳定两次并LT_4药物替代治疗剂量固定后考虑每年复查一次甲状腺功能,有变化由专科医生至少一年一次随访。需要注意的是TSH水平在接受LT_4治疗6个月后可能才会恢复到参考值范围,尤其是TSH过高或甲减病史比较长的患者,因此,在药物调整过程中应考虑到这一点。

(二)社区管理

社区或基层医院有必要针对甲减的高危人群进行甲状腺功能的测定,包括有自身免疫病者或一级亲属有自身免疫性甲状腺疾病者、有颈部及甲状腺的放射治疗史、既往有甲状腺手术或功能异常史者、有精神性疾病者、服用胺碘酮等药物史、有心包积液或血脂异常、肥胖症者等。基层医疗卫生机构应能识别甲减的症状及体征并及时筛查甲状腺功能,同时承担长期随访管理工作。对特殊病因引起的甲减应积极转上一级医疗机构明确病因诊断,管理流程见图 5-5-2。

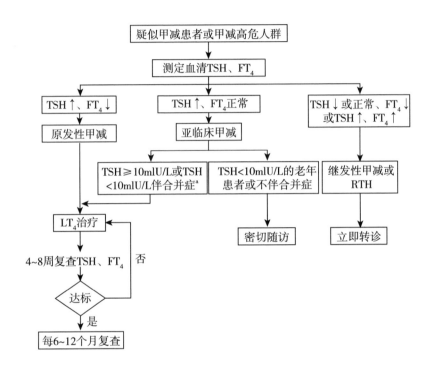

图 5-5-2 基层甲状腺功能减退症患者管理流程

注:甲减甲状腺功能减退症;TSH 促甲状腺激素;FT₄ 游离甲状腺素;LT₄ 左甲状腺素;RTH 甲状腺激素抵抗;↑升高;↓降低;a 甲减症状、TPOAb 阳性、血脂异常或动脉粥样硬化性疾病。

(三) 居家管理

老年人服药依从性较差,应加强监督,尽量避免漏服、过量服用药物。

1. 服药时间 老年人服用 LT₄ 的时间尽量固定在早餐前 30~60 分钟,如果对服药距离进餐间隔时间遵守有困难,建议睡前(晚餐后 3 小时)服用。

2. 漏服药的处理 偶尔漏服药物对病情没有明显的影响,可以选择在当天任何时间补充服用,或者考虑第二天补充漏服药物剂量。建议老人准备显示一周七天的药物分装盒,有利于监督药物服用的依从性。

3. 食物与药物的影响 左甲状腺素钠片主要在小肠吸收,有些药物和食物会影响其吸收,尽量在空腹或进餐 3 小时后服用。避免同时饮用咖啡、牛奶,应间隔足够的时间;与豆类、高纤维食品间隔 3 小时以上。与维生素、降血压药物间隔 1 小时以上;与铁剂、钙剂药物间隔 2 小时以上;与含铝镁等胃药间隔 3 小时以上;与奥美拉唑等质子泵抑制剂间隔 4 小时以上;与消胆胺或降脂树脂间隔 12 小时以上。

(王 晶 叔太鹏菲)

参 考 文 献

[1] 葛均波,徐永健,王辰.内科学.9 版.北京:人民卫生出版社,2018.

[2] Bartalena L,Baldeschi L,Boboridis K,et al. The 2016 European Thyroid Association/European Group on Graves' Orbitopathy Guidelines for the Management of Graves' Orbitopathy. Eur Thyroid J.,2016,5(1):9-26.

[3] 中华医学会,中华医学会杂志社,中华医学会全科医学分会,等.甲状腺功能亢进症基层诊疗指南(2019).中华全科医师杂志,2019,18(12):1118-1128

[4] 中华医学会,中华医学会杂志社,中华医学会全科医学分会,等.甲状腺功能减退症基层诊疗指南(2019).中华全科医师杂志,2019,18(11):1022-1028.

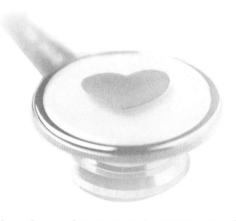

第六篇　老年常见泌尿系统疾病的健康管理

第一章

老年泌尿系统的功能及特点

人出生时每个肾脏约有 1.25×10^6 个肾单位,随着年龄增长,肾单位逐渐增大,功能增强,30~40 岁达到高峰。其后肾脏逐渐萎缩,重量减轻,肾单位数目减少。60 岁以上老年人肾单位个数仅为青年人的 2/3~1/2。肾脏出现以肾皮质为主的硬化和髓质间质纤维化的改变,并出现局灶性梗死或动脉栓塞导致的缺血性坏死,继而出现类似良性动脉硬化结节的病理变化。

肾脏是血流量极为丰富的器官,可接收心脏排血量 20%~25% 的血液。老年人肾脏的血浆流量显著减少。20~29 岁时,肾血浆流量为 $600ml/(min \cdot 1.73m^2)$,之后肾血浆流量大约每 10 年递减 10%,皮质区为著。同时,老年肾小球滤过率(glomerular filtration rate,GFR)降低,国内外普遍采用内生肌酐清除率(creatinine clearance,Ccr)来估算 GFR,从 30 岁至 50 岁,Ccr 平均每年降低 0.9%,而 51 岁以后平均每年降低 1.42%。肾小管功能在 30~40 岁达到高峰,后随着年龄增长而减退,主要表现为尿浓缩力减退,出现夜尿增多等,老年肾脏还可有轻度尿蛋白。同时,因肾小管代偿作用较青年人减慢,且肾小管重吸收葡萄糖随着年龄增长而降低,老年肾脏尿酸化功能减退。老年群体肾脏功能退行性改变,调节水电解质平衡能力也较青年时减弱。

(李煜妹)

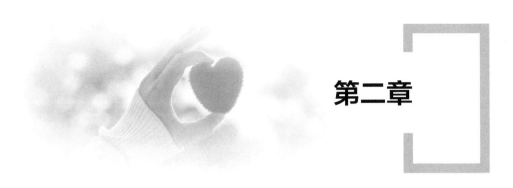

第二章

老年慢性肾脏病及其健康管理

第一节　老年慢性肾脏病的基础知识

一、概述

慢性肾脏病(chronic kidney disease,CKD)是指各种原因引起的肾脏结构或者功能异常≥3个月。老年人基础疾病多,常合并多系统疾病,有时存在治疗方案上的矛盾,增加了治疗的难度,患者常常短期内进入终末期,需行肾脏替代治疗,易合并多种并发症。老年患者肾病治疗困难,死亡率高,严重影响患者的健康状态,给患者、家庭和社会均带来沉重的负担。

二、流行病学

我国CKD的总患病率为10.8%,已近1.2亿人,CKD3期的患者占慢性肾脏病患者的比例最大。增龄是慢性肾脏病发病的主要危险因素之一,CKD3期的患病率在40岁以下人群低于2%,而在60~69岁人群中达到14%,在70或70岁以上人群中超过35%。我国成人CKD未标化患病率为13.39%,60岁及以上老年人群患病率19.25%,60岁以下人群8.71%;蛋白尿、血尿及eGFR下降未标化患病率分别为30%、5.79%和2.59%。全国透析及肾移植登记资料显示:终末期肾脏病(end-stage renal disease,ESRD)患病率男性高于女性。此外,西南地区 CKD 患病率最高为 15.08%,华南地区最低 10.33%。

三、并发症及危害

CKD 进展至失代偿期可能出现全身各个系统并发症,严重时可出现急性左心衰竭、高钾血症、肾性脑病、重症感染、出血等并发症危及生命。心脑血管并发症也是 ESRD 患者最主要的死亡原因,老年患者基础疾病较多,更易合并多系统并发症。

四、病因

(一)肾小球疾病

原发性肾小球疾病在老年人群中较青年人少见,预后较差。老年人肾病病理类型以膜性肾病多见,其次为微小病变肾病、系膜增生性肾小球肾炎。在继发性肾小球病中,老年人多见增生性肾小球肾炎,如 ANCA 相关性小血管炎肾损伤。病毒性肝炎、恶性肿瘤、梅毒等常并发膜性肾病或系膜毛细血管性肾小球肾炎。在发达国家中,糖尿病、高血压、肥胖是慢性肾脏病的三大病因。随着我国人民生活水平的提高,糖尿病肾病或将成为我国 ESRD 最主要病因。

(二)尿路感染

老年人尿路感染发病率高,原因如下:神经源性膀胱或无力性膀胱导致残余尿增多;老年男性前列腺增生或女性膀胱颈梗阻导致尿流不畅;老年人常存在尿路结石,可以反复诱发尿路感染;泌尿生殖系统肿瘤;老年肾脏系统发生退行性变,尿道黏膜表面防御机制减弱。在住院的老年患者中,感染菌往往为混合菌,最常见仍为大肠埃希菌,其次为变形杆菌。

(三)梗阻性肾病

据统计,因尿毒症死亡的老年患者,尸检时 30% 以上存在尿路梗阻。梗阻常由肿瘤、结石等引起。同时,多数老年男性由前列腺增生压迫导致,女性由于膀胱颈梗阻所致。尿路梗阻所致的肾损伤严重程度取决于梗阻的程度和部位、持续时间以及有无并发感染等。

(四)肾动脉硬化

慢性缺血性肾病是指因肾动脉狭窄或阻塞(≥60%)、肾血流动力学显著变化导致肾小球滤过率下降、肾功能不全的慢性肾脏疾病,其主要病因包括动脉粥样硬化、大动脉炎等,它也是老年人慢性肾衰竭的重要原因,其中动脉粥样硬化占总数的 60~70%。

(五)镇痛剂肾病

镇痛剂肾病属于慢性间质性肾炎的一种,多由非甾体抗炎药物等引起,早期表现为肾浓缩功能减退,出现多尿、夜尿增多等表现。

(六)急性肾损伤

70 岁以上的老年人,急性肾损伤(acute kidney injury,AKI)发生率是 70 岁以下的 3.5 倍。老年人由于各个系统疾病增加,对药物及低血容量的外界因素等缓冲能力下降。此外,老年人应用非甾体抗炎药或 ACEI 可损害肾血管调节机制,均容易导致 AKI 的发生。

五、发病机制

目前认为原发性肾小球疾病的发病机制是免疫介导的炎症疾病,包括体液免疫和细胞免疫。免疫反应是肾小球疾病的始动机制,在此基础上,氧化应激、炎症介质(如补体、细胞因子等)长期作用导致了疾病进行性进展。此外,非免疫机制学说,如肾小球毛细血管高压力、高灌注、高滤过;肾素血管紧张素系统的激活;肾损伤后健存肾单位逐渐不能代偿导致肾小球硬化加重也是 CKD 发展的重要原因。

六、临床表现

早期 CKD 患者可无明显临床症状,或仅仅出现乏力、腰酸、夜尿增多等轻度不适。老年患者可出现临床常见的肾病综合征、肾炎综合征、无症状血尿和 / 或蛋白尿等临床综合征。临床表现可以有蛋白尿、血尿、水肿、血压升高、肾功能异常等。也可能出现反复尿路刺激症状、尿浓缩功能障碍、尿量变化或血压血糖的难以控制;继发性肾病的患者早期可出现原发系统症状。所有肾脏病的转归都是慢性肾衰竭。

慢性肾衰竭(chronic renal failure,CRF)是指 CKD 引起的 GFR 下降及与此相关的代谢紊乱和临床症状组成的综合征,代表了 CKD 中失代偿期的一部分群体。患者可出现:①水电解质平衡紊乱:代谢性酸中毒、水钠潴留、高钾血症、钙磷代谢紊乱等。②蛋白质、糖类、脂质、维生素代谢紊乱:蛋白质代谢产物蓄积、负氮平衡、高脂血症、胰岛素受体障碍、糖耐量减低等。有糖尿病的患者后期易出现低血糖表现。③心血管系统表现:高血压及左心室肥厚、心力衰竭、尿毒症心肌病、心包病变、血管钙化及动脉粥样硬化等。④呼吸系统症状：水钠潴留严重可导致肺水肿、胸腔积液。⑤胃肠道症状：食欲减退、腹胀等症状常见，患者可出现胃部黏膜水肿、消化道出血等。⑥血液系统表现：贫血、出血倾向和血栓形成倾向。⑦神经肌肉系统症状：失眠、性格改变、抑郁、终末期患者可并发肾性脑病、肌肉震颤、痉挛（不宁腿综合征）肌萎缩、肌无力等。⑧内分泌功能紊乱。⑨骨骼病变：表现为低转运性骨病、高转化性骨病、混合型骨病、透析相关性淀粉样变骨病。

七、辅助检查

影像学检查包括泌尿系彩超、CT、MRI、核素检查等。肾脏病理学检查需要行经皮肾脏穿刺活检术取肾组织标本。肾活检对多种肾脏疾病的诊断、病情评估、判断预后、指导治疗都有意义。老年患者应结合具体病情判断是否适合进行肾活检检查。

八、实验室检查

常规包括：尿常规检查、尿相差显微镜检查、尿蛋白定量检查、尿离子定量检查、尿白蛋白/肌酐比值、尿病原体培养或相关检测等。肾功能相关检查包括尿素氮、血肌酐、胱抑素 C 等，用来估算肾小球滤过率。血清学检查如 M 型磷脂酶 A2 受体抗体检验、免疫固定电泳、IgG 亚类等协助诊断原发或继发性肾小球疾病。

第二节　老年慢性肾脏病的诊断与治疗

一、老年 CKD 分期及诊断

推荐使用 KDIGO2012 有关 CKD 定义和分期系统诊断老年 CKD（表 6-2-1）：肾脏结构或功能异常超过 3 个月，如果肾损伤持续时间不足 3 个月，则需要进一步随访。

表 6-2-1　CKD 诊断标准[①]

肾损伤标志[②]	(1)白蛋白尿(AER≥30mg/24h；ACR≥3mg/mmol)； (2)尿沉渣异常； (3)肾小管相关病变； (4)组织学异常； (5)影像学所见结构异常； (6)肾移植病史
GFR 下降	GFR≤60ml/(min·1.73m²)(GFR 分期:G3a~G5 期)

注:①以上任意一项指标持续超过 3 个月；②至少满足 1 项。GFR:肾小球滤过率；AER:尿白蛋白排泄率；ACR:尿白蛋白肌酐比值。

KDIGO 指南工作组发现,随着白蛋白尿分期(表 6-2-2)的升高,CKD 患者的全因死亡率、心血管死亡率、ESRD、AKI、CKD 进展的风险相应增加,且这一现象独立于 eGFR 水平。此外,以 eGFR45ml/(min·1.73m²)为界,将 CKD 3 期分为 3a、3b 两个亚期(表 6-2-3),建议对基于血肌酐的 CKD-EPIscr 估算 eGFR 处于 45~59ml/(min·1.73m²)、但无其他肾损伤标志物的人群需要进一步采用联合血肌酐和胱抑素的CKI>EPIscr-cyst 公式计算 eGFR 明确是否为 CKD(表 6-2-4),以减少 CKD 3a 期的过度诊断。CKD3a 与 CKD3b 期虽同属一期,但 CKD3b 期肾相关终点事件如 ESRD 和急性肾损伤的风险明显高于 CKD3a 期,相同蛋白尿水平 CKD3b 期进展到 ESRD 风险也远远高于 CKD3a 期,可将 CKD3a、CKD3b 期分别根据尿白蛋白 / 肌酐比率 <10mg/g、10~29mg/g、30~299mg/g、≥300mg/g 分成 4 组。同时,CKD2 期伴大量白蛋白尿的老年患者肾功能减退及终点事件的发生反而高于 CKD3 期甚至 CKD4 期伴或不伴轻度蛋白尿者,推荐将白蛋白尿纳入 CKD 分期系统联合 eGFR 水平评估风险和判断预后。

表 6-2-2　CKD 白蛋白尿分期及其近似换算

分期	AER/ mg·24h⁻¹	ACR/ mg·g⁻¹	PER/ mg·24h⁻¹	PCR/mg·g⁻¹	试纸条法 测定尿蛋白
A1	<30	<30	<150	<150	阴性
A2	30~300	30~300	150~500	150~500	+
A3	>300	>300	>500	>500	+ 或以上

注:白蛋白尿指标(AER:尿白蛋白排泄率,ACR:尿白蛋白肌酐比值);蛋白尿指标(PER 尿蛋白排泄率,PCR 尿蛋白肌酐比值,试纸条法测定尿蛋白)。

表 6-2-3　CKD 的 GFR 分期

GFR 分期	GFR /ml·$(min·1.73m^2)^{-1}$	表述
G1	≥90	正常或增高
G2	60~89	轻度下降[①]
G3a	45~59	轻到中度下降
G3b	30~44	中到重度下降
G4	15~29	重度下降
G5	<15	肾功能衰竭

注:在缺少肾损伤证据时,G1 和 G2 期均不诊断为 CKD。①相对于年轻成人水平。此表数据引自《内科学》第 8 版,人民卫生出版社。

表 6-2-4　CKD-EPI 公式

方程	性别	血肌酐 / µmol·L^{-1}	胱抑素 C/ mg·L^{-1}	CKD-EPI 方程
CKD-EPI$_{scr}$	女	≤62	—	$144 \times (scr/62)^{-0.329} \times 0.993^{age}$
		>62	—	$144 \times (scr/62)^{-1.209} \times 0.993^{age}$
	男	≤80	—	$141 \times (scr/80)^{-0.411} \times 0.993^{age}$
		>80	—	$141 \times (scr/80)^{-1.209} \times 0.993^{age}$
CKD-EPI$_{scr-cys}$	女	≤62	≤0.8	$130 \times (scr/62)^{-0.248} \times (cys/0.8)^{-0.375} \times 0.995^{age}$
			>0.8	$130 \times (scr/62)^{-0.248} \times (cys/0.8)^{-0.711} \times 0.995^{age}$
		>62	≤0.8	$130 \times (scr/62)^{-0.601} \times (cys/0.8)^{-0.375} \times 0.995^{age}$
			>0.8	$130 \times (scr/62)^{-0.601} \times (cys/0.8)^{-0.711} \times 0.995^{age}$
	男	≤80	≤0.8	$135 \times (scr/80)^{-0.207} \times (cys/0.8)^{-0.375} \times 0.995^{age}$
			>0.8	$135 \times (scr/80)^{-0.207} \times (cys/0.8)^{-0.711} \times 0.995^{age}$
		>80	≤0.8	$135 \times (scr/80)^{-0.601} \times (cys/0.8)^{-0.375} \times 0.995^{age}$
			>0.8	$135 \times (scr/80)^{-0.601} \times (cys/0.8)^{-0.711} \times 0.995^{age}$

注:scr:血肌酐值;cys:血胱抑素;age:患者年龄。

二、鉴别诊断

肾脏疾病的诊断应尽可能地作出病因诊断、病理诊断、功能诊断、并发症诊断。临床上肾脏疾病的功能诊断，往往借助血尿检查、影像学检查即可诊断。鉴别诊断时，主要针对病因诊断，首先区分原发性还是继发性肾脏疾病。必要时通过肾穿刺活检明确病理类型并进行鉴别诊断。肾脏疾病的不同病理类型和不同临床表现常有互相交叉，并非一一对应，故应从多角度进行鉴别诊断，从而选择适合的治疗方案并判断预后。

三、老年 CKD 的治疗

（一）药物治疗

老年患者蛋白尿的处理主要治疗基础疾病，对于原发性肾小球疾病，可根据不同的病理类型选择使用糖皮质激素和 / 或免疫抑制剂治疗，但考虑到老龄、并发症及药物的不良反应，与成年人比较，应用上述药物的可酌情减量。ACEI/ARB 及某些 CCB（非二氢吡啶类）降低肾小球高滤过、减轻蛋白尿等作用。他汀类药有肾功能保护作用，可降低缺血性肾病的发生率。此外，应用抗血小板、抗血栓素及血栓素受体拮抗剂及活血化淤中药等，能减少肾微循环血栓形成，减轻肾组织损伤作用。CRF 患者可给予口服活性炭制剂或大黄制剂等中西药吸附，通过胃肠道途径增加尿毒症毒素的排除，同时应注意避免药物引起的不良反应。同时，应积极纠正酸碱和水电解质平衡紊乱等并发症，如应用碳酸氢钠纠正酸中毒。应用促红细胞生成素、铁剂等纠正肾性贫血。肾性骨病患者常用药物包括钙剂、拟钙剂、磷结合剂、活性维生素 D 等。

（二）手术治疗

手术治疗主要针对需行肾脏替代治疗的患者，包括血液透析通路的建立，腹膜透析置管及肾移植。血液透析的理想通路首选自体动静脉内瘘，腕部（桡动脉 - 头静脉）是首选部位，其次为肘部。无法建立内瘘可选择长期中心静脉置管。腹膜透析患者在进行透析之前需行置管术，手术方式分为直视手术切开法、腹腔镜法和盲穿法，其中推荐手术切开法，腹膜透析管末端置于膀胱直肠窝或子宫直肠窝，术后要尤其重视置管护理。成功的肾移植是肾脏替代治疗的首选，但老年人进行肾移植需谨慎，要参考其生物学年龄作出决定。心衰和感染是引起老年人肾移植后死亡的两大因素。

（三）辅助治疗

营养治疗是 CKD 长期管理的重要环节,建议对老年 CKD 患者进行充分的营养评估,实施低蛋白饮食及补充 α 酮酸制剂,可延缓 CKD 的进展。同时老年患者应注意避免急性加重因素,例如:肾毒性药物、感染、手术或介入治疗,防止短期内 GFR 迅速下降,导致 AKI 的发生。

四、观察随访

凡是明确诊断或存在明确肾脏病危险因素的患者均应进行定期的观察随访。长期规范化的治疗可以延缓 CKD 的进展,患者能否坚持良好的生活习惯、规律用药、定期复查,是影响原发病发展为慢性肾衰进展速度的主要因素。

第三节　老年慢性肾脏病的健康管理

由于 CKD 有时临床症状较为隐匿,后期才出现全身系统受损的表现,很多患者就诊时已进入了 CKD3 期,因此,早发现、早诊断、早治疗十分关键。"圣人不治已病治未病"我国早在古代就提出了预防医学的思想。在我党的十九大报告中,提出了健康中国的战略目标:坚持预防为主,倡导健康文明生活方式,预防控制重大疾病。CKD 防治是我国慢性疾病防治工作的重点之一,目前,对于 CKD 而言,一级预防又称初级预防,是指对已有的肾脏疾病或可能引起肾损害的疾患(如糖尿病、高血压)进行有效的治疗,防止慢性肾衰竭的发生。二级预防是指对已有轻、中度慢性肾衰竭的患者及时进行治疗,延缓 CRF 的进展,防止尿毒症的发生。三级预防是指对早期尿毒症的患者及早采取治疗措施,防止尿毒症的某些严重并发症的发生。CKD 若得不到有效的控制和治疗,最终将进展为 ESRD,需要肾脏替代治疗,影响患者的生存质量。预计我国未来 10 年内透析患者数量将达到 100 万以上,每年用于透析治疗的费用可能高达 1 000 亿以上,给家庭和社会带来了沉重的经济负担。因此,CKD 的早期发现和基于三级预防理念进行一体化管理对于其有效防治起着重要作用。

在我国 2017 年印发的《中国防治慢性疾病中长期规划(2017—2025 年)》提出要加强慢性疾病的宣教和预防,减轻医疗负担;优化配置分级诊疗和医疗资源,首要的策略措施即为开展慢性疾病防治全民教育,倡导健康文明的生活

方式。目前,由肾内科专家、基层医院全科医生及营养师等共同参与的医院 -
社区 - 家庭一体化 CKD 管理模式在我国初步实施,提高了 CKD 相关知识的
知晓率,但我国 CKD 患者的自我管理以及健康素养水平仍有待提高。因此,
建立 CKD 健康管理的长效工作机制,推进符合区域内高危人群筛查和评估、
诊断与治疗、预后随访的全程管理网络及分级诊疗体系,可降低 CKD 高危人
群发病风险,提高患者生存质量,减少死亡率。

一、医院管理

针对就诊的 CKD 患者,医院管理主要目标为:防止和延缓肾功能进入
ESRD 的进程;预防并发症,提高患者的生活质量、延长患者的生存周期;指导
ESRD 患者替代治疗和用药措施,改善其生存质量,恢复部分患者的劳动能力
和工作能力。延缓 CRF 进程的基本原则是:①长期、规范的病因治疗;②避免
肾脏损伤的各种危险因素;③保护健存肾单位。

(一) CKD 常见指标的监测

根据美国肾脏病饮食改良组织研究等有关资料,结合我国具体情况对
CKD 患者监测指标控制为:蛋白尿控制在 <0.5~1.0g/24h;eGFR 下降速度每
个月 <0.3ml/(min·1.73m^2),每年 <4ml/(min·1.73m^2);血清肌酐上升速度的
目标值是每个月 <4μmol/L,每年 <50μmol/L。同时在老年人群中,特殊提出
对于血压、血糖及血脂等危险因素的管理建议。

1. 血压管理　合理的降压治疗对于降低 CKD 患者心血管疾病风险和
延缓肾脏病进展至关重要,在国内外循证医学证据基础上,结合我国高血压
人群的流行病学特点和饮食特征,建议对高血压患者的管理实行“双目标,
两步走”策略,即在患者能够耐受的前提下,进一步降低血压。《中国新版高
血压指南》对于 CKD 患者总体的降压目标为 <140/90mmHg,对于 24 小
时尿白蛋白≥30mg 的患者,如能耐受,建议血压控制在 130/80mmHg 以
下。对于,60~79 岁的 CKD 患者血压控制在 150/90mmHg 以下,如患者能
够耐受,可以进一步降低为 140/90mmHg 以下;对于≥80 岁的患者,血压应
<150/90mmHg,同时要避免低于 130/60mmHg。透析患者血压控制靶目标
为透析前血压 <140/90mmHg,透析后血压 <130/80mmHg。《中国血液透析
充分性临床实践指南》建议:无论是否使用降压药,血液透析患者透析前 SBP
应 <160mmHg。对于腹膜透析患者,《中国肾性高血压管理指南 2016 版》
建议,腹膜透析患者血压应控制在 140/90mmHg 以下,年龄 >60 岁的患者血

压控制目标可以放宽至 150/90mmHg 以下。KDIGO 指南建议肾移植受者应控制血压 <130/80mmHg，但目前仍缺乏明确的标准。

2. 血糖管理 建议对 CKD 合并糖尿病的老年人应酌情优化血糖控制，根据肾功能选择合适的降糖药物并重视血管病变的评估。对老年 CKD 处于糖尿病前期或早期糖化血红蛋白（HbA1c）>6.5% 的患者应及早开始生活方式管理，可辅以极小低血糖风险且不经肾脏排出的降糖药物（如伏格列波糖、利格列汀等）。不同糖代谢异常水平或不同健康状态下老年 CKD 合并糖尿病患者血糖控制的目标不同：对于预期生存期大于 10 年以上、并发症及伴发疾病较轻者，HbA1c 应控制在 7.5% 以下；对预期生存期大 5 年以上、伴有中等程度并发症及伴发疾病者，HbA1c 可控制在 8.0% 以下；对于衰弱的老年人，HbA1c 可放宽至 8.5% 以下。

3. 血脂管理 对新确诊的成人 CKD 患者，推荐评价血脂谱（总胆固醇、低密度脂蛋白、高密度脂蛋白和甘油三酯）。对于年龄≥50 岁，eGFR<60ml/（min·1.73m^2）且未开始长期透析或接受肾移植的 CKD 患者（G3a~G5 期），推荐他汀类或他汀类/依折麦布联合制剂。对于年龄≥50 岁，eGFR≥60ml/（min·1.73m^2）的 CKD 患者（G1~G2 期），推荐使用他汀类药物。在透析依赖的成人 CKD 患者中，不建议他汀类或他汀类/依折麦布联合制剂的治疗。如果开始透析时患者已经在服用他汀类或他汀类/依折麦布联合制剂，则建议继续使用。对于成人肾移植受者，建议使用他汀类药物。

（二）CKD 并发症的防治

1. 老年 CKD 合并心血管疾病的管理 老年 CKD 患者容易合并各种心血管疾病（cardiovascular disease，CVD），如左心室肥厚、急性冠脉综合征、心律失常和猝死等，定期监测和评估 CVD 的各项指标，警惕老年 CKD 的加重和猝死。对心血管风险因素治疗的靶目标，老年 CKD 患者与高风险的非 CKD 老年患者之间并无差别，但注意在用药时需权衡药物的风险和获益，选择优化的治疗方案。许多药物包括抗血小板药物、利尿剂等均需要根据老年 CKD 患者的肾脏功能状况进行调整，并在用药过程中需要经常监测肾功能的变化和药物不良反应。猝死是老年 CKD 尤其是透析患者死亡的主要原因之一，猝死的预防主要是应用 ACEI/ARB 和 β 受体阻滞剂治疗、避免患者电解质和容量的快速变化、必要时可植入临时或永久除颤器。

2. 老年 CKD 合并贫血的管理 对于 Hb<100g/L 的成人非透析患者，可酌情根据患者血红蛋白下降程度、对铁剂治疗的反应、输血的风险、红细胞生

成刺激剂(erythropoiesis-stimulating agents,ESAs)治疗的风险和贫血合并症状等情况,决定是否开始 ESA 治疗。对于成人 CKD5D 期患者,建议 Hb 在 90~100g/L 时开始使用 ESA 治疗。不应刻意应用 ESA 以将血红蛋白升高至 130g/L。老年 CKD 患者很多既往有恶性肿瘤史或卒中史的患者,应用 ESA 治疗时应提高警惕。定期复查(每个月)血红蛋白的水平调整药物用量。近年来,新型肾性贫血口服药物,低氧诱导因子脯氨酰羟化酶抑制剂(hypoxia-inducible factor prolyl hydroxylase inhibitors,HIF-PHI)模拟人体缺氧状态,有效性不受炎症状态影响,同时降低铁调素的水平,具有良好的耐受性,在临床应用中初步得到了较好的疗效。

在给予 CKD 患者铁剂治疗时,应根据铁中毒的严重程度、是否有静脉通道、对既往口服铁剂治疗的反应、既往口服或静脉铁剂治疗的副作用、患者的依从性和费用来选择给铁途径,应用静脉铁剂前应做过敏试验。根据 Hb 对近期铁剂治疗的反应,以及正在进行的失血量、铁状态检测(转铁蛋白饱和度和铁蛋白)、Hb 浓度、患者的 ESA 反应性和 ESA 剂量、各参数的变化趋势以及患者的临床状态,指导 CKD 患者的后续铁剂使用。对于所有未接受铁剂或 ESA 治疗的 CKD 患者,建议当转铁蛋白饱和度为 20%,铁蛋白为 100ng/ml 时,开始铁剂治疗。至少每三个月评估患者铁蛋白及转铁蛋白饱和度的情况。

建议对于非急性贫血的 CKD 患者,输血的决定不应基于任何特定血红蛋白阈值,而应根据贫血引起的症状来决定。

3. 老年 CKD 合并 CKD-MBD 的管理 矿物质与骨代谢异常综合征(chronic kidney disease-mineral and bone disorder,CKD-MBD)是指由于 CKD 所致的,伴有以下临床表现:①钙、磷、甲状旁腺激素(PTH)或维生素 D 代谢异常;②骨转化、骨矿化、骨量、骨线性生长或骨强度异常;③血管或其他软组织钙化。

建议临床医生从 CKD G3a 期开始监测血清钙、磷、甲状旁腺激素和碱性磷酸酶活性,如患者有持续性骨痛、不明原因骨折、不明原因的高钙血症或低磷血症、可能存在铝中毒及使用双磷酸盐治疗 CKD-MBD 前,可考虑骨活检检查。建议 6~12 个月评估一次患者心血管钙化的水平,CKD G3~G5D 期患者,可采用侧位腹部 X 线片检查是否存在血管钙化,并使用超声心动图检查是否存在心脏瓣膜钙化。

对于 CKD G3a~G5D 期,应进行患者教育,限制饮食磷摄入,尽可能将升高的血清磷降至接近正常范围,同时避免高钙血症,透析液钙离子浓度为

1.25~1.50mmol/l（血液透析）或 1.25mmol/l（腹膜透析）。透析应充分，有条件酌情增加透析频率避免血磷清除不充分。磷结合剂应当个体化应用，并重视对继发性甲状旁腺功能亢进的控制。

CKD G5D 期患者的甲状旁腺素水平应维持在正常值上限的 2~9 倍。药物无效的严重继发性甲状旁腺功能亢进患者，建议行甲状旁腺切除术治疗。CKD 患者常伴有骨质疏松，建议对 CKD G1~G2 期患者定期测定腰椎及髋关节骨密度以评估是否合并骨质疏松。CKD G3a~G5D 期有 CKD-MBD 证据和 / 或有骨质疏松风险患者测定 BMD 以评估骨折风险。同时应调整生活方式，包括：均衡膳食，合理运动，避免嗜烟、酗酒，慎用影响骨代谢的药物，防止跌倒，加强自身和环境的保护措施等。CKD G1~G4 期患者，如果出现骨质疏松和 / 或高骨折风险，可酌情使用双膦酸盐治疗。CKD G5 期患者使用双膦酸盐治疗时需特别注意根据生化指标或骨活检情况排除无动力骨病。

（三）老年 CKD 的营养管理

1. 蛋白质　高蛋白饮食导致肾小球高滤过和炎症因子表达。低蛋白饮食 / 优化蛋白饮食 + 复方 α- 酮酸制剂是 CKD 患者的一个重要治疗手段。我国对于 CKD 1~2 期患者，推荐蛋白摄入量为 0.8~1.0g/（kg·d），蛋白尿大量者（>2g/d），蛋白摄入量为 0.6g/（kg·d），。对于 CKD 晚期的未透析患者，蛋白质摄入可降至 0.6~0.7g/（kg·d）。糖尿病肾病患者从 GFR 下降起，即应实施低蛋白饮食 [0.6g/（kg·d）]。透析过程会使部分营养素丢失，如为了应对血液透析开始时血浆中氨基酸的快速下降，肌肉蛋白会发生酶解来维持足够的血浆和细胞氨基酸浓度，因此，CKD 透析患者应相应增加蛋白摄入。K/DOQI 指南建议摄入蛋白质 1.2g/（kg·d），腹膜透析患者摄入蛋白质 1.2~1.3g/（kg·d）。我国推荐血液透析或腹膜透析患者摄入蛋白质 1.0~1.2g/（kg·d）。蛋白质中红肉的摄入比例与 ESRD 发生风险成正比，所以应改变摄入蛋白质的来源种类，推荐鱼、蛋、奶制品等。移植术后 3 个月内推荐高蛋白饮食，3 个月后推荐限制 / 低蛋白饮食。

对老年人群而言，营养缺乏发生率高，提出以下建议：①老年 CKD3b 期或以上患者的饮食应提供足够营养包括蛋白质、热量和维生素等，维持良好的营养状态，而不是严格限制饮食；②可以通过口服营养补充制剂和肠外营养支持进行营养补充。③口服碳酸氢盐纠正代谢性酸中毒安全有效；④药物干预包括重组人生长激素和葵酸诺龙对营养缺乏可能有效，有待更多研究结果证实。

2. 能量及脂肪　充分的能量摄入是营养治疗的基础，CKD 患者能量摄入需维持在 146.5kJ/（kg·d），年龄大于 60 岁、活动量较小、营养状态良好的患者可适当减少。多聚不饱和脂肪酸的摄入可降低血清甘油三酯，升高高密度脂蛋白，但低密度脂蛋白也会随脂肪酸的摄入增加而增加。所以推荐适当提高 ε-3 脂肪酸和单不饱和脂肪酸摄入量。对于糖尿病肾病患者总脂肪的供能比应低于 30%，饱和脂肪应低于 10%。

3. 磷 磷在饮食中的存在形式包括有机磷和无机磷两种，有机磷多存在于蛋白质中，而无机磷存在于添加剂或防腐剂中。人体对无机磷的吸收率在 90%，而对有机磷的吸收率在 40%~60%。K/DOQI 推荐 CKD 患者磷摄入限制在 800~1 000mg/d，我国建议磷摄入量应低于 800mg/d。晚期 CKD 患者在限磷的基础上还需使用磷结合剂。

（四）肾脏替代治疗人群的管理

1. 血液透析 老年 CKD 患者进行血液净化治疗的模式、治疗中的常见并发症及处理与一般成年人无明显差异，主要区别是透析适应证的选择和血管通路的问题。老年 ESRD 患者如有明显的衰弱或严重的认知功能障碍，则应先进行相关治疗；如果患者对治疗没有反应，或伴有严重并发症时，可对患者进行限时透析治疗试验，即预先设定一个时间段（通常为 4~6 周）的透析来观察患者对透析治疗的反应。在试验治疗期间需要与患者、家属和透析团队的所有成员进行充分沟通，以便确定是否实施维持性透析或非透析治疗，确保患者的生活质量。

应根据患者的全身状况等多方面因素来选择老年患者的血管通路，通常动静脉内瘘仍为老年人血液透析最佳的血管通路。但是在以下情况宜首选半永久中心静脉导管：①预期寿命不超过半年；②自身血管条件差，可制作内瘘的血管资源耗尽；③内瘘手术多次失败；④心功能较差而不能耐受内瘘或因低血压而不能维持瘘管血流量。老年患者和年轻患者的导管感染率和流量状况并无明显差异。

2. 腹膜透析 腹膜透析设备简单，操作易掌握，对中分子物质的清除更为有效，占用医疗资源少，对残肾功能保护较好，对机体内环境影响小，心血管不稳定者及老年人群更为合适。老年患者选择腹膜透析应注意操作规范，避免并发症，需根据患者的临床状态，身材大小、残肾功能制定个体化腹膜透析初始处方。一般首先从 1.5% 葡萄糖腹透液开始，应密切关注患者腹膜透析超滤量与容量状态的变化，如果容量超负荷不能通过其他方法纠正，可以适当提高腹膜透析液的葡萄糖浓度。对于体表面积较大的患者需较大的透析剂量,残余肾功较好的患者可考虑从较低的透析剂量开始,或适当缩短透析液的留腹时间。透析后4周进行初次腹膜平衡试验评估腹膜转运特性,同时进行透析充分性评估,根据评估结果调整透析处方,直到达成目标。老年患者行腹膜透析应注意早期预防并发症:导管功能障碍,糖、脂代谢异常;腹膜纤维化功能衰竭;营养缺乏、心血管并发症、出口处或隧道感染等。

3. 肾移植　术后随访对于肾移植患者尤其重要,早期随访(肾移植术后3个月内)可以有效预防移植术后并发症。应与受者充分沟通交流,反复交代服药、自我监测、及时就诊等相关问题。受者应按时按量服用抗排斥药物及其他辅助用药,每日观察尿量和移植肾区状态、监测体质量、体温、血压、脉搏等,并做好记录;注意肾移植术后合理的饮食和感染的预防等。3~6个月的随访重点是及时发现和处理急性排斥反应及各种感染(尤其是肺部感染)。需加强对免疫抑制剂血药浓度的监测,及时调整药物剂量,制订个性化用药方案,谨防排斥反应和药物中毒;同时,应加强对免疫抑制剂不良反应的监测,重点关注高血压、高血糖、高尿酸血症和血脂异常等事件。该阶段免疫抑制剂血药浓度仍处于密集调整期,机体的免疫功能仍然处于较低水平,发生肺部感染的风险较大。术后半年免疫抑制剂量处于维持期水平,受者机体抵御感染能力逐渐恢复,可以恢复正常生活和工作。但仍应注意定期门诊复诊,强调严格执行服药医嘱,严禁自行减药或停药。肾移植的远期并发症还有各种心血管并发症、移植后肿瘤、中枢神经系统感染、消化道出血、消化道溃疡、各类机会性感染等等。老年患者基础疾病较多,应更加密切监测各项指标与门诊复诊。

二、社区管理

近年来,由于人口老龄化及糖尿病、高血压等发病率逐步增加,CKD已成为全球性的公共卫生问题。我国CKD防治具有发病率及病死率高,知晓率及治疗率低的特点,特别是老年CKD患者,同时合并心血管等多种慢性疾病,预后不良,加重了患者及家庭的经济负担。早期筛查识别并开展早期干预治疗,可延缓CKD病情进展,改善患者预后。因此,推荐建立社区卫生服务中心,二级及三级医疗机构组成的CKD防治体系,开展以社区为基础的多方合作,进行筛查、宣传及转诊,以期实现CKD早期发现、有效防控和规范诊治,降低发病率和病死率。

(一) CKD 社区筛查

1. 社区 CKD 筛查的方法 社区 CKD 筛查方式主要有整群筛查、靶向筛查及机会性筛查三种。整群筛查即一般人群筛查,基于尿蛋白升高的个体中有近 50% 并不具有 CKD 危险因素,2017 年由上海慢性肾脏病早发现及规范化诊疗与示范项目专家组制定的我国《慢性肾脏病筛查诊断及防治指南》建议无论有无危险因素都要进行筛查,但考虑成本效果,整群筛查可能带来不必要的药物治疗及花费。机会性筛查针对的是接诊人群,虽然具有可行性,但是CKD 早期症状不明显,会漏掉部分需要筛查的人群。因此,推荐应用靶向筛查方式进行社区 CKD 筛查,即评估社区人群是否存在 CKD 危险因素,并根据对 CKD 的影响程度不同,分为高危险因素和低危险因素,并建议将 CKD 筛查纳入心血管病风险评估或糖尿病检查中。CKD 的危险因素包括:合并慢性疾病,如糖尿病、高血压、高尿酸血症、心血管疾病及代谢综合征等;有泌尿系统疾病,原发肾小球肾炎、梗阻性肾病、反复尿路感染;有肾脏病家族史,如多囊肾等;个人因素,如吸烟/饮酒史、长年用药史;年龄(>60 岁)。CKD 社区筛查在综合考虑多种致病危险因素的情况下,建议强调定向筛查。

社区 CKD 筛查的具体实施建议借助互联网展开,进行电子数据采集,并计算机结合数据,结果可采用肾衰竭风险公式进行分析,社区全科医生对结果进行上传及筛选,中高危患者被直接转诊至肾脏病专科。考虑老年人因为年龄及受教育程度影响,电子化的接受能力较低,可以通过门把手宣传卡通知各家庭筛查位置和时间,以及电台鼓励居民接受筛查。同时,鼓励更多的医学相关专业人员(如药师、营养师等)参与到 CKD 筛查中,以便更好地指导 CKD 患者自我管理。

2. 社区 CKD 筛查的内容 综合多项指南,推荐对有危险因素的 CKD人均进行筛查的项目包括:根据 CKD-EPI 公式估算的 eGFR、ACR 及尿常规分析。检测标本首选收集晨尿,尤其是首次检测时,如条件不允许可应用随机尿替代。因肌酐和尿蛋白检测受饮食、运动量、肌肉含量及机体容量状态等影响,尤其老年人常合并营养缺乏,活动量少,可考虑进行胱抑素 C 检测,利用公式估计 eGFR 胱抑素 C 评估肾功能。若 eGFR 胱抑素 C>60ml/(min·1.73m^2)则不能确诊 CKD。胱抑素 C 除受甲状腺功能影响外,受机体其他因素影响较小,筛查效果理想,但应考虑费用较高。同时,建议对 eGFR 45-59ml/(min·1.73m^2)持续 90 天,但无蛋白尿和其他肾损伤标志者进行胱抑素 C 检测。

推荐对 CKD 人群筛查频率为每年 1~2 次,根据危险因素决定。若

eGFR<60ml/(min·1.73m^2),应 2 周内复查 eGFR 除外急性肾损伤,3 个月复检 eGFR。若 ACR 异常应在 3 个月内复检 2 次,有研究显示若筛查持续 3 个月,患者回访率明显下降,考虑到尿蛋白的日变化、收集 24 小时尿蛋白的烦琐及收集质量等问题,缩短诊断时间窗和简化筛查过程可有效提高患者依从性。可参考第 1 天晨尿 ACR+ 当日随机 ACR+ 第 2 天晨尿 ACR 的策略,较其他策略更符合成本效果。

另外,随着年龄增长 GFR 逐年下降,至 70 岁时可下降约 30%,对老年人的筛查如果遵循诊断的标准,可能会存在过度诊断。所以,推荐监测老年人 GFR 进展速度来评估肾功能,若每年 eGFR 下降 10~20ml/(min·1.73m^2),eGFR 在 12 个月内持续下降≥25% 或在 12 月内持续下降≥15ml/(min·1.73m^2),考虑进展型 CKD 患者。目前,可采用 HUGE(hematocrit,urea,gender)公式矫正年龄问题,即 L=2.505 458–(0.264 418× 血细胞比容)+(0.118 100× 尿素)+1.383 960(男),如果 L 是正数,则存在肾功能损伤。在 70 岁以上人群中,相对于 MDRD 和 CKD-EPI,HUGE 公式更可靠,且简单易行。

(二) CKD 防治体系

1. CKD 防治体系的构建　为实现 CKD 早发现、早诊断、早治疗,建议构建由社区卫生服务中心、区级和市级医疗机构组成的 CKD 三级防治体系。以社区为 CKD 筛查基地,建立辖区居民电子健康档案和患者管理信息系统,对 CKD 高危人群和疑似患者进行初筛、转诊以及干预康复和一级预防,实现与区、市级 CKD 诊治中心之间的转诊途径。

一级预防的工作十分繁重而艰巨,要实现一级预防的目标,需要在全体居民中通过健康体检或疾病普查,早期发现各种可能导致肾损伤的常见病(糖尿病、高血压病等)或易导致肾损伤的不良生活习惯(长期口服解热镇痛药物、抗生素滥用等)进行及时的干预和治疗。因此,专科医师、内科医师乃至全科医师,都需要提到对 CKD 的警觉,详细询问病史和查体,重视肾功能、尿常规的筛查,加强早期诊断,防止漏诊、误诊。结合我国目前的国情和人口情况,需提高社区管理,加强 CKD 筛查,经常进行健康科普,加强国民对 CKD 的了解。同时,需加强三级防治体系的培训教育,提高卫生工作者一级预防的意识。许多社区医生缺乏肾脏病学专业知识,建议整合了区级和市级医院的教育团队,加强对社区医院医护人员有关老年 CKD 诊疗指南的培训及指导。

为提高居民对 CKD 及社区筛查的认知,树立居民和患者的主动参与意识及培养疾病的自我管理能力,可每年定期在社区开展健康宣教。可在宣教前由居民填写关于 CKD 基础知识问卷,根据情况制定宣教内容,讲座后由居民现场填写反馈表,评估居民的学习和接受能力。除此以外,可利用每年的世界肾脏日,举办大型的专家义诊和 CKD 宣教活动,提升居民的疾病防治知识。

2. CKD 防治体系的分级诊疗　针对老年 CKD 防治,构建三级防治体系并形成分级诊疗。基于居民电子健康档案及管理信息系统,筛查符合以下至少一条标准的 CKD 高危人群:尿蛋白阳性;尿红细胞每个高倍镜视野 >3 个或 >25/μl;eGFR<60ml/(min·1.73m^2);尿 ACR>30mg/g。根据户籍地址通知高危人群进行初步筛查和评估(包括尿生化、尿 ACR、血肌酐),将筛查异常者名单汇总并上传至对口的区级医院进行整体评估。经评估提示 CKD4 期以上且属于疑难或危重的患者,转诊至市级慢性肾脏病诊治中心。对于尚未发生慢性肾脏病的高血压和糖尿病患者开展一级预防,进行 CKD 健康宣教,包括指导正确的生活方式和如何控制危险因素,以提高定期筛查肾脏病的意识,降低 CKD 的发生风险。经区级及市级医疗机构诊治后病情稳定的患者,转至社区卫生服务中心进行定期随访、评估和健康宣教。

三、家庭管理

(一) 自我管理的评价

自我管理模式是目前慢性非传染性疾病的主要管理模式,在 CKD 管理方面,CKD 患者对自己疾病护理和治疗的能力是有限的,对自身疾病信息知晓率高的患者,通过适当的自我保健,能够达到改善健康状况和降低疾病进展速度,推荐 CKD 患者提高居家的自我管理能力。

针对 CKD 患者自我管理的评价,国内广泛使用美国 Stanford 大学慢性疾病教育研究中心研制的慢性疾病管理自我效能量表。在此基础之上,我国结合自身国情及患者特点,先后许多中心开发了包含不同项目的 CKD 患者自我管理量表,可供参考。推荐自我管理量表包含以下 4 个一级指标:疾病管理,治疗管理,饮食管理及心理管理。每个一级指标下可设计针对此项的二级指标,参考如下:①疾病管理:知晓自己 CKD 分期和原因;能说出 3 个评价自己疾病的实验室检查;能及时将自己复查结果反馈给医生;能说出 3 个引起 CKD 进展的因素。以上可评价患者对自身疾病的知晓率,并督促其配合医生治疗。②治疗管理:清楚并能定期记录自己的体重及尿量;清楚自己血压控制的合理范围;能够自己测量并记录血压、血糖;清楚 3 个症状(如水肿、尿量减少、胸闷气短等)出现后需就诊;清楚自己需应用的药物及用法;清楚复查的频率并能够执行;不轻信偏方及保健品。以上可评价患者对疾病的预防能力和治疗的依从性。③饮食管理:低蛋白饮食;控制饮水及盐的摄入;能说出 3 个高磷食物;能说出 3 个高钾食物;能说出 3 个高嘌呤食物;能说出 3 个高脂食物;能参照自身食谱饮食;聚会和节假日能控制饮食。以上可评价患者健康饮食的管理能力。④心理管理:每周至少 3 次运动(根据自身体质选择强度,如散步,跳舞及爬山等),每次至少 30 分钟;每天睡眠 6~8 小时;不熬夜;心情舒畅,工作轻松;能够与家人、病友沟通交流;能够与医护人员沟通。以上可评价患者管理心理健康的能力,帮助其保持心情舒畅及正常的社会工作能力。CKD 自我管理量表可有患者自行评价,或由社区及医院的医护人员提问式评价,能够帮助患者进行更好的居家自我管理。

(二) 生活方式的管理

一级预防对 CKD 的作用与意义最为重要,但也是实际工作中,尤其是老年 CKD 患者中难度最大和最薄弱的环节。要加强对老年人群的宣教,帮助其形成科学合理的生活方式,老年 CKD 生活方式的家庭管理可参考以下方面:①平衡饮食,减少盐的摄入:各期 CKD 患者钠的摄入量应低于 2g/d,透析患者钠盐的摄入量需控制在 2.0~2.3g/d(相当于膳食盐 5.00~5.75g/d)。②坚持体育锻炼,避免感冒。③避免用肾毒性药物,不要乱服"保健药":老年人基础疾病多,服药种类较多,应向专业医生详询药物有无相互作用,病情允许情况下,慎重使用易导致肾损伤的药物,不使用不明成分的保健药物。④培养良好的生活习惯:戒烟、戒酒,不熬夜,不过度劳累。⑤尽早发现已有肾脏病并及时治疗:定期健康体检、重视尿常规及肾功能检查,尽早发现无明显临床症状的肾脏病。⑥对可能引起肾损害的疾患,如高血压、糖尿病等要及时进行有效治疗:老年人糖耐量降低,应减少甜食的摄入;定期检查血糖,如诊断糖尿病,及时控制血糖,防治糖尿病肾病的发生和进展。⑦避免或去除加重肾损伤的可逆因素:如腹泻、呕吐等造成血容量不足,感染、药物以及尿路梗阻等的原因,不早期处理极易造成肾功能快速进展。

(李煜妹)

参 考 文 献

[1] 党喜龙,蒋红利 . 慢性肾脏病高血压指南解读 . 华西医学,2019,34(7):746-751.

［2］Wanner C,Tonelli M.Kidney Disease：Improving Global Outcomes Lipid Guideline Development Work Group Members. KDIGO Clinical Practice Guideline for Lipid Management in CKD：summary of recommendation statements and clinical approach to the patient. Kidney Int,2014,85(6)：1303-1309.

［3］王思扬,蔡广研.慢性肾脏病营养治疗的相关指南解读.华西医学,2019,34(7)：740-745.

［4］KDIGO work Group. KDIGO clinical practice guideline for anemia in chronic kidney disease.Kidney Int,2012,2(4)：279-335.

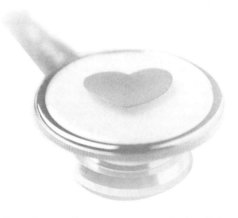

第七篇 老年常见骨关节疾病的健康管理

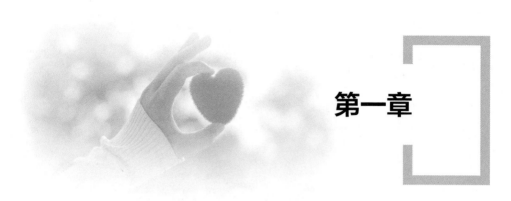

第一章

老年骨关节疾病的特点

一、概述

老年人的骨关节系统因长期劳损或废用,会逐渐向萎缩退行方向发展,比如骨密度下降、骨质增生、关节弹性及活动度下降、肌肉萎缩等等。人们对这些解剖退变和功能衰退尤其是抗伤能力的下降往往没有明显的自我感知,因此老年人骨与关节损伤的发病率极高。这些骨关节疾病常伴有多系统、多脏器、多项指标的异常,其中约 35% 的患者合并心脑血管疾病,14% 合并呼吸系统疾病,13% 合并脑血管疾病,9% 合并糖尿病,8% 合并恶性肿瘤,3% 合并肾脏疾病。且老年人机体耐受性差,70% 以上老年骨折患者的死因与其并存的疾病密切相关。

二、老年性骨质疏松

骨质疏松症(osteoporosis,OP)是一种以骨量减少和骨组织纤维结构退化为特征,随着骨的脆性增高,继而导致骨折风险增加的全身性骨病。根据世界卫生组织定义,骨质疏松症的诊断阈值为骨密度测定 T<-2.5。随着老龄化社会的到来,骨质疏松症和骨质疏松性骨折成为我国目前面临的重要公共健康问题。罹患不同程度的骨质疏松,可导致疼痛、脊柱退变或畸形等,严重的患者甚至出现脆性骨折。骨质疏松症对大多数 70 岁以上的人群均有影响,其发病率随着年龄的增长而增加。全世界每 3 秒钟就有一例因骨质疏松而发

生骨折的患者,50 岁以后约三分之一的女性和五分之一的男性将会罹患一次骨折。

　　骨质疏松性骨折是导致老年人群死亡的主要原因之一。骨质疏松导致骨折的常见部位有脊柱、髋部、前臂远端和肱骨近端。桡骨远端骨折会导致急性疼痛和功能受限,但其对生活质量影响较小,所以预后相对较好。除了前臂骨折以外,骨质疏松症及其引起的骨折与死亡率的增加有关。髋部骨折一年内死亡率可高达 30%,并且因处理不当导致老年髋部骨折往往不能完全康复,或遗留残疾。脊柱骨折会导致疼痛甚至功能丧失,且往往会再发。随着脊柱骨折数目的增加,残疾的发生率也随之增加。

三、衰弱

　　衰弱是由多系统降低储备能力而产生的一种状态或综合征,其程度与许多生理系统接近或达到引起症状性衰竭的阈值相关。其结果是,相比正常人,身体衰弱的人会因轻微的外部压力而增加残疾或死亡的风险。随着年龄的增长,衰弱变得越来越普遍。据报道,65 岁以上人群衰弱的发病率为 5%~10%;但在 85 岁以上人群中,这个比例会上升到 20%~50%。衰弱的发病率与国家的经济指标有显著的联系,而国家内部的差异可能与社会经济因素有关。

　　衰弱有多种诊断方法和判定方式,这些方法的验证是基于衰弱预测新的不利结果而进行的,如新的残疾、住院和死亡的发生率增加。美国 Fried 研究组开发的表现型模型是目前最成熟的判断衰弱的表型方法。这个表型方法主要有 5 个组成部分——无意识体重减轻、自我疲乏、低体力活动、握力降低和步速减慢。具备其中三条或更多异常即可定义为衰弱,而具备其中一条或两条可定义为衰弱前期。衰弱、行走缓慢和体力活动减少通常比体重减轻和自我疲惫这两种维度出现的更早。这种以身体衰弱为主要特征的表型,对一些老年人群的不良健康状况具有预测价值。综合的老年评估是一种将疾病特异性和非特异性结合起来对老年人进行评价和治疗的方法。通过这个方法能够更有针对性地识别衰弱。如果衰弱早期的病理生理变化可以被识别,那么就有可能对衰弱的临床前期阶段进行干预。

四、肌少症

　　肌少症是衰弱的主要组成部分,是指与增龄相关的可识别的肌肉减少。到了老年,肌肉纤维质量和功能逐渐下降。肌肉质量的丧失被认为是多种潜在因素共同作用的结果,身体活动、营养和性别都会影响其衰退。女性更年期后的下降更为明显。在老年时期,由于急性或慢性疾病的影响,15%~25% 的人不可避免地会出现中度衰退,这些疾病通常会通过分解代谢应激的机制,降低食物摄入和体力活动从而对机体产生负面影响。

　　欧洲联盟老年医学学会提出的肌少症共识中明确了肌少症定义及筛查和分类方法。步速的测定最为常用,在几乎任何环境下都是可行的,它是一种全球范围内均可使用的健康预测指标,慢的步速会增加残疾、跌倒和死亡发生的可能性。握力因其测试工具便携、便捷,测试方法简单、可靠、有效,而被选为评估身体力量的指标,可以很好地反映肢体的物理能力。老年人的握力较低会预测出患者较差的疾病恢复能力,同时与跌倒、残疾和早期死亡率的增加均有关。

(杨　林)

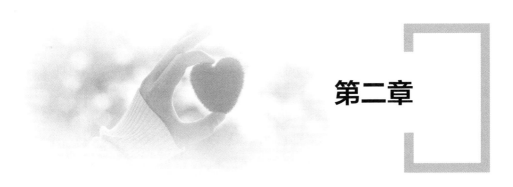

第二章

老年髋部骨折及其健康管理

第一节　老年髋部骨折的基础知识

一、概述

　　髋部骨折主要指髋臼的骨折和股骨近端的骨折,股骨近端骨折又具体包括股骨头骨折、股骨颈骨折、股骨转子间骨折和转子下方骨折。其中股骨颈骨折和股骨转子间骨折是最为常见的老年髋部骨折类型,其发生率在临床髋部骨折中占90%以上。

二、流行病学

　　髋部骨折是一种常见的、危害重大的疾病,严重威胁着老年人群的健康和生活质量。65岁以上的老年人中,髋部骨折占全身骨折的23.79%。据推测,到2020年我国用于髋部骨折的医疗费用将达600亿美元,到2040年约需2 400亿美元。90%的髋部骨折因骨质疏松所致,妇女60岁以后,年龄每增加5岁,髋部骨折发生率将增加1倍,发生一次髋部骨折后再次发生髋部骨折的风险将增加2.5倍。

三、并发症及危害

因老年髋部骨折特殊的发病部位及发病群体,使它的治疗难度明显增加,对老年人群的危害极大。老人一旦发生髋部骨折,接踵而来是由于疼痛、关节活动能力丧失而长期卧床,随后会出现诸如深静脉血栓、肺部及泌尿系感染、压疮等严重的并发症。因此,髋部骨折又被称为"人生的最后一次骨折",是继心脑血管疾病、肿瘤后的第 3 大"老年人杀手"。

第二节　老年髋部骨折的诊断与治疗

一、病因

老年人遭受轻微的扭转暴力即可发生骨折。多数是在走路时滑倒,身体扭转,臀部着地而发生。

二、临床表现

(一) 症状

患者摔倒后常感觉到患侧髋部剧烈的疼痛、肿胀,患肢活动受限,无法站立和行走。可能有些稳定的骨折类型在受伤后不会立即出现活动障碍,但数天后髋部疼痛可加剧,活动后会加重。

(二) 体征

髋部骨折的患者常伴有患肢局部肿胀及瘀斑。患肢可出现缩短、外展、外旋等畸形。股骨转子间骨折的患者外旋畸形可达 90°。患肢大粗隆部有压痛(股骨转子间骨折)或腹股沟处有压痛(股骨颈骨折),纵轴有纵向叩击痛。活动时可以出现骨擦音或骨擦感。

三、辅助检查

通过髋关节正侧位 X 线片可明确骨折的部位、类型和移位情况。必要时需行髋关节三维重建 CT 的检查以进一步明确骨折的移位情况以及制订精准的手术方案。

需要注意的是,进行过多没有必要的辅助检查,反而会拖延术前评估时间。对于老年人来讲,术前允许有检验指标的轻度异常,不要为此延误手术时机。

四、诊断

老年髋部骨折的患者通过外伤史、症状、体征以及 X 线检查通常可以很快明确诊断。

五、治疗

（一）治疗原则

伤后患者卧床时间过长，易导致心脑血管、代谢、呼吸系统疾病的发生或加重。护理不当还可发生压疮、下肢深静脉血栓甚至肺栓塞等严重并发症，这些并发症对老年人是致命的。随着 C 型臂、G 型臂、锁定板、髓内钉以及人工关节等先进技术和新型内植物的不断涌现，快速康复理念的深入人心和实践，老年复杂髋部骨折的手术时间明显缩短，复位与固定更加快速、准确、牢固，手术治疗效果亦显著提高，成为常规手术，百岁以上的老年人手术屡见不鲜。骨科界对 65 岁以上老年髋部骨折的治疗原则已达成了共识，那就是早期、快速完成手术。

（二）院前急救

对于有髋部外伤史、髋部疼痛和患肢短缩或旋转畸形的患者，应高度怀疑髋部骨折，并尽快运送至医院。同时采集相关的信息，如外伤史、疾病及治疗史、伤前肢体功能和认知水平等。转运途中可视情况给予镇痛治疗，并注意预防压疮。如运送需较长时间，可考虑留置尿管。

对怀疑髋部骨折的患者，应在进入急诊室 1 小时内对患者进行评估，并在 2 小时内将其收入院。急诊室评估内容包括：压疮风险、营养状况、水和电解质平衡、疼痛、体温、内科并发症、精神状态、伤前活动度和功能等，给予对症处理并进行影像学检查（X 线、CT 或 MRI 扫描）。

（三）非手术治疗

对于身体素质极差、不能耐受手术或不愿接受手术治疗的老年髋部骨折患者，可考虑采用非手术治疗。在选择手术或非手术治疗时，需要综合考虑患者的合并损伤、合并内科疾病及其严重程度等。医生跟患者及家属深入沟通，评估治疗的风险和获益，选择恰当的治疗方案。尤其是对于合并严重内科疾病的患者，更需要个体化分析手术的风险和由此给患者带来的获益。

（四）手术治疗

不论是对于股骨颈骨折还是转子间骨折，手术治疗的理念、技术和内植物都经历了很复杂的发展和演变过程。目前临床上主流的手术方法有如下几种，需要结合患者的具体情况予以选择。

1. 骨折内固定　骨折内固定术后无法在第一时间完全负重，故适用于年龄较轻、合并内科疾病较轻的老年髋部骨折患者。

（1）空心钉内固定：闭合复位经皮钛合金空心钉内固定是一种比较理想的治疗股骨颈骨折的方法，该方法创伤小、手术时间短。

（2）股骨近端锁定加压钢板（PFLCP）内固定：PFLCP 内固定适用于治疗股骨颈骨折和转子间骨折。然而由于创伤相对较大，对于已掌握髓内针技术的医生来说，已经较少采用。

（3）动力髋螺钉（DHS）内固定：DHS 内固定有别于其他内固定的关键在于滑动加压理论，是治疗股骨转子间骨折的里程碑式的创造。然而钉板系统需要充分暴露骨折，与 PFLCP 一样，创伤较大，出血和感染的风险较大。并且，与髓内系统相比，稳定性差，容易断钉断板，所以目前的临床应用越来越少。

（4）防旋股骨近端髓内钉（PFNA）内固定：PFNA 内固定是一套髓内固定系统，它既有 AO 传统坚强固定的理念，又体现了 BO 的精髓。它的优点是空心设计，便于操作，减少了操作程序和手术时间。螺旋刀片与骨质的接触更广泛，起到了防旋转，防切出，固定坚强的作用。比较适用于骨质疏松、骨折不稳定的患者。

（5）InterTan 髓内钉内固定：InterTan 是专门针对股骨近端骨折设计的新一代髓内钉。主钉近端的股骨颈双螺钉轴向加压等独特设计，为术后早期负重情况下骨折与内固定的桥接稳定提供了保障，避免了髋内翻、股骨头塌陷和股骨短缩等并发症的发生，有效地提高了短期疗效。

2. 人工关节置换　对于年龄较大、合并多种内科疾病的股骨颈骨折患者，可行人工股骨头置换或人工全髋关节置换。适用于粉碎性或不稳定性股骨转子间骨折及合并髋关节骨关节炎、股骨头坏死、严重骨质疏松症或陈旧性骨折畸形愈合的老年股骨转子间骨折患者，内固定失败的股骨转子间骨折患者也可采用人工关节置换进行翻修治疗。人工关节置换可有效缓解疼痛、恢复关节功能，可使患者早期下床活动，减少并发症，显著降低患者的死亡率，提高生活质量。

第三节　老年髋部骨折的健康管理

老年髋部骨折高发的主要原因首先是老年性骨质疏松症在老年人群中极为普遍，骨骼健康情况不佳会使骨折的发生率升高。其二，老年人在同等环境下相对年轻人来说更容易发生跌倒而受伤,跌倒比骨质疏松引起老年骨折的风险更大。因此,在老年髋部骨折的健康管理问题上,我们应当着重进行骨质疏松和跌倒的防治(老年性骨质疏松的防治及健康管理详见本书内分泌系统疾病篇)。

跌倒是指无论机体有没有失去意识,在活动时不自主的突然倒在地上或倒在另一个较低的平面上的事件。这一定义被美、英两国的老年病学协会和国家健康与护理研究所(NICE)发布的指南采用。大多数老年脆性骨折都与跌倒有关,比较常见的有脊柱压缩骨折、髋部骨折、桡骨远端骨折和肱骨近端骨折。跌倒是 65 岁及以上人群因伤害致死的第一位死因。由此可见:将老年髋部骨折预防的重点放在识别老年跌倒的危险因素,比预防骨质疏松症更为重要。应从加强健康宣教、普及跌倒相关知识、控制自身慢性疾病、加强心理疏导、关注高危人群等多方面采取积极综合措施,预防老年人群跌倒事故的发生,保障老年人的生活质量。

老年人群跌倒的概率在国际上有所不同,世界卫生组织 2007 年公布的数据显示,每 1 万名 60 岁以上的老人中,因跌倒而去急诊就医的有 5.5~8.9 人,其中约有 1/3 被收住入院。在 65 岁以上的老年人中,有超过一半的人因跌倒受伤而住院,其中头部受伤和骨折最为常见和也最为严重。随着年龄的增长,跌倒的发生率也不断增加,80 岁以上的人群跌倒发生率超过 50%。罹患老年痴呆症的患者,除非其失去了移动能力,否则跌倒发生率尤其高。生活在养老机构中的老人跌倒发生率也较高,这与患者的临床特征和居住的复杂环境有关。年龄较大的女性跌倒比男性多得多,但受伤情况相对较少。社会经济地位较低的人和独居的人跌倒率更高。

衰弱、肌少症、骨质疏松和跌倒在流行病学和生物学上有密切的联系。常见的危险因素重叠在衰弱、肌少症和骨质疏松症的发生、发展过程中。衰弱预示着低骨密度、跌倒发生的可能性增加、容易发生椎体和髋部骨折。因此,我们需要综合的临床方法来预防和治疗老年骨质疏松性骨折。识别并有效地干预衰弱是骨折患者管理的关键,可有效减少并发症的出现,缩短住院时间,提高生活质量。

前瞻性观察研究已经明确了一系列可能有助于识别跌倒高风险群体的危险因素(表 7-2-1)。跌倒发生于个体存在内在缺陷时,在特定的环境中进行的特殊行为。当上述条件共同存在时,容易导致跌倒发生。大多数跌倒与移动能力和 / 或认知能力下降有关,尤其是影响步态模式、平衡和执行能力的高级功能。低肌肉力量本身增加了跌倒风险,但移动能力是否正常与跌倒的发生更为相关。环境这一危险因素单独存在时,一般不易发生跌倒。大多数人在发生跌倒时都在做一些再平常不过的事。个体的动态平衡能力,足以维持其日常活动,而跌倒的发生可能是由于行为表现的偶然变化,或者是由于认知分心、疼痛或焦虑所造成的。对于移动能力储备有限的人来说,目前合并的疾病通常会决定跌倒的确切时间和地点。例如,尿路感染的患者可能需要更频繁地去上卫生间,跌倒也许就会发生在昏暗的夜晚,去卫生间的路线上。因此,建议老年人居住在离卫生间较近的房间且保证光源照明充足,夜间设置脚灯,通道无障碍物。经常使用的设备安装在卫生间距离门较近的位置上,并且邻近墙壁,便于使用。

表 7-2-1 跌倒的危险因素

跌倒内在危险因素	
生理因素	步态和平衡功能、感觉系统、中枢神经系统、骨骼肌肉系统功能的损害、退化
疾病	神经系统的疾病、心血管疾病、眼部疾病、心理及认知
药物及其副作用	精神类药物、心血管药物、降糖药、非甾体消炎药、抗帕金森病药、多巴胺类药物
心理因素	沮丧、抑郁、焦虑、不佳的心理状态、害怕跌伤
跌倒外在危险因素	
环境危险因素	室内:灯光昏暗,路面湿滑、不平坦,步行途中的障碍物,家具高度和摆放位置不恰当,卫生间没有扶栏,不合适的鞋和行走辅助工具
	室外:台阶和人行道缺乏修缮等易致绊倒的因素
社会因素	老年人受教育程度、收入水平、享受卫生保健水平、卫生服务途径、室外环境安全设计,以及老年人是否独居、与社会交往和联系程度等

在预测方面,风险因素的预测价值随着问题人群、活动、地点和时间的不同而不同。联合用药时,特别是使用影响血压和镇静类的药物会增加跌倒的风险。但这种风险可能与慢性疾病的治疗有关。循环系统疾病、慢性阻塞性肺疾病、抑郁症和关节炎都会使跌倒风险增加,当患者从上述的一种慢性疾病增加到 5 种或更多时,其跌倒风险相应地会增加 150%~400%。直立性低血压可能导致晕厥或平衡损伤,其发生时,患者常未感觉头昏。社交孤立会增加跌倒的风险,可能是因为习惯性的低活动水平导致了功能衰退。害怕跌倒会使行为能力降低,影响步态和平衡能力而增加跌伤的危险,因此越是担心跌倒

反而越是会增加跌倒的发生率。即使是那些没有跌倒过的人,其未来发生跌倒的风险也将增加。

一、医院管理

如果患者出现院内跌倒,不但会加重患者的病情,也可能会引发新的创伤,同时会给医院和医务人员带来不必要的纠纷,因此应引起足够的重视。

首先需要掌握住院患者的基本情况,如神志、自理能力、步态等。了解患者的病理状况,如用药、既往病史、目前疾病状况等。医生在各种疾病治疗中应尽可能使用最低的药物剂量,尽量减少复方用药。当使用了增加跌伤危险的药物时,应督促患者使用步行辅助工具。对患者用药情况应定期复查并评价药物作用,及时停服不必要的药物。评估患者易致跌倒的因素。定时巡视患者,严密观察患者的生命体征及病情变化,合理安排陪护。将病床调至最低位置,并固定好床脚刹车,必要时加床档。搬运患者时将平车固定,防止滑动,就位后拉好护栏。加强与患者及其家属的交流沟通,关注患者的心理需求。给予必要的生活帮助和护理。

通过健康教育,让老年人了解跌伤的后果、危险因素以及预防措施,积极治疗可能引起跌伤的疾病,如眼部疾病等应及时予以矫治。告知患者、家属及陪护有关患者跌倒的危险,预防跌倒的重要性及跌倒的严重性,指导适当的安全措施。

二、社区管理

对患者的一般资料、家庭环境因素、生活习惯因素、疾病因素、药物因素及骨质疏松性骨折风险等进行调查记录。建议采用初步筛选方法来识别高危人群。有 2 次及 2 次以上跌倒史,或者可疑晕厥史,应该得到全面的多维风险评估。那些发生过一次跌倒但没有晕厥的人需要对步态和平衡进行评估,以识别那些处于危险中的人,针对该类人群的跌倒预防措施与多次跌倒者相同。单一的评估工具无法在所有场所中进行准确的跌倒风险评估。这需要经过相关培训的医务工作者进行评估,且通常需要多学科协作。

在社区,"起立 - 行走"计时测试是最可行的评估方法。记录受试者从椅子上站起来,走 3m,转身,走回来并坐下的总时长。14 秒是判断其是否可能会发生跌倒的节点值,但是有些测试者使用更短或更长的时间节点来分别增加敏感性或特异性。其他较为完善的评估工具包括 Berg 平衡量表。更详细的生理特征评估是一种基于损伤的评估工具,它也可以识别出减少风险的维度。

应针对不同人群,由专业人员帮助老年人制订锻炼计划、内容、强度和时间,如散步、慢跑、太极拳等,对于那些曾经跌伤过的老年人维持身体功能、预防再发跌伤的作用尤其显著。太极运动对低危人群的跌倒预防有一定的效果。平均 50 小时的中等或高等强度下有效的力量与平衡训练是跌倒预防措施中重要的组成部分。可依据有循证证据的方案为患者提供运动和平衡训练,方案选择取决于个人喜好,例如小组锻炼,或者在书本或视频指导下单独练习。运动对患有老年痴呆症的人是有效的,但可能需要加以调整,并结合其他干预措施来改善其执行功能。通过职业治疗师干预减少跌倒危险及其相关的危险行为、调整药物,以及改善视力的白内障手术等都是预防跌倒的有效措施。在身体衰弱的个体中,单纯的运动干预可能难以达到良好的效果。一般来说,对于身体衰弱的老年人,大多数人会有肌少症和明显的跌倒风险,需要采取综合的个性化方案进行衰弱综合征的管理。一个个体化的多维度跌倒干预方法最多可以减少大约 1/3 的跌倒发生。

社区医护人员在患者治疗期间定期对患者进行访视,了解患者的治疗及康复状况,与患者进行亲切交流,告知患者其治疗及康复情况,并详细耐心地解答患者提出的相关疑问,对有心理问题的患者进行耐心疏导,促进患者保持积极健康的心理。

有条件的社区可以组织患者及正常老年人群参加专题讲座,聘请专科医生讲解老年髋部骨折的病因、发病机制、治疗以及康复和护理,使老年人群对相关知识有所了解,以提高其自我保健和自我护理的水平。

三、居家管理

尽量排除跌倒的外在危险因素,使老年人生活的环境更安全。室内家具尤其是床、桌、椅的高度和摆放位置应合理,移走障碍物,保持地面平坦,在楼梯、走廊、卫生间安装扶手,室内光线应均匀、柔和、避免闪烁。老年人应穿适合自己脚型、防滑的鞋。室外环境安全要求公共设施的建设者要考虑老年人群的生理特点,尤其是道路的防滑性能要强,经常修缮,使人行道平坦。

老人病痛多、用药多,特别是同时服用多种药物的老人,更是跌倒高危人群。建议家属们仔细阅读用药的注意事项、服用时间及副作用。如果用药后出现晕眩，可以先休息一下，别急于行走，更不要上下楼梯。即使要上厕所，行动不便的老人也应该由人搀扶，在厕所起身时也同样需要扶持。

（杨　林）

参 考 文 献

［1］Bhandari M,Swiontkowski M. Management of acute hip fracture. N Engl J Med, 2017,377(21):2053-2062.

［2］Barry Emma,Galvin Rose,Keogh Claire,et al. Is the Timed Up and Go test a useful predictor of risk of falls in community dwelling older adults:a systematic review and meta-analysis. BMC geriatrics,2014,14:14.

［3］Schleicher MM,Wedam L,Wu G. Review of Tai Chi as an effective exercise on falls prevention in elderly. Res Sports Med,2012,20(1):37-58.

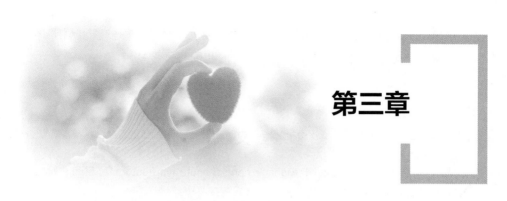

第三章

老年性关节炎及其健康管理

第一节　老年性关节炎的基础知识

一、概述

老年性关节炎又称为骨关节炎（osteoarthritis，OA）、退行性关节炎、肥大性关节炎，指由多种因素引起关节软骨纤维化、皲裂、溃疡、脱失而导致的以关节疼痛为主要症状的退行性疾病，严重影响老年人的生活质量。

二、流行病学

老年性关节炎虽然没有明显的致命性，致残率也低于类风湿关节炎，但在老年人群中的发病率极高，65 岁以上的人群 50% 以上为 OA 患者。患病率的特点为女性高于男性；西南地区和西北地区较高，华北地区和东部沿海地区相对较低；农村地区膝关节症状性 OA 患病率高于城市地区。随着我国人口老龄化进程的加快，OA 发病率呈逐渐上升的趋势，将成为第四大致残性疾病，不但严重影响老年人的生活质量，而且对患者乃至整个社会都造成巨大的经济负担。

三、并发症及危害

老年性关节炎早期的主要症状是关节的肿痛，然而随着病情的不断发展，会并发夜间休息不好,饮食习惯改变,运动功能的下降。严重时会产生肢体的内翻及屈曲挛缩畸形,最终导致病残。然而不容忽视的是,OA 的自然病程往往较长,大多数患者在关节轻度疼痛肿胀的阶段会选择"保守"或是"将就",广大的普通百姓尤其是偏远农村地区对骨关节炎防治的意识不足,往往等到疾病发展到关节活动受限甚至关节畸形才去就医,这样就错过了最佳的治疗时机。因此,了解 OA 的发生、发展过程,以及阶梯化分级治疗策略,对提高老年人的生活质量有着重大的意义。

第二节　老年性关节炎的诊断与治疗

一、病因

病因尚不明确,其发生与年龄、肥胖、炎症、劳损及遗传因素等有关,此外,创伤、关节先天性异常或畸形等疾病也可以导致 OA。

二、临床表现

(一)关节疼痛及压痛

关节疼痛是 OA 最为主要的临床表现,尤其是负重痛,活动后的疼痛休息后可缓解。疼痛在各个关节均可出现,其中以髋、膝及指间关节最为常见。初期为轻度或中度间断性隐痛,休息后好转,活动后加重。疼痛常与天气变化有关,寒冷、潮湿环境均可加重疼痛。OA 晚期可以出现持续性疼痛或夜间痛。关节局部可有压痛,在伴有关节肿胀时尤其明显。

(二)关节活动受限

常见于髋、膝关节。晨起时关节僵硬及发紧感,俗称晨僵,活动后可缓解。关节僵硬持续时间一般较短,常为几至十几分钟,一般不超过半小时。患者在疾病中期可出现关节绞索,晚期关节活动受限加重,最终导致残疾。

(三)关节畸形

关节肿大以指间关节 OA 最为常见且明显,可出现 Heberden 结节和 Bouchard 结节。膝关节因骨赘形成或滑膜炎症积液可造成关节肿大,因内外侧间室磨损的不平衡可导致膝内外翻等畸形。

(四)骨擦音或骨擦感

常见于膝关节 OA,关节软骨破坏,关节面不平整,活动时可以出现骨擦音或骨擦感。

（五）肌肉萎缩

常见于膝关节 OA。关节疼痛和活动能力下降可以导致受累关节周围肌肉萎缩，关节无力。

三、辅助检查

X 线检查为 OA 明确临床诊断的金标准，是首选的影像学检查。在 X 线片上 OA 的三大典型表现为：受累关节非对称性关节间隙变窄，软骨下骨硬化和 / 或囊性变，关节边缘骨赘形成。部分患者可有不同程度的关节肿胀，关节内可见游离体，甚至关节变形。

MRI 对于临床诊断早期 OA 有一定价值，多用于 OA 的鉴别诊断或临床研究。表现为受累关节的软骨厚度变薄、缺损，骨髓水肿、半月板损伤及变性、关节积液及腘窝囊肿。

骨关节炎患者血常规、蛋白电泳、免疫复合物及血清补体等指标一般在正常范围内。对一些严重的患者或同时有滑膜炎症，C 反应蛋白可轻微升高，血沉轻微高于正常。因不严格无菌操作的治疗后，如关节内穿刺抽液或注射药物，导致关节内感染，可出现 C 反应蛋白和血沉的大幅增高。继发性 OA 患者可出现与原发病相关的实验室检查异常。

四、诊断

老年性关节炎需根据患者病史、症状、体征、X 线表现及实验室检查作出临床诊断。

骨性关节炎有其放射性诊断标准。放射学上 0 级为正常；Ⅰ级关节间隙可疑变窄，可能有骨赘；Ⅱ级有明显的骨赘，关节间隙可疑变窄；Ⅲ级较严重，中等量的骨赘，关节间隙明显变窄，有骨质硬化的表现；Ⅳ级指有大量的骨赘，关节间隙明显变窄，有严重的硬化性病变及明显的关节畸形。

五、治疗

OA 的总体治疗原则是依据患者年龄、性别、体重、自身危险因素、病变部位及程度等选择阶梯化及个体化治疗。OA 的治疗目的是缓解或消除疼痛，延缓疾病进展，矫正畸形，改善或恢复关节功能，提高患者生活质量。

（一）药物治疗

应根据 OA 患者病变的部位及病变程度,内外结合,进行个体化、阶梯化的药物治疗。

1. 非甾体抗炎药物(NSAIDs 类)　NSAIDs 类药物是 OA 患者缓解疼痛、改善关节功能最常用的药物。在使用口服药物前,建议先选择局部外用药物,尤其是老年人,可使用各种 NSAIDs 类药物的凝胶贴膏,如氟比洛芬凝胶贴膏。局部外用药物可迅速、有效缓解关节的轻、中度疼痛,其胃肠道不良反应轻微,但需注意局部皮肤不良反应的发生。对中、重度疼痛可联合使用局部外用药物与口服 NSAIDs 类药物。

2. 镇痛药物　非 NSAIDs 类药物、阿片类镇痛剂、对乙酰氨基酚与阿片类药物的复方制剂可作为对 NSAIDs 类药物治疗无效或者不耐受的选择。但需强调的是,阿片类药物的不良反应和成瘾性发生率相对较高,建议谨慎采用。

3. 关节腔注射药物　可有效缓解疼痛,改善关节功能。但该方法是有创的侵入性治疗,会增加感染的风险,临床上因关节腔注射导致的关节感染患者并不罕见。因此,必须由有经验的关节外科医师进行严格无菌及规范的操作。常用的可用于关节腔内注射的药物有糖皮质激素、玻璃酸钠、医用几丁糖、生长因子和富血小板血浆等,需根据患者的不同需求予以选择。

4. 缓解 OA 症状的慢作用药物　包括双醋瑞因、氨基葡萄糖等。有研究认为这些药物有缓解疼痛症状、改善关节功能、延缓病程进展的作用,但也有研究持保留意见。

5. 抗焦虑药物　可改善患者的抑郁和焦虑等精神改变,可应用于长期持续疼痛的 OA 患者或术后慢性疼痛的患者。尤其是对 NSAIDs 类药物不敏感的患者,可在短期内达到缓解疼痛、改善关节功能的目的。

（二）手术治疗

OA 的外科手术治疗适用于非手术治疗无效、影响正常生活的患者。手术的目的是减轻或消除患者疼痛症状、改善关节功能和矫正畸形。

1. 关节软骨修复术　采用组织工程及外科手段修复关节表面损伤的透明软骨,主要适用于年轻、活动量大、单处小面积负重区软骨缺损,包括自体骨软骨移植、软骨细胞移植和微骨折等技术。

2. 关节镜清理术　关节镜兼具诊断和治疗的作用,适用于伴有机械症状的膝关节 OA 的治疗,如存在游离体、半月板撕裂移位、髌骨外侧高压症、滑膜病变、软骨缺损等。通过关节镜下炎性滑膜清理、游离体取出、半月板及关节软骨修整、外侧支持带松解等方法,能减轻部分早、中期 OA 患者症状。然而对于已经出现力线异常、明显骨赘增生的晚期患者,单纯的关节镜清理手术效果差。

3. 关节周围截骨术截骨术　多用于膝关节 OA,能最大限度地保留关节,结合关节镜进行治疗效果更佳。该方法适合力线不佳的单间室骨关节炎患者,关节周围截骨后通过改变力线来改变关节面的接触面。目前有软件可以实现计算机辅助下的精准截骨角度计算。

4. 关节融合术或截肢术　实施关节融合术或截肢术后会造成严重的关节功能障碍,现已不作为大关节 OA 的常规治疗手段。但对于严重的慢性踝关节、指或趾间关节 OA,疼痛剧烈且非手术治疗无效者,可以考虑应用,效果良好。

5. 人工关节置换术　可作为终末期 OA 成熟且有效的治疗方法,应用日益广泛。随着假体设计和手术技术的不断成熟,全膝关节置换术后 20 年以上假体生存率可超过 90%。

第三节　老年性关节炎的健康管理

一、医院管理

目前我国老年性关节炎健康教育的关键人物是骨关节外科的医护人员。专科医师比普通的社区医务人员的专科知识储备更多,因此有责任向患者传授更为专业的健康知识。除了基础治疗的相关知识外,医护人员还需要向病患讲清骨关节炎的阶梯性治疗原则、手术适应证的选择,以及术后康复的要点等。

骨关节外科医师应与风湿免疫科医师通力合作,在骨关节炎的早期进行积极的干预,避免过度医疗。用尽可能微创的方法如关节内注射药物、关节镜清理、截骨术来进行保关节治疗,严格把握手术适应证,终末期关节病才需进行人工关节置换和关节融合等手术。积极地治疗关节原发病,如先天性髋臼发育不良、膝内外翻畸形等疾病,可以避免因为负重不平衡导致的关节过度磨损。

二、社区管理

通过全科门诊、社区义诊、入户随访、电话咨询、健康体检等方式筛选出骨关节炎的高危人群,逐步建立和完善骨关节炎人群的个人健康档案。利用健康档案的信息,开展不同健康状况的人群的分级管理和有针对性的预防控制。通过对健康档案的动态管理和维护,追踪骨关节炎患者的健康变化,及时诊断患者的疾病状况,开展药物和非药物的健康干预。

社区医务工作者可以通过口头、书面、或健康讲座等形式进行 OA 的知识宣教并帮助高危人群进行自身健康危险因素评估。通过多种形式的健康教育,提供给老年人群健康的行为生活方式,尽量消除影响健康的危险因素,积极预防 OA 的发生。

社区健康教育的重点内容首先是合理的饮食结构,补充钙质和维生素 D,同时应多接受阳光照射,让皮肤帮助钙的吸收。控制体重并且科学地进行运动,建议患者改变不良的生活及工作习惯。避免长时间跑、跳、蹲,同时减少或避免爬楼梯、爬山等过度使用关节的运动。坚持有规律的适量的运动,如散步、骑单车、游泳等,能够加强肌肉和韧带的支持作用。避免跌倒和创伤可以有效降低骨关节炎的发病率,尤其是老年女性应当尽量避免穿高跟鞋。

三、居家管理

在 2018 年版《骨关节炎诊疗指南》中,首次提出阶梯化治疗理念和策略(表 7-3-1),强调个体化治疗。其中,基础治疗是基石,对病变程度不重、症状较轻的 OA 患者是首选的治疗方式。基础治疗包括预防保健和治疗康复两个方面,贯穿于健康人 - 患者 - 恢复健康人的整个过程。强调改变生活及工作方式的重要性,使患者树立正确的治疗目标,减轻疼痛、改善和维持关节功能,延缓疾病进展。

表 7-3-1　阶梯化治疗理念和策略

基础治疗	患者教育、运动治疗、物理治疗、行动支持治疗
药物治疗	镇痛药物、关节腔注射药物、缓解症状的慢作用药物、中成药
修复性治疗	关节镜手术、软骨修复手术、力线矫正手术
重建治疗	人工关节置换术

(一)减轻体重

过高的体重会增加膝关节负重,是膝关节骨关节炎(KOA)发生的危险因素。体重超标是 OA 的一个重要诱发因素,而 OA 又会导致体重进一步超标,OA 与体重超标间存在着恶性循环。为此,通过减轻体重可以阻断这种恶性循环,有助于减轻因体重超标而致的 OA 的临床症状,改善和提高患者生活质量,这在实际生活及临床工作中均有重要意义。

减轻体重不但可以改善关节功能,而且可减轻关节疼痛。OA 的发生发展过程较复杂,除了受年龄、性别、代谢等因素影响之外,局部生物力学因素及激素水平也会促进 OA 的发生发展。而 BMI 的增加会增加关节的额外承重负担,增加关节的磨损程度。研究显示,肥胖 OA 患者在负重时膝内翻角度显著增大,改变了下肢的生物力线,加重了膝关节内侧负荷,加速关节的磨损和退行性变。另一方面,肥胖者体内异常的激素水平使软骨代谢异常,如糖耐量异常、脂质异常等均间接影响关节,从而导致 OA 的发生发展。研究显示,肥胖女性发生 KOA 的风险提高近 4 倍,肥胖男性发生 KOA 的风险提高近 5 倍。与正常 BMI 患者相比,高水平的 BMI 患者,尤其是肥胖 KOA 患者,表现为病程长、受损关节以双侧居多、关节疼痛及僵硬程度重、日常生活能力障碍者居多。说明随着 BMI 增加,患者关节症状及 KOA 对日常生活的影响呈现加重的趋势。此外,伴有膝痛的 KOA 患者由于平衡功能的下降,存在高跌倒风险。Wachter 的研究揭示 OA 患者跌倒的风险比非 OA 者增加 30%。肥胖 KOA 患者跌倒的发生率高于正常 BMI 者,一方面与老年人骨质疏松、骨丢失率增加有关,另一方面可能是因为肥胖者关节症状较重,尤其在体位转变时,关节的严重疼痛及僵硬导致患者失去平衡而发生跌倒。

因此,减轻体重是预防 OA 发生和减轻 OA 患者症状的重要非药物干预策略。患者每减轻 1 磅体重,日常活动对膝关节的载荷要减轻 4 磅,减轻体重能使 KOA 发病率降低 25%~50%。Atukorala 等开展的以社区 KOA 患者为研究对象的"骨关节炎健康减肥项目"结果显示,体重减轻越明显,OA 患者的症状和功能改善越能显现功效。

(二) 运动治疗

运动训练能加强机体肌组织和骨组织的活性,增加其功能和稳定性。运动治疗不但可以减缓肌萎缩的快速发展,减轻关节的疼痛,而且对于骨关节病炎症的消退、食欲的增加等有较好影响,是治疗早、中期老年退行性骨关节病的有效方法。

1. 低强度有氧运动　有氧运动训练能有效地提高患者的心肺功能,增加气血流动速度,对于患者机体的代谢、免疫和生化等方面均会起到较好的应激作用,对于提高其疗效具有较好的作用。采用正确合理的有氧运动方式可以改善关节功能,缓解疼痛。应依据患者发病部位及程度,在医生的指导下选择。

2. 关节周围肌肉力量训练 关节肌力逐渐减弱和周围神经反应减慢,使得关节吸收震荡及保护功能因年龄的增大也明显减退。肌力训练可以增加肌组织的力量,重新调整关节面的应力分布,促进关节内滑液的分泌,增加软骨营养,有利于重建和修复。加强关节周围肌肉力量,既可改善关节稳定性,又可促进局部血液循环。常用方法有股四头肌等长收缩训练、直腿抬高加强股四头肌训练、臀部肌肉训练、静蹲训练、抗阻力训练。

3. 关节活动度的训练 主要指膝关节在非负重位的屈伸活动,以保持关节最大活动度。常用方法包括关节被动活动、牵拉、关节助力运动和主动运动。

运动疗法作用于老年性关节炎的疗效虽不能起到立竿见影的治疗效果,但倘若患者能持之以恒、坚持训练对于其提高治疗效果是显而易见的。在临床医生或康复治疗师的指导下选择正确的运动方式,制订个体化的运动方案,并将肌力训练和有氧运动训练相结合,从而达到减轻疼痛,改善和维持关节功能,保持关节活动度,延缓疾病进程的目的。

(三)物理治疗

通过促进局部血液循环、减轻炎症反应,达到减轻关节疼痛、提高患者满意度的目的。常用方法包括:水疗、冷疗、热疗、经皮神经电刺激、按摩、针灸等。不同治疗方法适用人群不同,应根据患者的具体情况选择合适的治疗方法。

(四)行动辅助

患者必要时应在医生指导下选择合适的行动辅助器械,如手杖、拐杖、助行器、关节支具等,通过减少受累关节负重来减轻疼痛。也可选择平底、厚实、柔软、宽松的鞋具辅助。

随着我们对老年骨关节疾病特点认识的不断加深,社区、家庭对老年人群多层次健康管理水平的不断提高,以及骨科医师与各学科专业合作的不断深入,我国老年骨关节疾病的综合防治水平必将得到长足的发展。

(杨 林)

参 考 文 献

[1] Tang X, Wang S, Zhan S, et al. The Prevalence of Symptomatic Knee Osteoarthritis in China: Results From the China Health and Retirement Longitudinal Study. Arthritis Rheumatol, 2016, 68 (3): 648-653.

[2] Silverwood V, Blagojevic-Bucknall M, Jinks C, et al. Current evidence on risk factors

for knee osteoarthritis in older adults：a systematic review and meta-analysis. Osteoarthritis Cartilage，2015，23（4）：507-515.

［3］中华医学会骨科学分会关节外科学组．骨关节炎诊疗指南（2018 年版）．中华骨科杂志，2018，38（12）：705-715.

［4］张敏，孙永，沈梅红，等．骨性关节炎非药物疗法研究近况．中国老年学杂志，2016，36（22）：5739-5742.

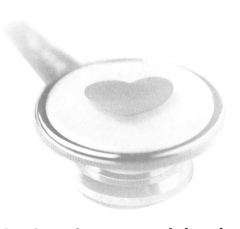

第八篇 老年常见恶性肿瘤的健康管理

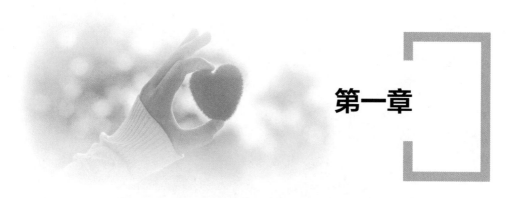

第一章

老年恶性肿瘤的临床特征

第一节　老年恶性肿瘤的特点

一、概述

恶性肿瘤是一组与年龄密切相关的疾病,老年群体肿瘤发病率呈逐年递增的趋势,随着人口老龄化的加剧,老年肿瘤学已成为不可忽视的新领域。近年来,肿瘤的各种治疗方法均取得了较大进展,大幅地提高了肿瘤治疗疗效,同时也延长了患者的生存时间。然而老年肿瘤患者的治疗和健康管理普遍存在问题。

二、病理生理改变与临床表现

老年肿瘤具有老年病的一些共同特点,临床表现不典型,发病初期多无症状,故早期诊断比较困难。老年患者容易出现多系统的疾病,因此常导致临床症状相互掩饰。致病因素常常不明,病变在体内不知不觉地发展,病程缠绵,多无特殊疗法。由于老年人机体衰弱,代偿能力差,故容易发生并发症,如常见的有脱水、挛缩、压疮、大小便失禁等。老年人多种疾病共存而同时用药种类多,加上脏器功能的衰退,解毒和排泄功能差,故易发生不良反应,因此用药剂量适当减少,用药时间也不可太长。高龄可以使各种致癌因素导致的基因突变得以积累,免疫系统对肿瘤的免疫监视功能下降,因此老年肿瘤患者同时发生多种恶性肿瘤的倾向较大。

三、缓和治疗

老年肿瘤患者普遍预期寿命受限,故以提升患者生活质量为核心的缓和治疗及临终关怀不可或缺。机体状态良好的老年肿瘤患者在提供足够的护理与支持治疗的情况下,能够耐受同年轻患者一样的积极的治疗方案。部分预期寿命有限且身体状况不佳的老年肿瘤患者,如何缓解疼痛,并控制其他不适症状,解决患者精神、心理和社会适应力等方面的问题,提高其生活质量,比传统抗肿瘤治疗本身更为重要。

四、精神心理支持

老年肿瘤患者更需要家庭和社会的支持,如今的老年肿瘤患者均为新中国成立前后出生的一代人,他们为祖国的发展作出了巨大的贡献和牺牲,但受限于当时的国际和社会环境,他们当中大多并没有足够的知识储备、学习能力和心理状态来面对现在高速发展的医学科学,以至于无法正确、理性、乐观地应对并处理恶性肿瘤的发生、发展、诊断、治疗、转归过程及对个人和家庭的影响。老年人的生活状态差异明显,有些与家人一起;有些独自生活;也有些共同居住在社区或养老院。另一方面,恶性肿瘤的治疗会严重影响老年肿瘤患者的生活方式、情绪状态甚至认知能力。因此,老年肿瘤患者的医生和家人有必要成为他们健康的真正倡导者,不应让他们独自面对疾病,不要让他们的年龄成为治疗的一个因素,要与时俱进地学习尤其关注肿瘤学的新进展,重视肿瘤患者的人文关怀,在他们需要的时候能够伸出援助之手使他们获得医学和情感支持。

第二节　老年恶性肿瘤的流行病学

一、概述

根据美国国立综合恶性肿瘤网络(NCCN)的数据,恶性肿瘤是 60~79 岁人群死亡的主要原因,超过半数的所有种类恶性肿瘤初次诊断和 70% 以上的恶性肿瘤相关死亡发生在 65 岁及以上的患者身上;据估计到 2030 年,70%

及以上的所有恶性肿瘤初次诊断将发生在 65 岁及以上的人群中。流行病学研究常以 65 岁作为老年人群的判断标准,但在临床试验中多以 70 岁作为老年患者筛选的下限,65~70 岁的患者被认为具有较好的健康状况,可以耐受适用于年轻患者的标准的、全剂量治疗方案并从中获益。70 岁后机体各器官的功能明显下降,被认为是机体衰老的年龄界限。

二、发病率、死亡率与生存率

在 50 岁以前,女性恶性肿瘤的发病率略高于男性,此年龄后男性的发病率超过女性。男性和女性人群中肿瘤发病率均在 80 岁左右达高峰,此时男性发病率约是女性的 1.5 倍。50 岁前,男女肿瘤死亡率相似,此后男性死亡率大大增加。这种性别差异随年龄增长逐渐扩大。65 岁以上人群的肿瘤死亡率大约为 65 岁以下人群的 15 倍。在肺癌、胃癌、胰腺癌、结直肠癌、白血病、非霍奇金淋巴瘤、肝癌、肾癌或卵巢癌中,有 2/3~3/4 的肿瘤相关死亡发生于 65 岁以上人群。死于膀胱癌、结肠癌、子宫内膜癌的患者中 65 岁以上人群的比例超过 75%。59% 的乳腺癌死亡发生于 65 岁以上的女性患者中,92% 的前列腺癌死亡发生在 65 岁以上的男性患者中,近 50% 的脑肿瘤死亡病例和 59% 的头颈部恶性肿瘤死亡病例见于 65 岁以上年龄组。

高龄老年恶性肿瘤患者的相对存活率是任何年龄组中最低的,另外当诊断为晚期恶性肿瘤时,其相对存活率的差异也最大。在 85 岁及以上的男性中,前列腺癌(20%)和肺癌(20%)是恶性肿瘤相关死亡的最常见原因,占全部恶性肿瘤相关死亡的 40%;在女性中,肺癌是恶性肿瘤死亡的主要原因(19%)其次是乳腺癌(13%),结直肠癌则是恶性肿瘤相关死亡的第三大原因,分别占恶性肿瘤死亡的 9%(男性)和 12%(女性)。

三、预防与筛查

对于 65~85 岁的老年人,建议同 40 岁以上年龄段成年人一样进行积极的一级预防与常规筛查:我国向来重视老年人群的生活与精神文明建设,家庭和社区要创建良好的环境、和谐的氛围让老年人老有所乐,合理膳食(饮食营养均衡,减少高盐、高糖、高脂肪食物摄入,拒绝过冷过热、过期、不新鲜的食物)并进行适宜的体育活动(控制体重和腰围),改变不良的生活方式(戒烟限酒)和保障充足有效的睡眠(创建舒适的居住环境、规律作息、积极治疗影响睡眠的疾病比如睡眠呼吸暂停综合征、精神障碍、慢性心脏病等);肿瘤相关体检中影像学的提示意义明显大于肿瘤标志物,因为肿瘤标志物的费用与其较低的敏感性和特异性相比较并不适合我国目前社会经济水平下的筛查,故仅推荐高危人群包括有明确恶性肿瘤家族史、重点疾病(如慢性乙型病毒性肝炎、肝硬化、慢性萎缩性胃炎等)、长期风险暴露(如吸烟、有害化学物质接触等)的人群筛查;普通体检不能完全覆盖的影像学检查包括胃镜(2 年左右一次)、肠镜(3 年左右一次)、胸部 CT(低剂量,普通人群 2 年左右一次,吸烟人群 1 年一次)、乳腺钼靶(每年一次,有家族史的女性则建议每年查 1 次乳腺 MRI)、PSA 检查(50 岁以上男性可以选做)。

第三节　老年恶性肿瘤的综合治疗

一、概述

年龄本身并不是恶性肿瘤治疗的禁忌和预后的独立相关因素,高龄也不能作为估计预期寿命、器官系统功能储备或是治疗合并症发生率的唯一依据。治疗的限制因素应在于患者的功能状态、合并疾病及肿瘤分期。由于老年人实际年龄与生理功能年龄之间存在明显的个体差异性,其个人的身体状态、合并症、营养、多药治疗、认知能力、情感状况及社会经济水平,都直接影响患者临床治疗方案的决策。因此如果在治疗前对老年肿瘤患者进行详细的评价,就能很好地了解恶性肿瘤的治疗是否合适。

二、手术治疗

单纯年龄因素不能作为外科手术切除的绝对禁忌,关键是要综合分析肿瘤分期及侵犯范围,重视全身各系统情况,有无重要器官病变及功能损害,尤其是老年患者的心肺肝肾功能情况,是否可耐受手术及恢复期,加强监护,尽可能减小手术创伤,同时进行积极的围术期处理,尤其重视术后的医院护理、家庭保健和康复治疗,尽早让老年患者恢复生活自理能力并回归社会。

三、化学药物治疗

高龄同样不是化疗的禁忌,但老年患者的药代动力学与年轻患者不同,要慎重地考虑具体药物、剂量、剂型和疗程安排,尤其注意有肝肾毒性的化疗药物。即使估计老年患者能耐受足量化疗,也应严密观察可能发生的药物毒性,加强必要的预防和保护措施。老年患者接受化疗后骨髓抑制作用明显升高，可考虑预防性使用集落刺激因子。化疗所致胃肠道副作用如呕吐、腹泻、脱水、电解质紊乱会严重影响老年患者的身体状况和营养状态，需预防性应用止呕止泻药物并积极指导营养摄入。规律化疗耗时较长，也常与其他治疗方式穿插进行，治疗间歇虽然可以休息一段时间，但老年患者可能会经历较长时间的虚弱期，这会严重影响老年患者独立生活的能力和情绪状态。

四、放射治疗

放射治疗因疗效确切、治疗分次进行、无严重创伤、治疗时间短且几乎无感觉、对患者全身情况要求低、无年龄或解剖部位的限制、治疗指征宽的优点，所以容易被老年恶性肿瘤患者所耐受并接受，根据不同放疗中心和患者的具体情况，灵活选择住院或门诊放疗。放疗单次时间短但总的治疗次数较多，因此临床医生应与患者讨论生活作息、放疗时间和频率、治疗费用等情况，制订个体化的放疗方案。

五、分子靶向治疗

老年肿瘤本质上与其他年龄段肿瘤并无差异，但由于老年人身体的内环境出现变化，表现为机体是指脏器的功能减退，尤其要注意的是免疫衰退的 T 细胞活化受损，细胞免疫功能缺陷，其特征是对外源性抗原的免疫应答减弱，而对自身成分产生抗体阳性率增加。因此在对老年肿瘤患者进行靶向、生物免疫及基因治疗等较新的治疗方式时应格外注意。靶向治疗要注意某些罕见副作用在老年人群中发生比例会较年轻患者高，例如贝伐珠单抗所致动脉血栓及胃肠穿孔风险。

六、精神心理治疗

老年恶性肿瘤患者长期的治疗时间，高昂的治疗费用及低质量的生存状态、疼痛、放疗及化疗的不良反应、医院的陌生感、等待死亡的恐惧等给患者身体和心理都带来巨大痛苦，家属也承受着来自各方面的压力。恶性肿瘤作为一种危害生命的负性事件对个体会造成严重的心理应激反应。加重了患者恐惧、疑虑、忧郁、绝望等情绪反应，甚至悲观失望，拒绝治疗。因此，老年肿瘤患者的心理问题及精神障碍是摆在临床医护工作者面前的一大难题。老年恶性肿瘤患者的心理主要受恶性肿瘤本身及恶性肿瘤治疗的影响，并可以分别从直接影响和间接影响两个方面看待。恶性肿瘤也会促使老年患者面对临终问题——死亡，引发对死亡的恐惧和焦虑。对于精神障碍，应及时干预和药物治疗，对于心理问题应根据不同老年人的文化水平、社会背景和情绪状态，积极进行心理疏导，消除顾虑，树立正确对待恶性肿瘤的态度，积极配合治疗。

七、多学科综合诊疗

多学科综合诊疗模式是实现肿瘤个体化综合治疗的有效形式，其基本成员包括肿瘤外科医生、肿瘤内科医生、肿瘤放疗科医生、病理科医生、放射影像科医生、相关系统疾病专科医生、肿瘤基础研究人员、肿瘤专科护士、心理学家、康复治疗专家、社会工作者等，根据患者的身心状况、肿瘤的具体部位、病理类型、临床分期和发展趋向，结合细胞分子生物学的改变，共同制订肿瘤治疗的综合性个体化方案。老年患者治疗时的最大挑战就是生理和心理异质性，生理年龄和实际年龄不相符，存在于当前医疗状况并存的其他并发症和潜在的心理和社会照顾问题。如果共患病肿瘤患者是老年人，并且有糖尿病、冠心病或脑卒中后遗症等，治疗方案的选择应充分考虑患者的风险和收益，并对患者伴随疾病给予适当的治疗，这时就需要多学科合作，不仅需要肿瘤学专家，更需要心血管病学、呼吸系统、神经系统、糖尿病学等方面的专科医师进行多学科协作的综合治疗。

（张　衡）

参 考 文 献

［1］Altekruse SF，Kosary CL，Krapcho M.，et al.editors. SEER Cancer Statistics Review, 1975-2007：National Cancer Institute. Bethesda，2010.

［2］Li M，Morrell S，Creighton N，et al. Has cancer survival improved for older people as for younger people？ New South Wales，1980-2012. Cancer Epidemiol，2018，55：23-29.

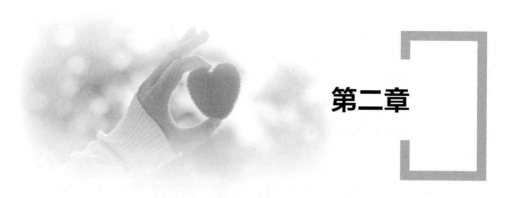

第二章

老年常见恶性肿瘤

第一节　老年常见胸部恶性肿瘤

一、老年肺癌

（一）基础知识

肺癌是当今世界上对人类生命危害最大的恶性肿瘤。老年人肺癌相比于中青年人以男性、鳞癌比例较高，且并发症多见；而中青年人则以腺癌为主，半数伴有胸部疼痛，多有吸烟史，临床分期较晚，预后较差。广泛应用的分类原则是把肺癌分为非小细胞肺癌（non-small cell lung cancer，NSCLC）和小细胞肺癌（small cell lung cancer，SCLC），NSCLC 包括鳞癌、腺癌（包括支气管肺泡癌）和大细胞癌，另外还有少部分其他类型比如腺鳞癌和类癌等。

（二）疾病特征

老年肺癌患者基础并发症较多，且大部分合并有慢性阻塞性肺疾病等肺部疾病，肺癌早期表现易被这些疾病掩盖和混淆而延误就诊或造成误诊，如新近出现的痰中带血、刺激性干咳等，与疾病本身不相符的一系列的症状，要尽早地完善辅助检查，避免漏诊、误诊的发生。肺癌的临床表现比较复杂，症状和体征的有无、轻重以及出现的早晚，取决于肿瘤发生部位、病理类型、有无转移及有无并发症，以及患者的反应程度和耐受性的差异。肺癌的症状大致分为局部症状（即肿瘤本身在局部生长时刺激、阻塞、压迫和浸润组织所引起的症状如咳嗽、痰中带血或咯血、胸痛、胸闷气急、声音嘶哑）、全身症状（如发热、消瘦、恶病质）、副肿瘤综合征、浸润和转移症状。

（三）诊断与鉴别诊断

NSCLC 的肿瘤标志物检查包括 CEA、CA125、CA153、Cyfra21-1、SCC 等，SCLC 具有神经内分泌特点，与促胃泌素释放肽前体（ProGRP）、神经元特异性烯醇化酶（NSE）、肌酸激酶 BB（CK-BB）以及嗜铬蛋白 A（CGA）等相关，但这些标志物的敏感性和特异性均不高，因此在肺癌的筛查、诊断中价值有限，目前主要是作为监测治疗反应和早期复发的辅助指标。肺癌的无创性检查方法主要包括：X 线胸片、CT、MRI、超声、核素骨扫描显像、正电子发射计算机断层扫描（positron emission tomography/computed tomography，PET-CT）等方法。内镜检查包括：纤维支气管镜（镜下刷检、活检、针吸及支气管灌洗）；经支气管针吸活检术（transbronchial needle aspiration，TBNA）和超声支气管镜引导的经支气管针吸活检术（endobronchial ultrasound-guided transbronchial needle aspiration，EBUS-TBNA）；经支气管肺活检术（transbronchial lung biopsy，TBLB）可在 X 线、CT、气道超声探头、虚拟支气管镜、电磁导航支气管镜和细支气管镜引导下进行，适合诊断中外 2/3 的肺外周病变（peripheral pulmonary lesions，PPL）；纵隔镜检查作为确诊肺癌和评估淋巴结分期的有效方法，是目前临床评价肺癌纵隔淋巴结状态的金标准；胸腔镜检查可以准确地进行肺癌诊断和分期，对于 TBLB 和经胸壁肺肿物穿刺针吸活检术（transthoracic needle aspiration，TTNA）等检查方法无法取得病理标本的早期肺癌，尤其是肺部微小结节病变行胸腔镜下病灶楔形切除，可达到明确诊断及治疗目的。

（四）治疗

NSCLC 的综合治疗需要根据分期具体分析，总的原则是对于Ⅰ期的患者首选外科手术治疗或体部立体定向放疗，不推荐常规应用辅助化疗及靶向药物治疗等；Ⅱ期的患者推荐外科手术联合术后辅助化疗；Ⅲ期患者可手术切除的需联合术后辅助治疗，必要时术前新辅助化疗，不可切除的推荐同步放化疗；Ⅳ期患者则以全身综合治疗为主要手段，治疗的目的是提高患者生活质量，延长生存期。NSCLC 患者治疗前应尽可能获取标本，进行驱动基因及免疫检查点检测，根据是否有敏感突变及免疫检查点相关蛋白表达情况选择相应的靶向药物和 / 或免疫药物进行全身治疗，同时推荐辅以血管生成抑制剂治疗。

SCLC 综合治疗优于单一治疗已为学术界公认。放射治疗和化疗的近期疗效都较好,有效率在 80% 左右,但远期结果较差。因此综合治疗就是达到根治的关键:局限期 SCLC 首先化疗和放疗,加或不加预防性全脑照射;广泛期 SCLC 需要化疗加局部放疗,骨、颅内、脊柱等处病变首选放疗以尽快解除症状;复发的 SCLC 可采用放疗或化疗以解除症状。近年来免疫治疗的新药,PD-L1 的代表度伐利尤单抗在各项研究中表现抢眼,为 SCLC 患者带来福音。

二、老年食管癌

(一)基础知识

食管癌是我国常见的恶性肿瘤之一,食管癌平均每年新发 25.9 万例,发病率为 16.7/10 万,居全国各类恶性肿瘤第 5 位;死亡 21.1 万例,死亡率为 13.4/10 万,居第 4 位。男多于女,发病年龄在 60 岁以上占大多数。我国食管癌的发病呈明显的地区差异,食管癌的高发省份为河北、河南、福建和重庆,其次为新疆、江苏、山西、甘肃和安徽。食管癌中 90% 以上是鳞状细胞癌,少数为起源于食管腺体或异位胃黏膜的腺癌,偶见有腺鳞癌或腺棘癌。

(二)疾病特征与诊断

食管癌早期症状常不明显,但在吞咽粗硬食物时可能有不同程度的不适感觉,包括咽下食物哽噎感,胸骨后烧灼样、针刺样或牵拉摩擦样疼痛。中晚期食管癌的表现主要有:进行性咽下困难、食物反流、咽下疼痛、长期摄入不足导致的慢性脱水、营养缺乏、消瘦与恶病质及转移症状等。根据临床症状、体征及影像学检查,经细胞学或组织病理学检查,符合下列之一者可诊断为食管癌:纤维食管镜检查刷片细胞学或活检阳性;临床诊断为食管癌、食管外病变(锁骨上淋巴结、皮肤结节)经活检或细胞学检查明确诊断者。

(三)治疗

T1bN0M0 及之前的分期首选手术治疗,如老年患者心肺功能差或不愿手术者,可行根治性放疗。完全性切除的 I 期食管癌,术后不行辅助放疗或化疗。内镜下黏膜切除仅限于黏膜癌,而黏膜下癌应行标准食管癌切除术。T1bN0M0 至 T4b 之间的分期,能耐受手术者,目前有如下几种选择:食管癌根治术(非颈段食管癌);术前同步放化疗后手术;不愿手术者或颈段食管癌患者,可行同步放化疗;管腺癌或食管鳞癌患者,术前新辅助化疗可作为首选的治疗方式。不能耐受手术者,可考虑化疗或同步放化疗。T4b 能耐受化疗者,在食管癌侵及气管、大血管或心脏时考虑单纯化疗,其他情况可选择同步放化疗。Ⅳ期以姑息治疗为主要手段,对于一般状况较好者(ECOG 评分 2 或 Karnofsky 评分 60%),可加用化疗。姑息治疗主要包括内镜治疗(包括食管扩张、食管支架等治疗)和止痛对症治疗。对于以上Ⅲ期患者,术后行辅助放疗可能提高 5 年生存率。对于完全性切除的食管鳞癌,不推荐术后化疗。对于完全性切除的食管腺癌,可以选择术后辅助放化疗。

三、老年乳腺癌

(一) 基础知识

乳腺癌是当代女性最常见的恶性肿瘤之一,其发病率及致死率在女性各项恶性肿瘤中位居首位。西方国家的数据显示,48% 的乳腺癌发生在 65 岁以上的群体中,约 30% 发生在 70 岁以上的人群中,大约年龄每增加 10 岁、20 岁发病率上升 1 倍,75 岁、85 岁达最高。

老年乳腺癌患者,相较于其他年龄段患者,无论是在临床特征或是病理特征上均具有其特异性,比如临床分期较晚、肿瘤生物学特性好、多合并基础疾病、乳腺癌致死率较低等。总体来说,与中青年乳腺癌患者相比,老年患者的细胞分化较好,病灶较小,淋巴结转移较少,雌激素受体(ER)和孕激素受体(PR)阳性及人表皮生长因子受体 2(HER2)阴性肿瘤比例较高。但老年患者由于缺乏预防意识、常延误就诊,导致部分老年患者在诊断时具有较大肿瘤负荷,肿瘤分期及腋窝淋巴结分期与其他年龄组患者有显著差异。并且在老年人中除常见的浸润性导管癌外,也容易见到发展较慢的黏液腺癌、乳头状癌等病理类型。

(二) 疾病特征与诊断

老年乳腺癌的临床表现(主要为乳房内肿块、乳房疼痛、乳头溢液、乳头及乳房皮肤改变)与其他年龄段无异,最多见于乳房的外上象限(40%~50%),其次是乳头乳晕(15%~20%)和内上象限(12%~15%)。影像学方法是检测乳腺癌的重要手段,可以发现无临床症状和体征的早期乳腺癌。常用的影像学方法是乳腺 X 线摄影、超声和磁共振成像(MRI)。

(三) 治疗

Ⅰ期以手术治疗为主,目前趋向于保乳手术加放射治疗,对具有高危复发倾向的患者可考虑术后辅助化疗;Ⅱ期首选手术治疗,术后再根据病理和临床情况进行辅助化疗,对肿块较大、有保乳倾向的患者,可考虑新辅助化疗,对部分肿块大、淋巴结转移数目多的病例可选择性行放射治疗;Ⅲ期推荐新辅助化疗后行手术治疗,术后再根据病理和临床情况进行化疗、放疗;以上各期患者,如果受体阳性,应该在化、放疗结束后给予内分泌治疗;Ⅳ期则行以内科治疗为主的综合治疗。

第二节　老年常见腹部恶性肿瘤

一、老年胃癌

(一) 基础知识

胃癌是常见的恶性肿瘤之一,2018 年全球癌症统计胃癌的发病率位居所有恶性肿瘤的第 5 位,死亡率高居第 3 位,男性发病率为女性的 2 倍。胃癌的发病具有明显的地域差异,超过 70% 的胃癌新发病例发生在发展中国家,约 50% 的病例发生在亚洲东部。中国是胃癌高发国家,发病和死亡例数均约占世界的 50%,是癌症防治的重点。胃癌随着年龄升高发病率逐渐升高,55 岁以后发病率每增加 10 岁增加 1 倍。老年胃癌患者约占所有胃癌患者的 1/3,老年胃癌患者中年龄≤75 岁的约占 74%。老年胃癌以男性居多,男性比例明显高于非老年组,性别差异显著,这可能与男性长期的不良习惯如吸烟饮酒等相关。

(二) 疾病特征与诊疗

临床表现上,老年胃癌患者多数无特异性的临床表现,早期可有消化不良的症状。消瘦是老年胃癌最常见的合并症状,老年人出现原因不明的消瘦时,建议进行常规的胃癌筛查。腹胀和腹痛是老年进展期胃癌最常见的首发症状,但发生率较中青年仍然显著降低,这与老年人的储备能力及营养状况下降、痛觉减退、老年胃癌发病隐匿密切相关。老年胃癌发生转移和并发症时可出现一些特殊症状。贲门癌累及食管下段出现吞咽困难。老年胃癌晚期常合并幽门梗阻出现恶心、呕吐、纳差等症状。溃疡型胃癌出血时可引起呕血和黑便,继而合并贫血。

老年胃癌患者早期一般无显著体征,上腹部肿块是进展期胃癌最常见的体征,多位于上腹部偏右处。晚期转移性胃癌可出现相应的转移体征,如腹膜转移时可发生腹腔积液,移动性浊音阳性;远处淋巴结转移可触及质硬不活动的淋巴结或 Virchow 淋巴结。老年胃癌好发的部位是贲门和胃底,诊断主要包括内镜和影像学检查,用于胃癌的定位诊断、定性诊断和分期诊断。其他还包括体格检查、实验室检查、内镜（超声内镜和细针穿刺）、转移灶的活检。组织病理学是诊断胃癌确诊和治疗的依据，胃癌的组织病理学分型最常用的有 Lauren 分型和 WHO 分型。Lauren 分型临床上常用于对患者预后的指导，Lauren 分型将胃癌分为肠型和弥漫型，弥漫型胃癌较肠型胃癌预后差，5 年死亡风险显著增加 29%，而老年胃癌 Lauren 肠型的比例较中青年高。HER2 阳性胃癌是一类独特的疾病亚型，全球报道的胃癌 HER2 过表达阳性率为 7.3%~20.2%，中国胃癌患者 HER2 阳性率为 12%~13%。回顾性研究显示 HER2 阳性表达与年龄较大、男性、组织学 Lauren 分型为肠型、肿瘤位于胃部的上 1/3 等有关。

根据临床分期对胃癌进行治疗选择这一原则同样适合老年胃癌。对于早期胃癌，首选内镜治疗即内镜下黏膜切除术（endoscopic mucosal resection，EMR）和内镜下剥离术（endoscopic submucosal dissection，ESD）。原则上行内镜治疗适用于淋巴结转移可能性极低的肿瘤。若病理证实为低分化，证实具有脉管浸润、淋巴结转移或侵犯胃壁黏膜下层深肌层时，可行开腹手术或腹腔镜手术。外科手术胃切除的范围依据肿瘤部位决定，关键是保证足够的切缘，既往要求切缘≤4cm，近年来的研究证据显示：T2 以上的 BorrmannI-II 型胃癌，近切缘至少 3cm，BorrmannIII-IV 型至少 5cm 安全，若肿瘤侵犯食管或幽门，5cm 的切缘是非必须的，但需冰冻病例检查以保证 R0 切除。D2 淋巴结清扫已经作为标准的推荐术式，并且至少需要清扫 16 枚以上才能保证准确的分期和对预后的判断。对于进展期胃癌，预防性加行腹主动脉旁淋巴结清扫并不能提高远期生存。

胃癌术后辅助化疗的适应证为：D2 根治术且未接受术前治疗的术后病理分期II期及III期进展期胃癌患者。对于II期患者推荐方案为 S-1 单药（口服至术后 1 年），或卡培他滨联合奥沙利铂或顺铂。术后病理分期I期的患者是否可以从辅助化疗中获益上不明确，建议对于I期合并高危因素如低龄（<40 岁），组织分化分级高级别或低分化，神经侵犯，或血管、淋巴管浸润等可以根据患者实际情况，充分沟通后进行。对于手术未能达到 R0 切除者，推荐术后放化疗或 MDT 讨论决定治疗方案。

对于不可切除局部进展的胃癌患者，如果患者一般状态良好，放疗科医生评估可行放疗者，可行同步放化疗。研究证实同步放化疗在肿瘤降期率和病理缓解率等方面优于单纯化疗或单纯放疗。若放化疗后肿瘤退缩较好，再次评估手术的可能性，争取根治性切除。放疗可显著缓解晚期胃癌患者的一些临床症状,如减少出血、缓解疼痛、吞咽困难、其他部位梗阻等,起到提高生活质量、改善一般状况的作用。

对于无手术机会或转移性胃癌患者,目前公认采取以全身药物治疗为主的综合治疗,诸如姑息手术、放射治疗、消融微创治疗(射频、微波、冷冻)、腹腔灌注和动脉介入栓塞灌注等局部治疗手段,但是仍需要强调在治疗过程中贯穿多学科综合治疗的理念,治疗的最终目的是延长生存期和提高生活质量。

(三)老年胃癌的健康管理

胃癌根治术后要进行随访/检测,主要的目的是发现尚可接受潜在根治为目的的转移复发胃癌。随访应该按照患者个体化和肿瘤分期的原则,基本的内容包括:临床病史、体格检查、CEA/CA19-9、幽门螺杆菌检测、体能状态评分、体重检测和影像学检查(胸、全腹、盆腔 CT,浅表淋巴结超声),术后 1 年推荐行胃镜检查,每次胃镜检查行病理活检发现高级别不典型增生,需要在 1 年后复查。建议每年都进行一次胃镜检查。临床怀疑复发,合并常规影像学检查为阴性时,考虑行 PET/CT、MRI 检查。

二、老年结直肠癌

(一)基础知识

结直肠癌在全球癌症发病率中排第 3 位,年龄是结直肠癌(CRC)的主要危险因素之一,结直肠癌的中位诊断年龄为 71 岁。老年患者占所有结直肠癌患者的 70% 左右;40% 的病例在 75 岁或更高年龄发病。近年来,CRC 患者的总体生存明显改善,但老年患者生存改善并不明显。老年结直肠癌好发于男性和结肠部位,尽管晚期疾病比例不一定高,但姑息治疗比例高。老年患者(≥70 岁)并发症发生率较高,术前体能状态更差,手术风险高,术前穿孔发生率高,导致老年患者需急诊手术治疗的占比高,这些因素均增加术后系统性并发症的发生率以及围手术期死亡率。

(二)疾病特征与诊疗

老年结直肠癌从有自觉症状到确诊时间的平均时间为 8.5~9.5 个月。大多老年患者是在出现症状后被诊断结直肠癌的,或是通过筛查性结肠镜检查或大便隐血试验而诊断。老年结直肠癌的临床症状不典型,缺乏特异性,易与胃肠道及腹腔其他疾患的症状相混淆,最常见的症状是血便和黏液血便及大便习惯的改变。其次是腹部肿块、腹泻、腹痛、贫血、体重不明原因的下降,还有急、慢性肠梗阻。

手术切除是早期结直肠癌的唯一根治疗法。老年患者早期临床症状不典型，伴随各脏器功能出现不同程度的衰退，常合并其他系统疾病，使得手术治疗的机会下降。75岁以上的结肠癌患者行手术切除的概率仅75岁以下的26.3%。研究表明年龄是造成结直肠癌围手术期死亡的主要危险因素之一。但是，加强老年肿瘤患者围手术期管理，进行一系列的评估（老年综合评估 CGA），仍然有相当一部分老年患者能够从手术中获益。大于70岁的结直肠癌患者行开腹下右半结肠切除术和腹腔镜下右半结肠切除术在手术时间、术后肠道功能恢复时间及住院时间并没有太大的差异，而腹腔镜下手术的术后并发症发生率却大大降低。然而，这并不能说明腹腔镜手术更有优势，因为在具体操作中，还涉及患者是否合并其他系统疾病以及病灶本身是否需行扩大切除等情况，此外临床外科医生的操作技术等外界因素亦需考虑。与此同时，老年结直肠癌患者，尤其是75岁以上的患者更易并发急性肠梗阻或肠穿孔等急性并发症，其急诊手术的概率明显升高。超过40%的老年患者因急性肠梗阻和穿孔而需行紧急姑息性手术，而这类患者围手术期的死亡风险将增加3倍，同时远期生存率也大大降低。对于Ⅳ型肝转移的老年患者尤其是高龄患者是否能行肝转移灶切除术仍值得商榷。老年结直肠癌术后是否要进行放化疗仍然存在一些争议，但治疗原则与年轻患者基本相同。在直肠癌的治疗中，放疗占据了较为重要的治疗地位。对于Ⅱ~Ⅲ期的直肠癌，推荐术前放疗（RT）或同步放化疗（CRT），同时对于局部进展的（T3~T4 或 N+）的直肠癌术后行短期的放疗（RT）或同步放化疗（CRT）。大约有30%~40%的直肠癌起病年龄≥75岁，但老年患者本身的并发症较多，手术及术后并发症的风险高，以及 RT 或 CRT 所致的不良反应均给老年Ⅱ~Ⅲ期患者的 RT 或者 CRT 辅助治疗带来了更多的风险。因此，目前对于老年直肠癌患者是否 RT 或者 CRT 辅助治疗仍存在着争议。

2019CSCO 指南、2019NCCN 指南及 2016ESMO 指南均推荐转移性结直肠癌（metastatic colorectal cancer，mCRC）患者纳入多学科协作（MDT）管理。MDT 应该由结直肠外科、肝胆外科、肿瘤内科、影像科、放射治疗科等多个学科的专家组成。2019CSCO 指南也指出了 MDT 的具体实施过程：多个学科的专家根据国内外诊疗指南和循证医学依据，分析患者的临床表现、影像、病理、分子生物学等资料，评估患者的全身状况和肿瘤状态（包括疾病的诊断、侵犯转移、发展趋向和预后），结合现有治疗手段，制订最适合患者的整体治疗策略。

尽管结直肠癌是导致老年癌症相关死亡的主要原因,但老年患者常常不被纳入临床试验,分期和治疗也不充分。老年本身并不是手术、化疗和靶向治疗的限制因素,要仔细 CGA 评估后决定治疗方案。所有老年结直肠癌患者都应该纳入 MDT 管理下,进行个体化的治疗。

(三)老年结直肠癌健康管理

年龄和家族史是结直肠癌最重要的危险因素。国内指南推荐 50 岁作为筛查起始年龄,根据我国国情和结直肠癌的流行病学特征,符合以下①,另加②③中任一项者均应列为高危人群,建议作为筛查对象:①年龄 50~75 岁,男女不限;②粪便隐血试验(fecal occult blood test,FOBT)阳性;③既往有结直肠腺瘤性息肉,或 UC、克罗恩病(CD)等癌前疾病。对 75 岁以上人群是否行筛查尚有争议,75 岁以上的患者推荐筛查,应取决于患者的健康状况、预计的期望寿命、CRC 风险和个人价值观。我国推荐的筛查方法有:FOBT、粪便 DNA 检测、结肠镜检查,其他筛查方法包括乙状结肠镜检查、结肠 CT 成像技术、结肠胶囊内镜检查、血浆 Septin9 基因甲基化检测和粪便 M2-PK 检测。

第三节　其他老年常见恶性肿瘤

一、老年淋巴瘤

恶性淋巴瘤是原发于淋巴结和 / 或淋巴结外组织或器官的一大类淋巴造血系统恶性肿瘤的总称,分为霍奇金淋巴瘤(Hodgkin lymphoma,HL)和非霍奇金淋巴瘤(non-Hodgkin lymphoma,NHL)两大类。老年淋巴瘤患者由于受多种因素影响,如一般情况差、基础疾病多、骨髓再生功能低下、肝肾功能异常及治疗易引起并发症等,对放化疗耐受性差,预后差,早期病死率高。

(一)疾病特征与诊断

老年非霍奇金淋巴瘤患者与年轻患者的临床及生物学特性有所不同,老年非霍奇金淋巴瘤患者在初诊时中晚期比例较高。首发症状方面,老年非霍奇金淋巴瘤患者常以结内首发为主,其最常见的症状为浅表淋巴结肿大,以结外病变起病者因部位不同首发症状不同,且老年人常伴有并发症,最常见的为心血管疾病、高血压病、慢性阻塞性肺疾病和糖尿病。老年霍奇金淋巴瘤患者与年轻患者也有所不同,德国霍奇金淋巴瘤研究组(German Hodgkin Studygroup,GHSG)的临床资料显示,与年轻患者相比,老年霍奇金淋巴瘤患者女性多,多有 B 组症状,血沉升高,ECOG 评分高,混合细胞型多,有大纵隔和大肿块者相对少。老年淋巴瘤患者的分期也是依据临床表现、全身 CT 扫描以及其他相关的临床检查如骨髓穿刺、LDH、β2 微球蛋白、HIV、HBV、HCV 等。针对霍奇金淋巴瘤制定的 AnnArbor 分期已经不再适用于老年淋巴瘤病例,目前常用国际预后指数(IPI)对老年淋巴瘤病例进行疗效评价、判断预后,并根据此选择相应的治疗方案,主要参数包括年龄、PS 状态、临床分期、LDH 水平、结外器官、浸润数目,按此分成低危(0 或 1 分)、低中危(2 分)、中高危(3 分)、高危(4 分或 5 分)四个风险组。但单纯的国际预后指数(IPI)已不能满足医疗发展的需要,故针对滤泡性淋巴瘤提出了滤泡淋巴瘤国际预后指数(FLIPI)。

(二)治疗

两类淋巴瘤中,HL 治疗后的预后相对较好;和 NHL 的各个类型在临床表现、自然病程、治疗效果等方面差别很大,NHL 的总体长期无病生存率也超过了 50%。总体而言,药物治疗尤其首次治疗的成功与否在淋巴瘤的综合治疗中起着至关重要的作用,化疗和靶向治疗可以治愈部分淋巴瘤。近年来针对特异性抗原的单克隆抗体、高剂量化疗联合自体造血干细胞移植、新的抗肿瘤药物的应用等,使淋巴瘤的疗效有了新的提高,治疗也更趋向于个体化,患者的生活质量得到了更多的重视和保障。

二、老年恶性黑色素瘤

(一)基础知识

恶性黑色素瘤是目前老年恶性肿瘤中发病率增长最快的一种,年增长率3%~7%。该病起病隐匿、高度恶性、早期易发生淋巴和血道转移,因此预后很差。老年患者恶性黑色素瘤预防和早期诊断都不太理想,视力的衰退和老人的感觉障碍可能导致黑色素瘤诊断的延迟。与年轻患者相比,老年皮肤黑色素瘤往往更深、溃烂或分期更晚。黑色素瘤解剖学部位随着年龄而不同,年轻的患者常在躯干和肢体末端,年老的常在头颈部。与其他群体相比,老年男性更容易得厚黑色素瘤和晚期黑色素瘤,常出现在头颈部,呈结节型。

(二)疾病特征与诊断

黑色素瘤最常见的部位是面部,男性还以耳和颈部、背部、肩部皮肤多见,女性还以下肢、会阴、肛门皮肤为好发部位,黑色素瘤也可罕见于胃肠等实质器官。皮肤黑色素瘤的早期临床症状可总结为"ABCDE 法则"。A:非对称(asymmetry),色素斑的一半与另一半看起来不对称。B:边缘不规则

(borderirregularity)，边缘不整或有切迹、锯齿等，不像正常色素痣那样具有光滑的圆形或椭圆形的轮廓。C：颜色改变(colorvariation)，正常色素痣通常为单色，而黑色素瘤主要表现为污浊的黑色，也可有褐、棕、棕黑、蓝、粉、黑甚至白色等多种不同颜色。D：直径(dimeter)，色素斑直径大于5mm、6mm或色素斑明显长大时要注意：黑色素瘤通常比普通痣大，要留心直径>5mm的色素斑；直径大于1cm的色素痣最好做活检评估。E：隆起(elevation)，一些早期的黑色素瘤整个瘤体会有轻微的隆起。"ABCDE法则"的唯一不足在于它没有将黑色素瘤的发展速度考虑在内，也就是说，几周或几月内发生显著变化的趋势。早期皮肤黑色素瘤进一步发展可出现卫星灶、溃疡、反复不愈、区域淋巴结转移和移行转移。黏膜黑色素瘤，如口腔、会阴部等可参考"ABCDE法则"。晚期黑色素瘤根据不同的转移部位症状不一，容易转移的部位为肺、肝、骨、脑。眼和直肠来源的黑色素瘤容易发生肝转移。

(三)治疗

黑色素瘤恶性程度高，易于转移，任何刺激均可促进肿瘤播散。因此，当疑为恶性时，一般不要直接在肿瘤部位做切除活检和肿瘤局部刮除术，需要活检时应做规范性活检手术，将病灶连同周围0.5~1cm的正常皮肤和皮下脂肪整块切除，送病理检查。如确诊为黑色素瘤，根据病理检查结果，再决定是否需要再补充广泛切除，此手术应尽快进行。手术后病理分期决定黑色素瘤的预后和治疗方式。原发肿瘤的厚度和有无溃疡与预后相关。通过前哨淋巴结活检提供的淋巴结状态，能预测肿瘤的复发和预后，广泛的局部切除是黑色素瘤的最基本治疗原则。对于转移、复发的患者，可采用单药化疗或多药联合化疗的全身治疗。近年来，细胞毒T淋巴细胞抗原4(CTLA-4)抗体易普力单抗(ipilimumab)和BRAF激酶抑制剂威罗菲尼(vemurafenib, PLX4032)取得了里程碑式的突破，2011年美国FDA批准用于晚期黑色素瘤的治疗。我国指南也推荐国内的研究成果：伊马替尼治疗C-KIT突变的黑色素瘤及贝伐珠单抗联合达卡巴嗪(DTIC)治疗晚期黑色素瘤。

（张　衡　黎清炜）

参 考 文 献

[1] Huang FL, Yu SJ. Esophageal cancer：Risk factors, genetic association, and treatment. Asian J Surg, 2018, 41 (3)：210-215.

[2] Gisbertz SS,Hagens ERC,Ruurda JP,et al. The evolution of surgical approach for esophageal cancer. Ann N Y Acad Sci,2018,1434(1):149-155.

[3] Nagini S. Breast Cancer:Current Molecular Therapeutic Targets and New Players. Anticancer Agents Med Chem,2017,17(2):152-163.

[4] Harbeck N,Gnant M. Breast cancer. Lancet,2017,389(10074):1134-1150.

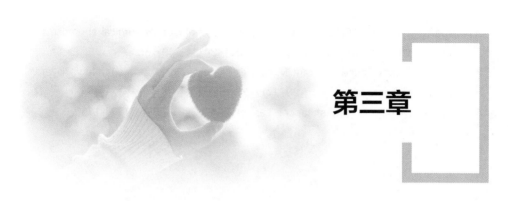

第三章

老年恶性肿瘤的健康管理

第一节　老年恶性肿瘤的决策方法与综合评估

一、老年肿瘤患者综合评估

老年肿瘤患者健康管理面临的挑战是评估老年肿瘤患者的治疗获益与风险。因此,老年相关综合评估(comprehensive geriatric assessment,CGA)是老年恶性肿瘤患者健康管理的重要内容。《NCCN 肿瘤学临床实践指南:老年肿瘤》推荐所有 65 岁以上计划要化疗的恶性肿瘤患者都应该经过评估,其中包括功能状态、合并症、老年症候群、认知功能、多重用药和营养状态,甚至社会能力和支持。该指南明确提出针对老年肿瘤患者进行严格的综合评估(CGA)可以揭示和 / 或发现那些常规肿瘤治疗过程中未发现的可逆性老年医学的问题,并预测肿瘤治疗的毒性反应,使得支持治疗措施的应用更有针对性,继而改善生活质量(QOL)和确保治疗的依从性。另外,CGA 可以提供非常重要的预后信息,能够有助于估计预期寿命,这直接关系到老年肿瘤患者治疗决策的制定。

二、体能状态评估

临床上,体能状态评估是癌症患者生理功能储备和功能状态最常用的方法。国际常用的有 Karnofsky 评分（卡氏评分，KPS 评分）、ECOG 评分等来评价肿瘤患者的生活状况。体能状态评估的结果直接决定患者能够进行全身性的化疗治疗。无论多大年龄，体能评分不佳（例如 ECOG PS>2、KPS<60）患者通常化疗耐受性差，中位总生存（OS）时间短。对于老年肿瘤患者，尤其是高龄患者，体能状态评分往往能够反映脏器功能储备的情况，能够预示患者能否通过化疗获益，并改善生活质量。

三、化疗耐受评估

一系列的研究已经证实了单纯年龄并不是肿瘤化疗的禁忌证，化疗对超过 70 岁的人群并不会产生更加严重的或持续时间更长的毒副作用。但是这些研究的结果不具有普遍性，主要的原因包括：①研究中仅有少数患者年龄≥80 岁，关于老年患者化疗有效的数据仍然不多；②研究纳入的老年患者均按照既定的纳排标准，他们可能比一般的老年患者更加健康，往往不能代表一般的老年人群；③研究所采用的方案的剂量强度往往低于当前实际所用的剂量强度。随着年龄的变化，机体会产生生理的变化和主要脏器（心、肝、肾等主要器官）的障碍，从而导致了肿瘤治疗过程中药代动力学和药效动力学变化，正常组织对化疗药物毒副作用的易感性提高。因此，老年肿瘤患者全身治疗前必须经过化疗耐受的评估。

老年患者可以分为以下三类：

1. 年龄在 65~75 岁之间的低龄老年患者。

2. 年龄在 76~85 岁之间的老年患者。

3. 年龄超过 85 岁的高龄老年患者。

在化疗前，应该对每一个具体老年恶性肿瘤患者的化疗耐受性进行全面的评估，权衡利弊，制订化疗策略和方案，寻找适合老年肿瘤患者化疗的剂量水平，降低毒性，以达到减少化疗相关的脏器功能损害、提高治愈率、延长生存期和改善生活质量的目的。毒性降低不仅可提高患者对化疗的耐受性，而且可明显降低肿瘤治疗费用。《NCCN 肿瘤学临床实践指南：老年肿瘤》强调老年患者化疗不能完全单凭年龄估计预期寿命、功能储备或治疗并发生的风险，老年肿瘤患者全身治疗前必须经过一系列的流程评估患者治疗的耐受情况。

2012 年，美国发表关于预测老年肿瘤患者化疗 3 度以上不良反应的风险评分体系。根据总分将化疗毒性的风险分为低危（0~5 分）、中危（6~9 分）和高危(10~19 分),患者发生化疗 3 度以上不良反应的风险分别为 17%、48% 和 70%。

第二节　老年恶性肿瘤的医院管理

一、化疗方案管理

　　老年肿瘤学系列中的一系列文章指出老年患者接受化疗后的获益与年轻人相当,但是不良反应更加明显。老年患者的用药需要个体化,需要考虑所有细节问题,而不仅仅是疾病本身和药物用量,例如是否合并其他慢性疾病、肾脏功能如何以及患者日常生活中发生哪些事都要考虑。针对不同部位恶性肿瘤,老年患者化疗方案和疗程目前没有统一标准,一般是参考国内外成人肿瘤治疗的标准方案。如针对每个老年患者具体化疗药物是否减量、采用单药还是两药联合方案等等这些问题,具体的调整方法尚缺乏统一标准。一般临床医生会根据既往的治疗经验,结合患者的具体情况进行。但大部分情况老年患者化疗多选择单药、毒副反应轻的化疗药物,目的是保证化疗安全性,但对于身体状况良好、预期寿命较长的老年患者也可参考标准方案治疗。应注意的是,有些化疗药单药使用疗效不佳,如奥沙利铂不能单独使用。

　　老年肿瘤确诊时多为中晚期,以药物(化疗或分子靶向药物)治疗为主的非手术治疗地位尤为突出。由于抗肿瘤新药在临床试验过程中,大部分研究项目的人组标准均排除了老年肿瘤患者。美国对近 3 万例肿瘤患者的资料分析显示,随着年龄的增加,能参加临床研究的老年患者比例越来越低,≥65 岁及 75 岁患者参加临床研究的比例从约 60% 降至约 10%。老年乳腺癌患者参加临床研究的比例最高,中枢神经系统肿瘤患者参与比例最低。在多数肿瘤中,老年患者占多数,如肺癌患者中老年人占大部分,但临床资料却几乎都来自于非老年人,只有一些小样本的老年患者亚组分析。因此,关于老年肿瘤药物治疗的剂量标准几乎是空白,目前更多是以标准化疗剂量为参考。在制订具体化疗方案前,应该仔细地评估患者当前存在的伴发病症及主要脏器功能状态情况,充分考虑患者的预期寿命、复发和死亡的风险,权衡化疗给患者带来受益和损害。综合来说,近年来老年肿瘤药物治疗有以下趋势。

　　1. 单纯化疗比重稍降低,靶向药物的使用比例逐渐增加;免疫检查点抑制剂治疗对于年龄≥65 岁的患者和年龄 <65 岁的患者似乎具有相似疗效,

但此类药物的临床研究纳入 75 岁以上患者数量有限,缺乏相对的毒副作用的数据。

2. 单药化疗具有较好的耐受性,较轻的不良反应,比单纯的支持治疗临床获益更多,因此单药化疗有可能更适合老年肿瘤患者,尤其是高龄患者。

3. 老年患者可以优先选择口服抗肿瘤药物,如老年胃癌患者,可以推荐口服希罗达、替吉奥胶囊;激素受体阳性的老年乳腺癌患者可考虑单药口服希罗达或内分泌治疗药物。老年肿瘤患者选择口服药物能够避免长期深静脉插管发生深静脉血栓的风险。

4. 根据老年肿瘤患者的疾病特征、药代动力学特点个体化的选择药物、给药方式和用量。如合并脑血管疾病者,应慎用蒽环类抗生素等药物;肾功能损害者,应慎用主要经肾脏排泄的药物,如顺铂、甲氨蝶呤、希罗达、博莱霉素等药物。

5. 多药序贯联合化疗,序贯给药既能降低常规联合化疗的不良反应,患者耐受较好,又可避免单药治疗有效率偏低的不足,是 CGA 1~2 级患者化疗的优先选择。

6. 老年患者化疗同时给予积极营养支持治疗及并发症处理。在化疗期间,临床医生需要积极控制患者的并发症,监测化疗药物不良反应。恶心呕吐容易导致老年人脱水、电解质失衡,营养状况下降致抵抗力下降,化疗时应预防为主,及时治疗,同时注意止吐药物带来的不良反应,如腹胀、便秘等。骨髓抑制是多数化疗药物的毒副反应,老年患者的骨髓储备功能往往明显下降、特别是多程化疗或二线化疗的患者,应特别注意监测血常规,及时使用粒细胞集落刺激因子(G-CSF)及支持治疗避免严重感染。另外注意药物的心脏和肾脏毒性,监测尿常规、心电图、超声心动图,注意保持出入量平衡。关注手足综合征和周围神经病变的发生,及时评估疗效,对化疗方案和剂量进行调整。

二、老年肿瘤患者化疗的用药要点

老年肿瘤患者化疗的基本原理基本与年轻患者相同。化疗药物常规治疗剂量在发挥抗肿瘤效应的同时,对正常组织也具有强大的杀伤力。既往的研究表明对一般身体状况较好,无严重器官功能障碍的老年肿瘤患者,大约有一半的老年患者可以进行标准化疗,而其中仅 50% 的患者能坚持到最后。因此,对于器官功能下降,同时合并各种老年疾病的老年肿瘤患者,在化疗之前应特别关注化疗相关的毒性反应和生活质量(QOL)的问题。对于这样的患者,在制订治疗方案和治疗策略时应考虑以下要点。

（一）选择合适的方案

在考虑化疗选择时,首先应涉及老年患者对化疗的耐受性问题,过去多从绝对的年龄界限决定化疗的取舍,或从姑息的角度来考虑化疗。随着年龄的增长,一般老年患者全身情况比年轻患者差,常患有心血管疾病、呼吸系统疾病、糖尿病、慢性肾炎、慢性肝炎等,会出现低蛋白血症、肾功能减退,但这种变化并不存在于所有老年患者中。所以,应该准确评估心、肾、骨髓等功能的变化,以确定化疗方案。

（二）用药个体化

多方面的评估每一位老年患者,进行治疗时不仅应考虑患者的行为状态,还应考虑患者其他方面的疾患,肝、肾与骨髓等功能指标及一般状况 PS 评分、生理功能、精神状况、地理位置及家庭状况等。综合考虑老年患者是否适合进行与一般成年患者相似的积极治疗或减少化疗剂量,应具体对待而不宜单纯以年龄界限将老年患者排除在化疗适应证之外,力求采用个体的最佳治疗方案达到最好的疗效。

（三）老年化疗新认识

过去认为 75 岁以上患者化疗应慎用,80 岁以上一般不行化疗。近年来随着临床药理学和临床试验研究的不断发展,已有一些关于老年患者能否耐受化疗的研究,过去传统的观念已被打破。有报道认为老年低增生性白血病患者选用小剂量阿糖胞苷(ara-c)联合白介素 -2(IL-2)可减少或减轻化疗并发症发生;也可使用集落刺激因子等抗骨髓抑制药。另有报道认为 ELF 方案安全有效,尤其没有心脏及肾毒性,特别适用于年老体弱或有心脏疾病的患者。临床研究发现,有些单剂化疗比联合化疗有效,因为它们其有良好的适应性和耐受性,如吉西他滨、长春瑞滨、紫杉醇等单药用于非小细胞肺癌的治疗,取得了较好疗效,老年患者耐受性较好,以及口服依托泊苷用于治疗小细胞肺癌,有效率可达 60%。但对于某些肿瘤,如急性进展性非霍奇金淋巴瘤,联合化疗有助于提高生存率。

三、老年肿瘤患者化疗副作用管理

在接受化疗的老年患者中,最常见的并发症包括导致中性粒细胞减少症、贫血或血小板减少症的骨髓抑制、黏膜炎、肾毒性、心脏毒性以及神经毒性。老年患者似乎存在发生严重和长期骨髓抑制和黏膜炎的特别风险、心肌病的风险增高,以及中枢和外周神经病变的风险增高。此外,他们还存在发生感染(伴或不伴中性粒细胞减少症)、脱水、电解质紊乱和营养缺乏(作为化疗的副作用或由肿瘤直接导致)的风险。化疗还可以影响认知、功能、平衡、视觉、听觉、大小便控制和心境。这些并发症的组合升高了发生谵妄和功能依赖的风险。发现和纠正老年人中的这类并发症(其可能干扰治疗)对于实现化疗最大获益至关重要。因此,针对老年肿瘤患者化疗毒副作用进行全程化管理是临床的一项重要举措。

(一)心血管毒性

蒽环类抗生素与导致左室功能不全(LVD)和充血性心力衰竭(CHF)的心脏毒性增高有关。其他与心血管并发症明显相关的抗肿瘤药物包括烷化剂、抗代谢药和紫杉类药物。这些药物可能会加强蒽环类抗生素诱导的心血管毒性。蒽环类抗生素诱导心血管毒性的风险因素包括当前或既往的心衰或心功能不全、高血压、糖尿病和冠状动脉疾病史、高龄(与合并症和体力状况无关)、既往的蒽环类抗生素治疗、较高的累积剂量,以及输注时间短。年龄也是接受蒽环类抗生素为基础的治疗方案的患者发生充血性心力衰竭(CHF)的一个显著风险因素。HER2状态、高血压和冠状动脉疾病也已被证实是接受蒽环类抗生素治疗的乳腺癌患者心衰的显著预测因子。

不断增加的来自临床研究的数据提示当应用非蒽环类抗生素为基础的化疗方案联合曲妥珠单抗对早期和转移性HER2阳性乳腺癌患者都具有相似的效果,而且心脏事件的发生率较低。一项随机化试验评估了化疗联合曲妥珠单抗(trastuzumab)与帕妥珠单抗(pertuzumab)在HER2阳性转移性乳腺癌患者(808名患者;127名患者年龄≥65岁)中的治疗效果,亚组分析结果显示化疗的基础上加入曲妥珠单抗相关的心功能不全风险没有任何增加,而且目前尚无关于远期或累积心脏毒性的证据。此外,该结果也表明年龄与老年患者中左室收缩功能不全的发生之间并无明显关联。针对伴发心血管疾病的老年肿瘤患者,全程化疗的管理应该体现改变用药方式、剂量,如改为持续静脉滴注或采用低剂量,同时定期行心电图、心脏超声评估心脏功能。

(二)骨髓抑制

来自多个研究的有效数据已经证实骨髓抑制的风险在65岁之后明显升高。当使用生长因子时骨髓抑制的风险下降了50%。减低剂量可能损害治疗效果。在这些情形中使用生长因子看上去与费用增加无关,如果这样做使老年人避免了因中性粒细胞减少性感染导致的住院时间延长的话,生长因子的使用反而可能节省了费用。

1. 嗜中性粒细胞减少症　中性粒细胞减少症是主要的化疗相关限制性毒性反应,尤其是对于老年患者而言。接受了 CHOP(环磷酰胺、阿霉素、长春新碱和泼尼松)方案化疗的侵袭性非霍奇金淋巴瘤老年患者中,年龄≥70岁的患者发热和中性粒细胞减少症的发生率明显更高(42% 对比年龄介于61~69 年患者的 8%;$P<0.000\ 1$)。在接受针对急性髓系白血病(AML)诱导或巩固化疗的年龄≥60 岁的患者中,预防性使用造血生长因子可使中性粒细胞水平更快恢复、住院时间更短,但其并未影响总生存期(OS)。

对关于预防性使用重组粒细胞集落刺激因子(G-CSF)的对照性临床试验所做的荟萃分析已经证实其对降低发热性中性粒细胞减少症的发生风险有效。已有一些担忧认为生长因子与拓扑异构酶Ⅱ抑制剂联合使用可能与急性白血病风险增高有关;但是,这类数据互相矛盾。尽管存在这些警告,但看起来使用生长因子是改善这一患者群体治疗情况的最成熟的策略。欧洲癌症治疗研究组织(EORTC)已经发布了老年肿瘤患者中预防性使用 G-CSF 的相似建议。《NCCN 肿瘤学临床实践指南:骨髓生长因子指南》阐述了 G-CSF 在罹患实体瘤和非骨髓恶性肿瘤患者中的应用知识。

2. 贫血　既往的研究已经表明贫血是化疗相关毒性反应的一个风险因素,也是导致药物分布容积降低的因素之一。贫血也与心血管疾病、充血性心力衰竭(CHF)、冠状动脉疾病死亡和痴呆有关。贫血还与年龄≥70 岁的个体中多方面的功能损失(活动限制、认知损害以及吞咽困难)和年龄≥65 岁的肿瘤患者中更高的功能残疾发生率显著相关。在严重贫血的患者中,输血是预防严重临床后遗症的必需措施。目前关于红细胞生成刺激药(erythropoiesis stimulating agents,ESAs) 使用的争议不断增加。已有资料已表明 ESAs 能减少化疗患者对输血的需求。其似乎对于红细胞生成素和口服或非肠道型铁剂的给药是一个有益的补充,但这一效果并非仅针对老年患者。不过随机化研究已报告称接受了以就诊贫血病血红蛋白水平恢复到 10g/dl 为目标的红细胞生药治疗的肿瘤患者生存减少、肿瘤控制效果变差。对肿瘤患者使用 ESAs 也与静脉血栓栓塞和死亡的风险增高相关。已有资料表明以血红蛋白水平≤12g/dl 者为目标人群的 ESAs 给药并不能排除生存期缩短和疾病进展的风险。

在 2008 年 7 月,基于这些试验的结果,美国食品药品监督管理局(FDA)强化了针对内科医师的警告,即晚期乳腺癌、宫颈癌和头颈部肿瘤、淋巴瘤和非小细胞肺癌（NSCLC）患者的肿瘤进展和生存期缩短的风险增高了。医师被建议采用最低的必需剂量以避免输血。此外，ESAs 的使用仅限于治疗尤其与非治愈性骨髓抑制化疗相关的贫血。一旦化疗疗程结束且贫血已经纠正，就应该停用 ESAs。专家组建议老年肿瘤患者的贫血应按照《NCCN 肿瘤学临床实践指南：癌症和化疗诱导的贫血指南》中叙述的内容管理。

3. 血小板减少症　化疗所致血小板减少症（chemotherapy-induced thrombocytopenia，CIT）为最常见的化疗相关性血液学毒性之一。尤其对于老年肿瘤患者，一旦治疗过程中发生 CIT，可增加出血风险、延长住院时间、增加医疗费用、严重时可导致死亡。重组人白细胞介素 -11（recombinant human interleukin 11，rhIL-11）、rhIL-11 衍生物［rhIL-11（Ⅰ）］和重组人血小板生成素（recombinant human thrombopoietin，rhTPO）为目前中国国家食品药品监督管理总局（CFDA）批准的促血小板细胞因子药物，临床应用此类药物应根据使用药品的说明书和相关文献进行全程监测并及时处理不良反应，以保证临床用药的安全性。一项Ⅱ期临床试验显示诸如罗米司亭和艾曲波帕等促血小板生成素样药物对化疗所致 CIT 具有显著的治疗效果；但是，这类药物可以提供临床获益的适用条件很重要，但至今没有明确界定，老年肿瘤患者应该谨慎使用。

（三）呕吐和恶心管理

化疗所致恶心和呕吐（CINV）是一种使人虚弱的副作用，可明显影响患者的生活质量（QOL）和治疗依从性。5- 羟色胺受体阻断药、神经激肽 -1 受体阻断药，以及皮质类固醇均是用于处理 CINV 的最有效的止吐药。由于老年患者在药物吸收、分布和排泄，药物相互作用和用于治疗合并症的多重用药方面存在年龄相关的生理学变化，止吐药的毒性风险会增高。因此，老年患者中适宜的止吐治疗的选择应根据个体患者特征、既往 CINV 病史、特定化疗药物的潜在催吐性，以及止吐药最重要的副作用特点来作出。例如，已有报告称 QT 间期延长是 5- 羟色胺受体阻断药的一个明显的作用，尤其是多拉司琼、托烷司琼和帕洛诺司琼（palonosetron），以及应小心用于存在心血管合并症的老年患者。

（四）腹泻管理

腹泻是一种公认的副作用，与许多化疗药物，尤其是氟尿嘧啶和伊立替康有关。与持续和严重腹泻相关的液体和电解质的流失可造成脱水、肾功能不全和电解质紊乱。此外，化疗所致腹泻可导致药物减量、治疗延期，或化疗停药,最终影响临床预后。基于多个临床试验结果,美国临床肿瘤学会(ASCO)肿瘤治疗所致腹泻的评估和管理指南建议将洛哌丁胺作为轻度至中度腹泻的标准治疗。奥曲肽(如果患者严重脱水则皮下或皮内注射)可能对严重腹泻或洛哌丁胺难治性腹泻患者有效。

(五) 黏膜炎的管理

口腔和胃肠黏膜炎是放疗和化疗的显著并发症。黏膜炎的发生风险随着年龄的增长而升高。在一项有212名血液肿瘤患者参与的Ⅲ期随机化研究中(这些患者接受了大剂量化疗和全身照射,后跟自体造血干细胞移植),帕利夫明(人角质细胞生长因子)导致的口腔黏膜炎比安慰剂明显更少(20%vs62%)。帕利夫明被批准用于接受清髓性治疗、需要造血干细胞支持的血液恶性肿瘤患者口腔黏膜炎的治疗。已有的一些研究报告称帕利夫明对于接受了氟尿嘧啶为基础的化疗的转移性结直肠癌患者和接受了术后或根治性化放疗的头颈部肿瘤患者口腔黏膜炎的预防也有很好的耐受性和疗效。癌症支持疗法多国学会和国际口腔肿瘤学会已经为继发于肿瘤治疗的黏膜炎的处理提供了详细的建议。一旦发生黏膜炎,患者应继续接受良好的静脉补液治疗。早期入院治疗对于并发吞咽困难或腹泻的黏膜炎患者可能是必要的。

(六) 神经毒性管理

神经毒性也是一种化疗相关的剂量限制性毒性。长春碱类药物、铂类药物为基础的治疗,以及紫杉烷类药物诱导产生外周神经毒性。氨甲蝶呤、阿糖胞苷和异环磷酰胺均与中枢神经副作用有关。嘌呤类似物(例如,氟尿嘧啶、克拉屈滨、喷司他丁)在比推荐剂量高得多的剂量水平是会带来危及生命的神经毒性。大剂量阿糖胞苷可导致一种急性小脑综合征。肾脏和肝脏功能不全的老年肿瘤患者最容易发生阿糖胞苷诱导性小脑毒性反应。

老年肿瘤患者神经毒性管理的方法主要包括减低剂量或减低剂量强度。接受阿糖胞苷为基础的方案治疗的老年患者尤其易于发生毒性反应,因为其毒性代谢物阿糖尿苷经肾排泄减少,增加了小脑的致病易感性。使用大剂量阿糖胞苷时应特别注意,尤其是用于肾小球滤过率(GFR)下降的患者时。对于这类老年肿瘤患者,推荐行小脑功能、听力损失和外周神经病变监测,从而降低老年患者因外周神经病变导致的跌倒风险。

四、老年肿瘤患者化疗依从性管理

依从处方的治疗方案，对于实现最大程度的临床获益的至关重要。尽管没有数据证实年龄是非依从性的独立风险因素。由于老年肿瘤患者存在认知功能障碍、合并症较多和风险增高、多重用药、药物累计毒副作用增加、社交孤单和缺乏社会保障体系等不良因素，均可能导致老年肿瘤患者全身治疗的依从性降低。老年肿瘤患者治疗依从性降低，尤其是口服药物治疗过程，将直接影响治疗的疗效，导致治疗的失败。来自国际老年肿瘤协会（The International Society of Geriatric Oncology，SIOG）的一份特别组报告总结了所有老年肿瘤患者治疗依从性潜在的决定因素，这些因素大体上可以分为以下几大类：患者相关性、年龄相关性、社会经济性、疾病相关性、治疗（毒性）相关或者保健相关性。因此，SIOG 工作组建议应该根据老年综合评估（CGA）或者其他老年病筛查工具，仔细选择患者，并且根据评估的结果选择合适的化疗方案，降低方案的复杂性，对毒副作用充分和适宜的处置，对口服药物治疗的老年肿瘤患者进行教育和干预措施，尽量降低非依从性。

恶性肿瘤是年龄在 60~79 岁之间人群首位死亡原因。某些肿瘤的生物学特征在老年患者中的表现不同于年轻患者，同时老年患者对化疗的耐受性也下降了。但是，单纯靠年龄进行估计预期寿命、功能储备，或治疗并发症风险等并不可靠，不应该仅以高龄为标准排除可能改善老年患者生活质量（QOL）或可能带来生存获益的有效肿瘤治疗。老年肿瘤化疗应根据疾病特点、患者的生理状况以及患者的意愿个体化实施，并进行全程化的管理

五、分子靶向治疗的管理

分子靶向治疗指通过特异性干预肿瘤发生和发展涉及的分子或信号通路，阻断肿瘤生长和扩散的治疗手段。传统的化疗药物主要是针对细胞核 DNA 复制过程和肿瘤细胞增殖的各个阶段。而分子靶向治疗的是基于分子生物学的基础，对特定靶点结构和功能机制的认识，设计针对性的药物。这些靶点通常是突变基因编码的蛋白、表达失调的受体和信号通路蛋白；这些靶点的存在及活性失调直接或者间接使细胞增殖失去控制。靶向药物的研发基础是基于肿瘤细胞和正常细胞分子机制的差异不同，并且这种差异必须对肿瘤细胞的存活起到关键的作用。因此，与细胞毒类药物相比，靶向治疗的药物的选择性更强、毒性谱相对较窄、毒性反应程度较轻，尤其是对于体力状态较弱

的患者也可以考虑使用。在依据生物标志物选择的人群中,分子靶向治疗有望取得比细胞毒类药物更好的疗效、更低的毒副作用和更好的耐受性。根据老年肿瘤的特点,分子靶向治疗是老年恶性肿瘤患者一个较好的选择。

　　肿瘤的分子靶向药物种类繁多,并且分子靶向治疗是一个飞速发展的领域。截止到 2019 年 5 月份,美国 FDA 已经批准 140 余种抗癌药品上市,其中仅 30% 左右的药物在国内上市,其中肺癌、乳腺癌、结直肠癌、肝癌等癌肿药物在国内上市的速度较快。目前,分子靶向治疗在临床上主要分为单克隆抗体和小分子 TKI(酪氨酸激酶抑制剂)两大类。以下将汇总癌症种类和药物靶点(表 8-3-1,表 8-3-2)。

表 8-3-1　肺癌靶向药物

靶向药物名称	作用靶点	中国上市	药物类型
afatinib 阿法替尼	EGFR/HER2/c-ERBB-4	√	小分子
alectinib 艾乐替尼	ALK	×	小分子
ceritinib 赛立替尼	ALK/IGFIR/ROS1	×	小分子
crizotinib 克唑替尼	ALK/MET/ROS1	√	小分子
erlotinib 厄洛替尼	EGFR	√	小分子
everolimus 依维莫司	mTOR	√	小分子
gefitinib 吉非替尼	EGFR	√	小分子
icotinib 埃克替尼	EGFR	√	小分子
necitumumab 耐昔妥珠单抗	EGFR	×	单抗
nintedanib 尼达尼布	VEGFR/PDGFR/FGFR	×	小分子
osimeritinib 奥斯替尼	EGFR	×	小分子
ramucirumab 雷莫芦单抗	VEFGR2	×	单抗
lorlatinib 劳拉替尼	ALK/ROS1	×	小分子
brigatinib 布加替尼	ALK/ROS1/FLT3.IGF1R	×	小分子
vemurafenib 维罗非尼	BRAFV600E	√	小分子
bevacizumab 贝伐珠单抗	VEGFR	√	单抗
mekinist 曲美替尼	BRAFV600E,V600K	×	小分子
dacomitinib 达克替尼	EGFR/Her2、Her4	×	小分子

表 8-3-2　胃、结直肠癌靶向药物

靶向药物名称	作用靶点	中国上市	药物类型
aflibercept 阿柏西普	VEFGF	√	融合
bevacizumab 贝伐珠单抗	VEGF	√	单抗
cetuximab 西妥昔单抗	EGFR	√	单抗
panitumumab 帕尼单抗	EGFR	×	单抗
ramuciruab 雷莫芦单抗	BEGFR2	×	单抗
regorafenib 瑞戈非尼	多靶点	√	小分子
sunitinib 舒尼替尼	PDGF/VEGF	√	小分子
larotrectinib 拉罗替尼	NTRK	√	小分子
fruquintinib 呋喹替尼	VEGFR	√	小分子
trastuzumab 曲妥珠单抗	HER2	√	单抗
nivolumab 纳武单抗	PD-1	√	单抗
pembrolizumab 帕博利珠单抗	PD-1	√	单抗

　　新的靶向治疗药物给老年肿瘤患者带了更多的治愈和生存希望,但是同时也使得部分患者可能因治疗发生相关的毒副作用。靶向药物的不良反应与传统化疗不同,同时由于靶点和通路的差异,不同靶向药物的不良反应谱不尽相同。但是总的来说,分子靶向治疗的总体不良反应是可预期,可控制的。老年肿瘤患者靶向治疗过程中出现的毒副作用,需要进行识别并尽可能地管理。

　　老年肿瘤患者靶向治疗毒副作用管理总体原则。

　　1. 预防与监测为主　对老年肿瘤患者进行严格的用药前筛选、合理的治疗方案和密切的监测可协助不良反应的预防。选择合适患者时,应排除该类型不良反应相应的高风险人群,避免具有协同损害效应的联合治疗方案,并按照设定的时间点密切监测相应的实验室和临床指标变化。

　　2. 甄别并及时处理不良反应　由于治疗靶点的差异,不同靶向治疗的不良反应谱通常是不一样的。明确每种靶向药物对应的常见不良反应高发人群、发生时间、持续时长和预后转归。加强宣教对于高风险患者的高风险时段密切关注,并及时给予对症处理,中度至重度不良反应时及时暂停或终止给药。对重症患者应及时给予专科会诊,与血液科、消化科、心内科等多学科专家之间保持密切合作在临床操作中具有重要意义。常见不良反应管理细则。

（一）皮疹

皮疹的发生多见于应用 TKI 药物，尤其是以阿法替尼为代表的第二代靶向药物，皮疹一般发生于服用 EGFR-TKI（表 8-3-3）后两周内。TKI 药物对 EGFR（HER1）的抑制引起皮肤毒性的机制主要为：干扰角质细胞的生长、增殖、迁移与分化，最终引起皮疹和干燥脱屑。角质细胞中 EGFR 信号通路被抑制后，炎症细胞因子产生增加，炎症细胞募集，并最终导致细胞凋亡与皮肤损伤（包括感觉异常与丘疹脓疱样皮疹）。如果皮疹发生，不要立即停止治疗，要确保服药方法正确，即餐前 1 小时或餐后 2 小时口服，并且同时对皮疹进行分级，考虑处理方法和 / 或更改剂量。对于轻度皮疹，一般不需要药物剂量的调整，可局部使用 1% 或 2.5% 氢化可的松软膏或 1% 克林霉素软膏或红霉素软膏，皮肤干燥伴瘙痒者，薄酚甘油洗剂或苯海拉明软膏涂瘙痒局部。两周后对皮疹程度行再次评估（可由专业人士或患者自己进行），若情况恶化或无明显改善，则进入下一步。对于重度皮疹患者，可以酌情考虑减量或推迟治疗。

表 8-3-3　EGFR-TKI 靶向药物现状

分类	代表药物
第一代 EGR-TKI	吉非替尼、厄洛替尼、埃克替尼
第二代 EGR-TKI	阿法替尼、达克替尼
第三代 EGR-TKI	奥西替尼、CO-1686、HM61713、Aivtinib

（二）腹泻

临床上靶向治疗导致的腹泻按照严重程度可分为 5 级：1 级：大便次数比基线每天增加 <4 次；与基线相比，造瘘口排出物轻度增加；2 级：大便次数比基线每天增加 4~6 次；静脉补液 <24 小时；与基线相比，造瘘口排出物中度增加；未影响日常生活；3 级：大便次数比基线每天增加 ≥7 次或大便失禁；需要 24 小时或更长时间的静脉输液或需要住院治疗；与基线相比，造瘘口排出物重度增加；影响个人日常生活活动；4 级：危及生命（如血流动力学崩溃）；5 级：死亡。首次出现时即应开始对症治疗，常用的药物有易蒙停和泻特灵。如果联合化疗治疗，首先要排除粒细胞减少导致的腹泻。对于中度腹泻患者，给予易蒙停首次剂量 4mg，维持剂量 2mg，直到腹泻停止。对症处理后仍不能缓解的则应减量或停药。强调，对于老年肿瘤患者，尤其是 80 岁以上高龄患者，如果出现腹泻，应当给予全身支持治疗。

（三）肝损伤

最常见的肝脏毒性表现为 ALT 和 AST 的升高，以 TKI 如拉帕替尼治疗患者多发。应在治疗开始前和治疗期间每 4~6 周评估并监测患者肝功能指标（包括 ALT、AST、胆红素和碱性磷酸酶等），一旦发生严重的肝功能异常，应更密切地监测肝功能变化，及时给予对症及保肝治疗，并对靶向治疗方案及剂量进行调整：1 级 ALT 或 AST 水平升高（<3 倍正常上限）无需调整剂量；基线无异常的患者发生 2 级（3~5 倍正常上限）异常可暂停治疗，直至恢复正常后重新开始治疗，剂量降低一个水平，但如基线时即存在异常的患者无需暂停或调整；无论基线水平是否正常，出现 3 级（5~20 倍正常上限）上抬的患者均需暂停靶向治疗直至恢复正常水平；如出现 4 级（>20 倍正常上限）或复发 3 级异常，即建议终止靶向治疗。肝功能异常除药物相关作用外，首先需要排除肝炎病毒感染等相关问题，建议在靶向药物治疗开始前，进行全面的肝脏感染指标检查。

（四）口腔黏膜炎

对于轻度口腔炎，一般推荐进行局部支持性治疗，以无乙醇的漱口水或盐水含漱，冷敷为主。症状加重时可以考虑每日局部使用氟羟泼尼松龙 2~3 次。1~2 级患者每日局部使用氟羟泼尼松龙 2~3 次。每日口服红霉素 250~350mg 或米诺环素 50mg。症状不继续加重，靶向药物无需减量。3 级患者，停药 2~4 周，降至 2 级可继续用药，如无改善，停药。如疼痛严重影响生活质量，可局部给予 2% 吗啡含漱剂、0.5% 多虑平含漱剂，或给予全身止疼剂和抗焦虑药。

（五）间质性肺炎

老年肿瘤患者、WHO PS≥2、吸烟、日本裔（日本人发生率较高）、接受过放射治疗的患者、既往有间质性肺炎病史者，是靶向治疗罹患间质性肺炎的危险因素。一旦出现间质性肺炎，应该使用糖皮质激素进行经验性治疗：甲泼尼龙起始剂量通常为 120~320mg/d［2~5mg/(kg·d)］，分 2~4 次静脉给药，3~7 天。重症者需采用激素冲击疗法：予以甲泼尼龙 1 000~2 000mg/d（20~30mg/kg），分 2~4 次静脉给药，3 天后减量。获得疗效后，甲泼尼松逐步减量，通常每 3 日减少 40mg/d，减量至 40~80mg/d 后改为甲泼尼龙片剂 32~40mg/d 或泼尼松 40~60mg/d［1mg/(kg·d)］口服，3~4 周后口服激素逐步减量，通常是每月减 5mg/d，低剂量维持至少一年以上。

不良反应的预防和管理对于老年肿瘤患者的预后转归、治疗连续性及生活质量极为重要，因此，应尽可能全面认识不同靶向治疗可能面临的不良反应,早期检测、早期预防,监控治疗前后及治疗期间患者各项症状和指标的变化,及时采取合理有效的治疗措施,尽可能维持靶向治疗的应用,保障靶向治疗的最大抗肿瘤效应。但面对严重不良反应时,应及时暂停甚至终止靶向治疗。对于常规治疗无法缓解的不良反应,应及时联合专科医师进行会诊及多学科综合管理,从而保障患者的生命安全。

六、放射治疗的管理

放射治疗不良反应的轻重取决于治疗的解剖部位,照射野的面积,总剂量、照射野能量、分割剂量和剂量率,是否联合应用化疗,是否接受过外科手术。各种器官接受放疗后,都会引起急、慢性不良反应:前者发生于放疗后数天至数周内,通常与水肿、干细胞死亡及炎症反应有关;后者发生于放疗后数月至数年,往往与间质改变比如纤维化有关。骨髓造血干细胞和淋巴细胞对放射高度敏感,最明显的反应是白细胞、血小板减少,而红细胞则不敏感。造血系统反应的差异与下列因素有关:照射范围的大小,脾及骨髓是否受照射,放疗前和放疗中是否用化疗。

放射治疗是肿瘤治疗的重要手段,它具有治疗和减轻症状的双重作用,尤其对年迈体弱的老年患者,在无法接受手术和化疗时,仍不失为一种有益的治疗选择。由于人口的老龄化的加剧,越来越多的高龄肿瘤患者接受放射治疗。大量文献报道放射治疗对体弱年迈的肿瘤患者是安全和有效的,尤其是头颈部、胸部肿瘤,盆腔肿瘤应适当减小照射野。营养支持对放射治疗极为重要,要改善饮食,每周测量体重,及时调整饮食的质和量。高龄并非放疗的决定因素,但患者的一般状况是影响放疗预后的重要因素。高龄患者放疗中断的原因主要包括因腹泻、吞咽困难导致的体重减轻以及疾病进展。一般状况好的患者,能耐受 2~3 度的急性皮炎、黏膜炎、咽炎、食管炎和膀胱炎。对高龄患者的腹泻情况需要特别注意并给以适当支持治疗。

七、免疫治疗的管理

目前临床应用最广泛的生物免疫治疗方式是免疫检查点抑制剂(immune checkpoint inhibitors,ICIs),主要包括细胞毒性 T 淋巴细胞相关抗原 4(cytotoxic T lymphocyte-associated antigen-4,CTLA-4),程序性死亡蛋白 -1(programmed death protein 1,PD-1)和程序性死亡受体 -1(programmed death ligand 1,PD-L1)抑制剂。CTLA-4 导致的免疫相关不良事件(immune-related adverse effects,irAEs)尤其自身免疫性疾病恶化的发生率更高,且症状更加严重。

目前,ICIs 刚被获批在国内用于抗肿瘤治疗,广大从事肿瘤专业的医护人员认识和处理毒性的经验不足;而且部分患者可能会在非专业机构输注药物,因此也有必要提高急诊医师、社区医师对毒性的认识。临床处理 irAEs 是按照分级原则进行的。美国国立卫生研究院癌症研究所制定的《常见不良反应术语评定标准(CTCAE-4.03)》对不良反应的术语和严重程度进行了分级,irAEs 管理在很大程度上依赖于使用糖皮质激素,并根据 irAEs 分级来判断是否使用糖皮质激素,以及使用激素的剂量和剂型。irAEs 较轻时一般选择口服的糖皮质激素制剂。不过,有时由于严重毒性来势凶险,例如心脏、肺、肝脏和神经系统毒性,要首选高剂量静脉滴注糖皮质激素。使用糖皮质激素要及时,延迟使用(大于 5 天)会影响部分相关毒性的最终处理效果,例如腹泻/结肠炎。为防止毒性复发,糖皮质激素减量应逐步进行(大于 4 周,有时需要 6 周、8 周或更长时间),特别是在治疗免疫相关性肺炎和肝炎之时。

ICIs 输注反应可能表现出一些固定的症状,如发热、僵硬、瘙痒、低血压、呼吸困难、胸部不适、皮疹、荨麻疹、血管性水肿、喘息或心动过速,也包括需要紧急处理的过敏性反应。在接受 Avelumab(推荐治疗前给予对乙酰氨基酚和抗组胺药物预处理)治疗的患者中,输注反应(所有级别)的发生率为 25%;而接受其他 ICIs 治疗时,输注反应的发生率低于 10%。Ipilimumab 似乎具有较好的耐受性。在接受苯海拉明和/或糖皮质类激素预处理的患者中输注时间超过 30 分钟(标准时间为 90 分钟),Ipilimumab 引起的输注反应发生率 <6%,严重的、危及生命的输注反应仅发生于 2% 的患者。免疫治疗的不良事件。

(一)皮肤毒性

皮肤不良事件是 CTLA-4 和 PD-1 抑制剂导致的最常见的不良事件,包括皮疹、瘙痒和白癜风,但白癜风最常见于恶性黑色素瘤患者。

(二)内分泌毒性

ICIs 相关内分泌毒性包括甲状腺功能异常(主要是甲状腺功能减退、甲状腺功能亢进和甲状腺炎等)和急性垂体炎(导致垂体功能减低,包括中枢性甲状腺功能减退、中枢性肾上腺功能不足和低促性腺激素性引起的性腺功能减退症等)。也有关于其他免疫相关内分泌疾病的报道,但少有发生,包括原发性肾上腺功能减退、1 型糖尿病、高钙血症和甲状旁腺功能减退等。PD-1/

PD-L1 抑制剂单药治疗时,甲状腺功能紊乱发生率为 5-10%(与肿瘤类型无关),垂体炎发生率很低(约 0.4%),而原发性肾上腺皮质功能减退以及 1 型糖尿病发生率更低,分别为 0.7% 和 0.2%。

(三)肝脏毒性

ICIs 相关肝脏毒性主要表现为谷丙转氨酶(ALT)和 / 或谷草转氨酶(AST)升高,伴或不伴有胆红素升高。一般无特征性的临床表现,有时伴有发热、疲乏、食欲下降、早饱等非特异性症状,胆红素升高时可出现皮肤巩膜黄染、茶色尿等。ICIs 相关肝脏毒性可发生于首次使用后任意时间,最常出现在首次用药后 8~12 周。CTLA-4 抑制剂出现 AST/ALT 升高的发生率在 10% 以内,PD-L1/PD-1 抑制剂发生率约 5%,3~4 级 ALT/AST 升高发生率约为 1~2%。ICIs 相关肝脏毒性的诊断需排除活动性病毒性肝炎、其他疾病导致的肝脏损伤(如脂肪肝、酒精肝等)、其他药物导致的肝损伤、自身免疫性肝炎、肝脏原发肿瘤或肝转移瘤进展等。如果基线存在肝转移,可在相当于 2 级肝脏毒性以内的肝功能水平进行 ICIs 治疗;当发生 ICIs 相关肝脏毒性,ALT/AST 升高超过基线 50%,并持续 1 周以上,需永久停止 ICIs 治疗。

(四)胃肠道毒性

胃肠毒性主要表现为腹泻 / 结肠炎,是 ICIs 治疗最常见的毒性之一,3~4 级免疫相关胃肠道毒性是导致治疗中断的常见原因。CTLA-4 抑制剂的胃肠道毒性发生风险远远高于 PD-1/PD-L1 抑制剂,并且可发生于治疗过程中的任意时间,甚至治疗结束后数月,需要特别引起重视。PD-1/PD-L1 抑制剂的胃肠道毒性发生的中位时间为用药后 3 个月。以上两类药物的联合使用会提高胃肠道毒性的发生风险,并且导致发生时间提前。

(五)呼吸系统毒性

免疫相关性肺炎是一种罕见但有致命威胁的严重不良事件。临床研究的数据显示,接受 PD-1/PD-L1 抑制剂治疗的患者,肺炎发生率小于 5%,3 级以上的肺炎发生率 0-1.5%。PD-1 抑制剂与 PD-L1 抑制剂导致所有级别的肺炎发生率分别为 3.6% 和 1.3%,重症肺炎发生率为 1.1% 和 0.4%,目前为止,还没有令人信服的证据表明 PD-1 抑制剂和 PD-L1 抑制剂在呼吸系统不良事件的发生率方面存在显著差别。但是免疫相关性肺炎在接受 CTLA-4 抑制剂单药治疗中发生率更低,大概在 1% 左右。与恶性黑色素瘤患者相比,NSCLC、肾癌患者更易发生免疫相关性肺炎。

(六) 运动系统毒性

目前在各类分级中,肌肉骨骼症状(如关节炎和肌炎引起的)很难描述。肿瘤患者诊断为类风湿性/肌肉骨骼毒性非常具有挑战性,原因在于大部分肿瘤患者本身都存在肌肉骨骼相关的症状和主诉。临床上合适的评估标准会导致毒性表现被误读,因此不能反映真实的流行病学数据。类风湿性/骨骼肌毒性的临床表现主要包括:关节疼痛、肿胀;晨起活动不灵/晨僵持续约30~60分钟;NSAIDs或糖皮质激素可改善相关症状。

(七) 其他罕见毒性

另外还有罕见的irAEs如神经毒性(包括重症肌无力、吉兰-巴雷综合征、无菌性脑膜炎、脑炎、横断性脊髓炎)、血液毒性(包括自身免疫性溶血性贫血、再生障碍性贫血、免疫性血小板减少症、获得性血友病)、肾功能不全、ICIs相关心肌炎及眼毒性(葡萄膜炎及巩膜炎)在老年人群的发生率可能高于年轻人,需要引起重视。

第三节 老年恶性肿瘤慢性疾病管理的意义和目标

老年肿瘤的健康管理面临着巨大的挑战,其中的关键在于生理年龄与器官功能之间的差异。年龄可以被定义为已经生活过的时间,若考虑到一个人的剩余寿命,那么年龄与衰老程度并非绝对的。实际生活中,即便是同一年龄组的老年人,其机体功能也有很大的差异。

NCCN老年肿瘤治疗指南实现了对患者人性化治疗的理念、通过筛查和对老年患者功能的评估更重视老年人的功能状况而非实际年龄关注并客观评估老年患者的预期寿命,使治疗更加符合老年人的期望目标关注合并症和复合用药情况,使治疗尽可能避免减少寿命和功能损伤,关注老年症状的控制和管理,使患者保持较好的生存质量和耐受性。

我国65岁及以上人口的迅速增长和人群特征的多样化将显著增加恶性肿瘤的复杂性以及对其诊疗和护理的需求,并对未来医疗资源分配产生重大影响。为了探索适合老年人的最佳临床方案和最佳折衷治疗方案,有必要进行更多临床试验和其他研究,以满足老年群体更广泛的健康需求。其中尤其需要健康管理方面的研究,同时进行多学科评估,以便为老年患者量身定制诊疗和健康管理计划。因此,迫切需要建立一个更全面的基于社区的老年患者循证医学研究体系,来指导这些未被研究的恶性肿瘤患者的治疗决策,并利用社区基础设施和多样化的研究来为老年恶性肿瘤患者提供优质全面的健康管理。

（黎清炜　张　衡）

参 考 文 献

［1］Citrin DE. Recent Developments in Radiotherapy. N Engl J Med. 2017;377(11): 1065-1075.

［2］Postow MA,Sidlow R,Hellmann MD. Immune-Related Adverse Events Associated with Immune Checkpoint Blockade. N Engl J Med,2018,378(2):158-168.

［3］Martins F,Sofiya L,Sykiotis GP,et al. Adverse effects of immune-checkpoint inhibitors:epidemiology,management and surveillance. Nat Rev Clin Oncol,2019, 16(9):563-580.

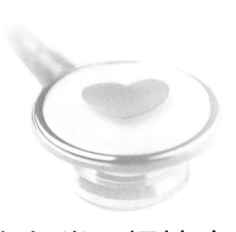

第九篇　老年常见慢性疼痛的健康管理

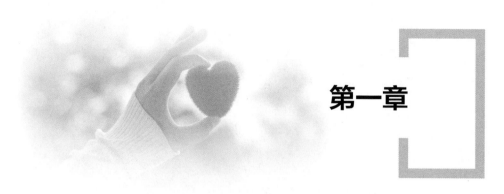

第一章

老年慢性疼痛特点

一、老年慢性疼痛的流行病学

慢性疼痛在不同地区和种族发病率各不相同。全球约有 1/5 的人口患有这种疾病,且具有 12%~30% 的流行率。不同种类的慢性疼痛有不同的发病率,其发病率是与多种因素相关的。不同地区,慢性疼痛的患病率也不尽相同。如慢性疼痛整体患病率来说,日本为 17.5%,韩国为 37.6%,泰国为 19.9%,缅甸为 5.9%,摩洛哥为 21%,德国为 24.9%,不同地区患病率差异较大。我国慢性疼痛在老年人群体中的发生率在 25%~50% 之间,45%~80% 的患者未接受规范治疗。相关研究显示,有 25%~50% 的社区老年人均存在慢性疼痛。随着人口老龄化的发展,慢性疼痛的患病率可能会进一步上升。

二、老年慢性疼痛的常见原因

(一) 直接刺激

如机械性刺激(外伤、医源性刺激、压力变化、肌张力异常)、物理性刺激(冷、热、光、电)、化学性刺激(酸碱、有毒气体、药物)和生物性刺激(毒蛇、蜂、蚊蝇、昆虫)等引起。

(二) 炎症

由感染性炎症或无菌性炎症所导致。

(三)缺血或出血

缺血与慢性疼痛相关,如心绞痛、心肌梗死、动静脉栓塞、脉管炎、雷诺综合征等。一些组织器官腔隙内的出血也可导致疼痛。

(四)代谢性疾病

临床常见的痛风等。

(五)生理功能障碍

如自主神经功能紊乱、神经血管性头痛、非典型性颜面痛等。

(六)免疫功能障碍

如强直性脊柱炎、风湿关节炎、类风湿关节炎、皮肌炎。

(七)慢性运动系统退行性病变

如骨性关节病变,这是老年慢性疼痛中最常见的引发疼痛的原因之一。

(八)心理问题

如恐惧、焦虑、悲痛、失望等,可使疼痛阈下降,疼痛增加。目前采用的诊断为"与心理因素有关的疼痛症状",用以描述那些以疼痛为主要症状,但心理因素是疼痛形成、发展、维持和加重的首要因素的疾患。虽然这些情况病因不明,但是其造成功能残疾的后果却是极为常见的。

三、老年慢性疼痛的特点

1. 老年慢性疼痛的发生机制涉及外周神经系统和中枢神经系统,患者的外周神经和/或中枢神经系统会发生不同程度的结构与功能异常。

2. 患者慢性疼痛常在较漫长时间内发生,常常找不出直接病因。

3. 患者常伴有自主神经系统和情绪的变化。

4. 患者的主诉是评估疼痛强度的可靠指征。老年慢性疼痛患者往往认为疼痛是衰老的预期结果,不愿意主诉疼痛,加之老年人感知和认知功能下降,使其对疼痛的认知能力下降,这就给疼痛评估带来一定的困难。

5. 药物治疗是缓解疼痛的重要手段,恰当使用会使多数患者获得良好止痛效果。由于个体差异很大,应注意患者的有效镇痛量,并遵从用药个体化的原则。固定时间间隔给药,可取得最好的镇痛效果及避免用药间隙的疼痛。医师和临床药师应加强用药后的观察,如起效时间、维持时间、镇痛程度、不良反应等。当出现耐药或时效缩短时,应及时与医生或临床药师沟通。还应注意辅助药物的应用,如焦虑、忧郁等状态的治疗,这对疼痛治疗具有很重要的意义。

6. 老年人往往伴有其他慢性疾病,需要同时服用多种不同的药物。当止痛药物与其他药物合用时,应注意药物的相互作用可能带来的影响。例如,阿司匹林类止痛药与降血糖药物合用,可导致低血糖反应;与抗凝药物合用易产生出血倾向;与强心药物、抗癌药物以及肾上腺激素合用时,可增加此类药物的毒副作用,因此应在服用止痛药物前,向医生或临床药师详细交代既往用药史。

7. 由于老年人慢性疼痛一般均是居家治疗,因此应对老年患者及患者家属传授健康教育、康复训练、药物治疗联合运用缓解疼痛的方法,使患者尽可能多地学习疼痛的自我护理,减轻疼痛。

四、老年慢性疼痛的影响因素

(一)人口学特征

受教育程度是影响老年慢性疼痛的重要因素之一。受教育程度高的老年人经济收入与社会保障较高,对慢性疼痛有良好的认知,能够积极地接受疼痛治疗,用药依从性好,疼痛改善程度较好。老年慢性疼痛还与患者的年龄及病程有关,年龄越小、疼痛病程短的老年慢性疼痛患者,其疼痛改善程度越好。

(二)负性情绪

受疾病和疼痛的影响,老年慢性疼痛患者常产生负性情绪,常见有焦虑和抑郁等。疼痛的程度与焦虑抑郁程度呈负相关,负性情绪对老年患者疼痛改善程度具有很重要的影响。因此,必须给予患者相应的措施进行干预,降低老年人的焦虑和抑郁情绪,改善患者的疼痛程度,提高其生活的质量。

(三)睡眠质量

疼痛导致老年人睡眠质量降低,例如腰痛患者在睡眠过程中可能每小时都会经历几个强烈的微觉醒状态(由深度睡眠状态过渡至浅睡眠阶段)。虽然微觉醒状态对没有慢性疾病的人来说是无害的,但对于本就有睡眠困难的疼痛患者来说是一种严重的入侵。慢性疼痛、低质量睡眠与焦虑和抑郁等负性情绪密切相关,三者呈互为因果的恶性循环关系。因此对于老年慢性疼痛患者,需密切关注其睡眠质量,必要时应用一些安神助眠的药物。

(四)老年患者慢性疼痛接受

慢性疼痛接受是指在疼痛病程中重视参与有意义的活动,追求个人目标,而不试图逃避、减轻或控制痛苦,努力实现较高生活质量的过程。老年患者的慢性疼痛接受包括活动参与和疼痛意愿两个主要成分。长期处于疼痛状态的患者,可以在治疗中适应疼痛并增加自身对疼痛的认知从而更好地接受疼痛。生活质量与疼痛接受程度也呈正相关,且与活动参与的相关性也较高。因此,通常情况下,接受教育程度越高,生活质量越好,疼痛期越长的老年患者,其PA得分越高,疼痛控制越明显。

(五)社会支持

社会支持对老年慢性疼痛患者也具有非常重要的意义。因老年慢性疼痛患者多居家治疗,因此社区卫生工作在其中起到非常关键的作用。社区卫生人员应与老年慢性疼痛患者建立良好的护患关系,在进行健康教育时,也应给予其配偶和子女相应的指导。社区卫生人员也可进行同伴教育,将有相同经历的邻里朋友聚在一起互相讨论,互相帮助,会给患者带来建设性意见,对疼痛的改善起到非常重要的作用。

(滕 雪　陈 希)

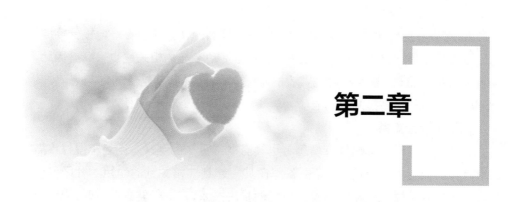

第二章

退变性疼痛及其健康管理

第一节　退变性疼痛的基础知识

一、概述

膝关节骨性关节炎(osteoarthritis,OA),亦称退行性骨关节病、骨质增生,发病率占全身性骨性关节炎的首位,是由于老年或其他原因引起的关节软骨的无菌性、慢性、进行性侵犯膝关节引起的退行性病变。它是以关节软骨退行性改变为核心,累及骨质包括滑膜、关节囊及关节其他结构的全方位、多层次、不同程度的慢性炎症,并在关节边缘有骨赘形成,常被称为骨性关节炎、退行性关节病、老年性关节炎等。

二、流行病学

根据我国流行病学调查,膝关节骨性关节炎在人群中的患病率达 9.56%,临床可产生关节疼痛、活动受限和关节畸形等症状,是老年人慢性致残的主要原因。由于膝关节的疼痛与功能障碍严重影响患者的生活质量,因而得到医学界的广泛关注。

三、并发症及危害

骨性关节炎的患者会出现关节疼痛。对于早期的患者,疼痛症状是比较轻的,多在活动的时候发生,而在休息后缓解,后期的患者则是休息的时候也痛,并且常有在夜间发生疼痛,过度劳累也可以使这种疼痛突然的加重。骨性关节炎的患者还会出现活动困难,而且是缓慢进展性发生的,在早期属于轻微症状,只出现在早上起床或者长时间的久坐后,活动后便可恢复。但是随着病情的发展,症状会逐渐加重,以至于关节活动范围明显的减小,关节会出现摩擦音,主要表现在膝关节的骨性关节。另外,还可能会出现晨僵的情况,它主要表现为关节僵硬或者有粘着感,在活动之后会有所缓解,晨僵时间一般会持续几分钟或者十几分钟。

四、病因

退变性疼痛在临床上多见,人体一旦发育停止,其退行性改变随之而来,一般认为人体从 20~25 岁开始退变,包括纤维环及髓核组织的退变。随着年龄增长,部分患者的颈椎、关节突关节或特定运动节段的其他结构会发生劳损,导致退变性疼痛的发生。

(一)个体因素

男女均可患病,但以女性多见,尤其是闭经前后的老年妇女。从中年到老年,随着年龄的增加,关节多年积累性劳损,导致关节软骨发生退行性病变。肥胖和粗壮体型的人群发病率较高,其原因为体重超重,关节负重严重,促使本疾病的发生。

(二)饮食因素

关节软骨内没有血管,其营养依靠从关节液中吸取。老年人营养缺乏可导致和加重本病的进展。

(三)免疫学异常

关节软骨是一个无血管的封闭屏障,软骨组织大多处于与机体自身免疫监视系统相隔离的状态。在原发性骨关节炎患者的滑膜中,可见少数单核细胞、淋巴细胞核浆细胞浸润,并可见大量具有细胞因子分泌功能的滑膜细胞增生。骨关节炎可能是一种依赖 T 细胞的局部炎症反应过程。

(四)气候因素

常居潮湿、寒冷环境的老年人发病率高。这主要是由于温度低,引起局部血运减慢甚至障碍有关。另外因遗传因素所致的关节结构异常,特别是软骨细胞的病理性老化亦是发生此病的另一重要因素。

（五）行为因素

年轻时常穿高跟鞋行走时髋、膝、踝关节的功能由于扭力作用发生很大改变。由于髋、膝关节代偿以保持稳定步态,从而导致关节软骨受损严重。

（六）医源性因素

通过动物实验证实在疼痛早期治疗时,长期多次使用皮质醇类药物进行痛点注射或关节腔内注射,可造成骨关节继发性损害。

五、发病机制

骨性关节炎是一种常见的慢性关节疾病,主要病变是关节软骨的非炎症性退行性改变和继发性骨质增生,并在关节边缘有骨赘形成。

关节软骨的退变是膝关节骨性关节炎的最直接原因。软骨细胞是成熟软骨中唯一的与修复破坏软骨组织有关的细胞类型,膝关节骨性关节炎关节软骨和非膝关节骨性关节炎正常关节软骨相比,软骨细胞明显减少。软骨细胞的减少与膝关节骨性关节炎发生发展关系密切。软骨退变磨损、骨质硬化、囊变、骨赘形成,关节肥大变形,构成了骨关节炎的病理机制核心,导致一系列与之相关的临床症状。

六、临床表现

疼痛既是很多疾病的表现形式,其本身也是一种疾病。随着医疗水平和生活质量的提高,人们逐步认识到疼痛是继呼吸、脉搏、血压、体温后人类的第五生命体征。由于老年人的生理特点,中枢神经系统在受到刺激后更容易产生长时间的过度兴奋,其伤害性信息处理系统的可塑性减弱,在组织损伤时,功能修复所需的时间明显延长等,使老年慢性疼痛具有特殊的一面。骨性关节炎的临床表现如下:

1. 发病年龄　多在50岁以上。

2. 好发部位　受累关节好发于负重活动多的关节,如髋、踝关节等,但以膝关节多为常见。

3. 关节疼痛

（1）始动痛:由静止变化体位时疼痛,也称为胶滞现象。

（2）负重痛。

（3）无活动痛。

（4）夜间痛、休息痛。如果活动过多、天气变化及情绪影响等，可使疼痛加重。

4. 关节肿胀 可为关节积液，也可为软组织变性增生、骨质增生或三者并存。

5. 畸形 膝内翻多见，也可有小腿内旋、髌增大、肌肉萎缩。

6. 关节活动障碍 活动时会有响声，如吱嘎声、摩擦声等，关节僵硬、不稳。

第二节 退变性疼痛的诊断与治疗

一、诊断及鉴别诊断

（一）诊断

1. 多见于中老年。

2. 累及负重关节，如髋、膝、脊柱等。

3. 关节隐痛，初期活动、劳累后加重，休息后减轻，进而持续疼痛。常伴有关节僵硬，活动后见好转。后期关节肿胀增大，运动受限，发生关节畸形但无强直。

4. X 线片显示有关节间隙狭窄，软骨下有囊性变和骨质硬化，关节边缘有骨刺骨赘形成，骨赘脱落入关节腔形成游离体；或 B 超和弥散加权成像显示关节间隙狭窄、软骨下骨板硬化和骨赘形成。

凡具备以上四项条件者即可诊断。

（二）鉴别诊断

1. 类风湿关节炎 两者都累及指关节、膝关节等，然而类风湿以近指关节和掌指关节的病变最为突出，且关节肿胀、滑膜炎症远较骨性关节炎明显，很少出现 Heberden 结节，且类风湿因子阳性，血沉增快。

2. 假性痛风 为焦磷酸钙晶体沉着于关节软骨、滑膜、包膜、韧带而引起局部关节的肿痛，X 线显示关节软骨面有钙化线，关节液中可找到焦磷酸钙的结晶。后两者可与骨性关节炎鉴别。

3. 其他 根据患者年龄、临床表现、X 线特点而将本病与髋关节结核、无菌性骨坏死鉴别。

二、辅助检查及实验室检查

(一)疼痛的评估

疼痛评估是一切疼痛治疗的基础,是决定治疗方式和健康管理措施的关键起点。老年慢性疼痛的评估不仅需要明确病因和相关因素,而且需要考虑疼痛对身体功能和生活质量的影响。疼痛评估是一种患者自己主观的体验,疼痛管理中对所有老年患者的常规评估和基础疾病的治疗尤为重要。由于年龄相关的认知功能障碍、沟通困难、痛阈降低等因素,导致老年慢性疼痛的评估存在一定的挑战。

老年人常用的疼痛评估量表如下:

1. 数字评定量表(numeric rating scale,NRS)　NRS 是一条实际为 10cm 的直线,在最左边标出 0,最右边标出 10cm,当中每 1cm 即画出一条 1cm 垂直短线,分别标出 1,2,3…向患者解释 0 代表不痛、10 代表非常的痛,由左到右疼痛程度增加,以笔垂直画出疼痛的感觉在几公分处,将所测量的 cm 值记录下来。这种方法简便、评估费时短,容易被患者所接受和理解,所以在临床工作中常用。不足之处是难以捕获具有复杂性和特异性的疼痛感受。

2. 视觉模拟评分表(VAS)　VAS 是一条实际为 100mm 的直线,最左边标出 0,最右边标出 100mm,两端并画上两个脸谱(左边为笑脸、右边为哭脸)。0 代表不痛,100mm 代表极度的痛,由左端往右移表示越来越痛,让患者在这条线上指出他疼痛的位置。可应用于抽象思维能力轻度受损的老年患者。

3. 面部表情疼痛量表(Wong-Baker)　Wong-Baker 是用图画形式将面部表情由高兴到极其痛苦分为 6 个等级,0 为无痛,1 为有一点疼痛,2 为轻微疼痛,3 为较明显疼痛,4 为疼痛较严重,5 为剧烈疼痛,从微笑到悲伤至哭泣来表达疼痛程度。这种方法简单直观、形象易于掌握,适用于文化程度低及存在认知障碍的老年患者。

4. 功能性疼痛量表(FPS)　FPS 是结合了主观和客观指标对疼痛进行分级评估,适合于老年患者,特别是身体虚弱的老年患者。

(二)实验室检查及影像学检查

骨性关节炎的实验室检查一般都在正常范围内,关节液检查可见白细胞增高,偶见红细胞。该病早期仅有软骨退行性改变时,X 线片显示无异常发现。随着关节软骨变薄,关节间隙逐渐变窄,间隙狭窄可呈不均匀改变。在标准 X

线片上，成人膝关节间隙为 4mm，小于 3mm 为狭窄。60 岁以上的正常人，关节间隙为 3mm，小于 2mm 为狭窄。严重者关节间隙消失。进而软骨下骨板致密、硬化，如象牙质状。负重软骨下骨质内可见囊性改变。这种改变常为多个，一般直径小于 1cm，可为圆形、卵圆形或豆状。关节边缘（即软骨边缘）及软组织止点可有骨赘形成，或见关节内游离体骨质疏松、骨端肥大、软组织肿胀阴影等。但关节间隙狭窄、软骨下骨板硬化和骨赘形成是骨性关节炎的基本特征。

三、药物治疗

非甾体抗炎药（nonsteroidal anti-inflammatory drugs，NSAIDs）是临床上常用的解热镇痛药，老年患者经常采用 NSAIDs 进行镇痛治疗。NSAIDs 主要通过抑制环氧化酶（cyclooxygenase，COX）减少前列腺素等炎性介质的合成而产生外周镇痛作用。该类药物无成瘾性，但主要用于轻度至中度疼痛的治疗，对于持续性疼痛的镇痛效果优于对乙酰氨基酚。根据对 COX 作用的选择性，可将 NSAIDs 分为传统 NSAIDs 及选择性 NSAIDs。传统 NSAIDs 同时抑制 COX-1 和 COX-2，在抗炎止痛的同时不可避免地破坏了前列腺素对胃黏膜和血小板的保护作用。而选择性 COX-2 抑制剂在正常剂量下主要抑制 COX-2 活性，在抗炎止痛的时候避免了对胃黏膜和血小板的损害。NSAIDs 常见不良反应有消化道损伤、心脑血管疾病、肝毒性、肾毒性、肺毒性以及神经系统和皮肤的不良反应。老年患者使用 NSAIDs 时发生副作用的风险较高，尤其对于伴有肌酐清除率低、消化道疾病、心血管疾病等的患者具有更高的风险。用药时要考虑个体特点、服用疗程、药物剂量等因素，采用最低的有效剂量和尽量短的疗程以减少 NSAIDs 产生不良反应的风险。

四、手术治疗

对于骨性关节炎症状严重者可行手术治疗。可用关节镜手术，也可行骨赘切除、游离体摘除、半月板切除、关节清理术、关节融合术及膝关节人工关节置换术等手术。

对于脊髓型颈椎病的患者，手术治疗主要适用于脊髓压迫症状进行性加重者；或重型脊髓型颈椎病，经系统的非手术治疗或微创手术无效，并严重影响日常生活和工作者。

第三节　退变性疼痛的健康管理

一、医院管理

（一）肝功能不全患者的药物调整

对乙酰氨基酚是轻度疼痛患者的常用药物，但其具有肝毒性，老年患者一般不主张使用对乙酰氨基酚。肝功能不全患者应用对乙酰氨基酚，其半衰期延长 50%~100%，AUC 增加，清除速率下降，因此应慎用且严重肝功能不全患者禁用。多种 NSAIDs 具有潜在的肝毒性，肝功能异常导致药动学和代谢情况发生变化，一般需根据患者肝功能分级 Child-Turcotte-Pugh（CTP）评分调整剂量，CTP 评分为中度肝功能损害的患者需降低剂量，评分为重度肝功能损害的患者则不推荐使用。不同 NSAIDs 的肝毒性风险不同，其中布洛芬的肝损害较小，对药代动力学无显著影响，双氯酚酸钠可用于肝功能不全者，其代谢情况与无肝病患者相同，双氯芬酸钠所致的谷丙转氨酶升高 3~10 倍的发生率为 3% 左右。塞来昔布在轻、中度肝功能不全患者用药后稳态曲线下面积分别增加 40% 和 180%，中度肝损害患者应减量 50%，严重肝功能不全患者不推荐使用。需要注意的是，原有肝脏疾病往往是使用 NSAIDs 后引起肝损伤的基础原因，因此有肝脏疾病的患者应谨慎使用 NSAIDs。

（二）肾功能不全患者的药物调整

NSAIDs 具有肾毒性且其多数经肾排泄，大剂量或长期使用对乙酰氨基酚或 NSAIDs 可致肾功能改变。对乙酰氨基酚在肾功能不全患者中半衰期不受影响，但代谢物易产生蓄积，因此肾功异常患者应慎用，严重肾功能不全患者应禁用。正常人能代偿由 NSAIDs 抑制前列腺素所引起的肾变化，但肾功能不全患者应尽量避免使用 NSAIDs。少数药物如双氯芬酸钠在肾衰竭患者体内的药物代谢物的血浆浓度显著升高，但可经胆汁清除，可谨慎使用。重度肾功能不全需透析的患者一般不建议使用此类药物，如必须使用需根据药物能否被透析调整给药方案。对乙酰氨基酚可被血液透析清除，血液透析后应补给维持量，而腹膜透析后不必补给维持量。美洛昔康用于透析患者时，日给药剂量不应超过 7.5mg。此外，需要注意 NSAIDs 与氨基糖苷类、两性霉素 B、环孢素、他克莫司、双膦酸盐等合用时会增加肾脏毒性。

二、社区管理

社区的医生和护士应给予患者积极的对症治疗,叮嘱注意事项,定期复查,对患者的疼痛情况给予充分的护理管理。

对患者的年龄、疾病、疼痛部位、程度等基本资料进行收集,针对患者疼痛情况的不同进行不同方式的护理管理。临床证明,心理因素可影响患者的疼痛程度,甚至加重疼痛,所以医生和护理人员应多与患者交流,建立良好的干预基础;同时在与患者积极的沟通过程中,对患者的心理状态的变化及时掌握,分析具体原因,施以针对性干预措施,帮助患者疏导负性情绪;尊重患者的表达与诉求,给予足够的尊重与理解;鼓励患者情绪方面的释放与发泄,以减轻患者疼痛;同时指导患者可选择舒缓的音乐等感兴趣的爱好,帮助患者转移对疼痛的专注度。同时健康教育宣传也非常重要。当患者出现认知受限时,容易对疾病、治疗产生错误判断,影响治疗,甚至对治疗产生抵触。因此,应及早开展健康教育,为患者讲解疾病及疼痛相关知识,教会患者自我评估疼痛的方法,合理表达疼痛,指导患者减轻疼痛的方法,说明疼痛是机体的一种应激反应,配合积极的治疗,做好相关检查后不必过于担心,只要配合治疗可以缓解疼痛;向患者发放健康手册,主要内容为治疗期间饮食常识、活动方法等,提高患者整体认知度。准确评估患者疼痛程度,指导患者合理应用止痛药物,若患者疼痛症状剧烈难忍,可选择性使用麻醉类止痛药物(如杜冷丁、吗啡等),并且告知患者不会因应用药物产生依赖性,消除患者用药顾虑;对于疼痛症状不是很明显的患者,可采用物理方法帮助患者减轻疼痛,如微波、红外线疗法等。

三、居家管理

镇痛药物使用前必须对药物的不良反应做到充分评估,在居家管理中做好相应的预防处理。老年患者对阿片类镇痛药依从性较年轻人差,其原因之一是对不良反应的畏惧,因此,在药物使用前应和患者充分沟通,告知不良反应并不可怕,并采用预处理措施,减轻不良反应。

NSAIDs 药物抑制前列腺素的合成,前列腺素虽然有促进炎症反应的作用,也对控制出血和保护胃黏膜具有重要作用,因此 NSAIDs 在抗炎作用的同时也会产生一定的不良反应。

(一) NSAIDs 药物的不良反应

1. 胃肠道反应　服用 NSAIDs 可出现上腹不适、隐痛、恶心、呕吐、饱胀、嗳气、食欲减退等消化不良症状。消化道溃疡是 NSAIDs 最主要的问题,长期口服非甾体消炎药的患者中,有 10%~25% 的患者发生消化性溃疡,其中有小于 1% 的患者出现严重的并发症,如出血或穿孔。为预防胃肠道不良反应,对于老年患者尽可能使用选择性 COX-2 抑制剂如美洛昔康或塞来昔布,必要时联合使用胃黏膜保护剂、质子泵抑制剂及 H$_2$ 受体阻断剂。

2. 肝脏毒性　多数 NSAIDs 可导致肝脏毒性,在治疗剂量下能导致 10% 的患者出现肝轻度受损的生化异常。对乙酰氨基酚大剂量长期使用可导致严重的肝脏损害。对于老年患者如需长期用药应尽量避免使用该类药物,同时注意避免多种药物联合应用。

3. 心血管系统　心血管安全性是 COX-2 抑制剂近年来关注热点,主要引起心律失常、高血压、充血性心力衰竭、心绞痛、心肌梗死等。多数 NSAIDs 能明显上升平均动脉压,对高血压药物也存在一定的拮抗作用。对老年患者,尤其合并心血管基础疾病的患者存在较大的危险,因此应尽量避免或减少 NSAIDs 的使用。目前 NSAIDs 心血管风险无法避免,老年患者应用时应权衡利弊,监护心血管事件,及时调整用药方案或停用药物。

4. 神经系统　服用 NSAIDs 可出现头痛、头晕、耳鸣、耳聋、弱视、嗜睡、失眠、感觉异常、麻木等。有些症状不常见,如多动、兴奋、幻觉、震颤等,发生率一般小于 5%。神经系统症状及认知障碍多见于老年患者,尤其是吲哚美辛,应谨慎使用。

5. 血液系统　NSAIDs 可抑制血小板聚集,降低血小板黏附力,延长出血时间,可引起血液系统损害,如粒细胞减少、再生障碍性贫血、凝血障碍等。除阿司匹林外,其他 NSAIDs 对血小板的影响是可逆的。

6. 内分泌系统　部分 NSAIDs 可导致内分泌代谢异常或影响降糖药物药效。如塞来昔布可引起体重增加、血糖升高,导致高血糖症甚至糖尿病。

(二) NSAIDs 间的相互作用

对乙酰氨基酚是临床常用的解热镇痛非抗炎药物,可以考虑与 NSAIDs 联合镇痛。需要注意该药物单独使用时,最大剂量不超过 4g;与其他 NSAIDs 合用时,最大剂量不超过 2g。NSAIDs 类药物都有天花板效应,临床上应尽量避免联合使用两种或两种以上的 NSAIDs 药物。老年患者大多数存在心血管系统疾病而服用小剂量阿司匹林,如果存在慢性疼痛症状需服用 NSAIDs 药物就需要注意潜在的相互作用。NSAIDs 与阿司匹林合用时就有可能减弱阿司匹林对 COX-1 的作用,增加心血管事件的风险或加重其不良反应。如布洛芬与阿司匹林一同作用于 COX-1 靶点,竞争性地抑制阿司匹林的抗血小板作用,临床上需长期服用小剂量阿司匹林预防心脑血管事件的患者,应尽量避免联用布洛芬,可以选择选择性 COX-2 抑制剂塞来昔布;如确需联用布洛芬,应尽量在服用速释型阿司匹林 30 分钟后服用布洛芬,或在服用阿司匹林前 8 小时服用布洛芬,以避免不良的相互作用。

(三) NSAIDs 与其他药物间的相互作用

1. 与抗凝药物相互作用　NSAIDs 与其他抗凝药物如肝素、华法林、利伐沙班等联合时会增加出血风险,尤其以消化道出血多见。塞来昔布与华法林相互作用使凝血酶原时间延长,可能导致出血风险。心脏瓣膜置换或冠状动脉支架术后常规使用华法林或抗血小板聚集药物如噻氯匹啶、氯吡格雷等防治血栓形成,此类患者应禁用阿司匹林。对于接受小剂量阿司匹林防治心脑血管疾病的患者,在应用 NSAIDs 时应避免持续服用布洛芬,因为布洛芬会降低阿司匹林的心血管保护作用。

2. 与抗生素的相互作用　喹诺酮类抗生素可阻断抑制性中枢神经介质 γ 氨基丁酸与受体结合,使神经兴奋值降低。NSAIDs 及其代谢产物可使此作用加强,诱发惊厥、癫痫和急性脑血管疾病。对既往有惊厥史、癫痫或精神病发作史、急性脑血管病史的患者,不应同时应用喹诺酮类。部分 NSAIDs 通过 P450 酶代谢,经 P4502C9 代谢的布洛芬、双氯芬酸、塞来昔布以及昔康类与 P4502C9 抑制剂氟康唑、伏立康唑、环孢素联合使用时可影响其代谢。对于高首关效应药物双氯芬酸,因酶抑制剂使其生物利用度增加,而应适当减低剂量。氟康唑与 NSAIDs 在药物代谢水平存在药物相互作用,应当注意避免药物浓度增高导致的不良反应增加。NSAIDs 能增加氨基糖苷类、两性霉素 B 等药物的肾脏毒性,需避免联合应用。

3. 与降压药的相互作用　NDAIDs 可通过抑制前列腺素生成,降低 β 受体阻滞剂、ACE 及 ARB 的降压效果以及噻嗪类利尿药的利尿作用,使得患者的血压不稳定,因此高血压患者服用 NSAIDs 控制疼痛的同时应注意血压。此外,NSAIDs 与血管紧张素 II 受体拮抗剂或血管紧张素转化酶抑制剂在降低小球滤过率方面具有协同效应,同时服用这两种药物的患者具有高钾血症的风险增加,对于已有肾功能受损的患者可导致急性肾衰竭。保钾利尿药、依普利酮等药物与 NSAIDs 合用可增强升高血钾的作用。

4. 与降血糖药的相互作用　糖尿病患者口服降血糖药如苯乙双胍、格列本脲、氯磺丙脲等时不宜与 NSAIDs 合用,因为两者合用有可能使其降血糖作用增强,引起低血糖昏迷。吲哚美辛与胰岛素或口服降糖药物合用会增加降糖效果。

5. 与其他药物的相互作用　NSAIDs 可抑制甲氨蝶呤、地高辛、锂盐等药物的消除,增加这些药物的血药浓度,导致不良反应的发生率升高。NSAIDs 通过减少锂的肾脏排泄,增加血浆锂水平,不建议同时使用;心功能不全患者使用洋地黄治疗心力衰竭时合用 NSAIDs 应注意防止洋地黄中毒。与其他消化道黏膜损伤药物联合使用时,可能增加消化道不良反应的风险。NSAIDs 与糖皮质激素、双膦酸盐合用会加重黏膜损伤的不良反应,引起胃、食管和肠道溃疡,故避免同时使用。

(四)镇痛药物与食物的相互作用

大多数 NSAIDs 与食物同服不降低其吸收,且降低其对胃肠道局部的不良反应,因此可以与食物同时服用或餐后服用。服用镇痛药物期间应避免饮酒或饮用含有乙醇的饮料,乙醇能增加细胞膜的通透性,如服用 NSAIDs 期间再饮酒,则会加重药物对肠道的刺激性,从而更易引起急性胃黏膜病变或使溃疡病复发,导致消化道大出血。因此酒后头痛的患者服用镇痛药物容易诱发胃肠道出血。

(滕　雪　陈　希)

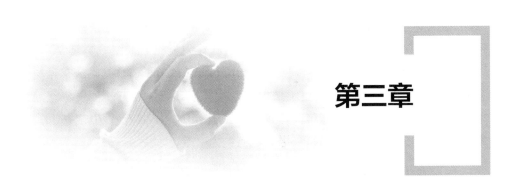

第三章

神经病理性疼痛及其健康管理

第一节　神经病理性疼痛的基础知识

一、概述

国际疼痛学会(International Association for the Study of Pain, IASP)于1994年将神经病理性疼痛(neuropathic pain, NP)定义为:"由神经系统的原发损害或功能障碍所引发或导致的疼痛。2008年,IASP神经病理性疼痛特别兴趣小组将该定义更新为:"由躯体感觉系统的损害或疾病导致的疼痛"。神经病理性疼痛不是单一疾病,而是由许多不同疾病和损害引起的综合征,表现为一系列症状和体征,涵盖了100多种临床疾病,严重影响患者生活质量。由于神经病理性疼痛的机制复杂,导致临床上慢性NP患者的治疗不充分,甚至出现不恰当的治疗。

二、流行病学

神经病理性疼痛是十分常见的慢性疼痛,随着人口老龄化的发展,NP的发病率逐年增加。神经病理性疼痛患病率为3.3%~8.2%。另一项来自欧洲的研究资料显示,一般人群的神经病理性疼痛患病率高达8.0%。不同疾病导致的NP的发病率各不相同,带状疱疹后神经痛(postherpetic neuralgia,

PHN)是常见的一种 NP,9%~34% 的带状疱疹患者会发生 PHN。有调查显示 60 岁及 60 岁以上的带状疱疹患者中约 65% 会发生 PHN,70 岁及 70 岁以上患者中高达 75%。三叉神经痛(trigeminal neuralgia,TN)是临床常见的颅神经疾病,患病率为 182 人/10 万,年发病率为(3~5)/10 万。多发生于成年及老年人,TN 的发病率随年龄增加逐渐上升,40 岁以上者占 70%~80%,高峰年龄在 48~59 岁;女性较多,男女比例约为 3:2。

三、并发症及危害

神经病理性疼痛患病率为 3.3%~8.2%。另一项来自欧洲的研究资料显示,一般人群的神经病理性疼痛患病率高达 8.0%。以此数据推算,我国目前神经病理性疼痛的患者约有 9 000 万。尽管国内尚无针对神经病理性疼痛患者生存质量的系统性研究数据,但神经病理性疼痛对患者生活质量的影响是显而易见的。长期疼痛不但会影响患者的睡眠、工作和生活能力,还会提升抑郁、焦虑等情感障碍的发病率,严重影响患者生活质量,给社会带来巨大的经济负担。

四、病因

神经病理性疼痛的产生有很多原因,包括从物理、化学损伤到代谢性复合性神经病变。尽管患者的临床症状相似,但其病因却各不相同。外伤、代谢紊乱、感染、中毒、血管病变、营养障碍、肿瘤、神经压迫、免疫与遗传等多种病因均可导致神经损伤。常见病因包括:糖尿病、带状疱疹、脊髓损伤、脑卒中、多发性硬化、癌症、HIV 感染,腰或颈神经根性神经病变和创伤或术后神经损害等。

五、发病机制

神经病理性疼痛的发病机制复杂,包括解剖结构改变和功能受损,常由多种机制引起。包括外周敏化、中枢敏化、下行抑制系统的失能、脊髓胶质细胞的活化、离子通道的改变等。可能涉及的病理变化包括:神经损伤、神经源性炎症、末梢神经兴奋性异常、交感神经系统异常和神经可塑性的变化。主要原因包括外周敏化与中枢敏化,外周敏化是指伤害性感受神经元对传入信号的敏感性增加。中枢敏化是指脊髓及脊髓以上痛觉相关神经元的兴奋性异常升高或突触传递增强,中枢敏化是神经病理性疼痛的重要发病机制,神经病理性疼痛的维持主要在于中枢敏化。此外,离子通道的异常改变也参与了神经病理性疼痛的发生包括钙离子通道、钠离子通道、氯离子通道、钾离子通道等。

六、临床表现

神经病理性疼痛的临床表现复杂多样,具有自己独特的性质和特点,包括自觉症状和诱发症状。主要表现为病程长,多数超过 3 个月。通常疼痛部位与其受损区域一致。多数原有致痛的病因已消除或得到控制但仍存留疼痛,严重影响患者的工作和生活,常常伴有情感障碍。疼痛在没有任何外伤、损伤性刺激情况下,局部或区域可出现疼痛。疼痛部位可因轻微碰触,如接触衣服或床单,或温度的微小变化而诱发疼痛,为非伤害性刺激引起的疼痛。对正常刺激的痛反应增强也成为痛觉过敏。患者疼痛性质不全相同,以牵扯样痛、电击样痛、针刺样痛、撕裂样痛、烧灼样痛、重压性痛、膨胀样痛及麻木样痛较多见。

第二节　神经病理性疼痛的诊断与治疗

一、诊断与鉴别诊断

神经病理性疼痛的诊断主要依靠详细的病史(包括发病诱因、疼痛部位、性质、诱发与减轻的因素)、全面细致的体格检查,特别是感觉系统的检查以及必要的辅助检查,有时还要依据患者对于治疗的反应。IASP 2008 年推荐的神经病理性疼痛诊断标准为:①疼痛区域符合躯体感觉神经的解剖分布;②病史提示周围感觉系统存在相关损害或疾病;③神经系统检查证实疼痛分布区域至少存在 1 项体征与神经损害或疾病相关;④至少 1 项辅助检查证实躯体感觉系统存在相关损害或疾病。同时符合上述① ~ ④项标准,可确诊为 NP;符合上述①、②、③或①、②、④标准,为很可能的神经病理性疼痛;符合上述第①和②项标准,但缺乏体征及辅助检查的证据,为可能的 NP。神经病理性疼痛的疼痛及异常感觉区域应该符合躯体感觉神经的解剖分布,与确定的病变部位一致。对于疑似神经病理性疼痛,神经系统检查应包括对感觉、运动和自主神经功能进行详细的检查,其中感觉神经功能的评估十分重要,建议最好进行量化分析。

二、辅助检查及实验室检查

（一）疼痛的评估

神经病理性疼痛量表（NPS）是精确有效的神经病理性疼痛评估工具，还可以用来评价治疗效果。建议使用 ID Pain 患者自评诊断量表进行神经病理性疼痛的筛查，DN4 量表和 LANSS 量表来鉴别神经病理性疼痛与伤害感受性疼痛。由于神经病理性疼痛常伴有抑郁、焦虑及睡眠、社会功能、生活质量的损害，应选择相应的量表如 SF-36、Nottingham 健康概况或生活质量指数等进行检查。推荐使用视觉模拟量表（VAS）、数字分级量表（NRS）来测量疼痛的强度。也可应用 McGill 疼痛问卷（MPQ）、简式 McGill 疼痛问卷（SF-MPQ）等工具帮助评价疼痛的强度。

（二）实验室检查及影像学检查

应针对性地开展相关的实验室检查以明确病因，如血、尿、粪常规、脑脊液常规及生化、血糖、肝肾功能检查以及微生物、免疫学检查、可能的毒物检测等。应开展多种检查，如神经电生理检查、神经影像学检查、功能性磁共振检查等以及皮肤神经活检。对筛选出的可疑 NP，应采用相应的检查明确与疼痛相关的躯体感觉神经损伤或疾病。其中，神经电生理检查对神经病理性疼痛的诊断尤为重要。神经传导速度和体感诱发电位等常规的电生理检查，对证实、定位和量化中枢及周围感觉传导损害方面很有帮助。

三、药物治疗

药物是 NP 目前主要治疗手段，应建立在保证睡眠、稳定情绪的基础上，并认真评估疼痛性质、治疗前后的症状体征和治疗反应。药物治疗的目的不仅要缓解疼痛，同时也要治疗抑郁、焦虑、睡眠障碍等共患病。停药应建立在有效、稳定治疗效果的基础上并采取逐步减量的方法。

（一）抗惊厥药

1. 钙离子通道调节剂　加巴喷丁和普瑞巴林是治疗神经病理性疼痛的一线用药，作用机制为调节电压门控钙通道 $\alpha 2\text{-}\delta$ 亚基，减轻疼痛同时也可改善睡眠和情绪。药物的吸收受食物影响较小，不与血浆蛋白结合，基本不经肝脏代谢，没有重要的临床药物相互作用。普瑞巴林是第二代钙离子通道调节剂，与加巴喷丁相比，增强了与 $\alpha 2\text{-}\delta$ 亚基的亲和力，滴定和起效更快，呈线性药代动力学特征，生物利用度≥90% 且与剂量无关，疗效无封顶效应。加巴喷丁需要数周缓慢滴定至有效剂量,呈非线性药物代谢动力学特征,生物利用度随剂量升高而降低。普瑞巴林治疗痛性糖尿病周围神经病变及带状疱疹后神经痛的疗效优于加巴喷丁。

2. 钠离子通道阻断剂　主要包括卡马西平和奥卡西平,是治疗三叉神经痛的一线用药。对于典型的三叉神经痛卡马西平是研究最充分且有效性和安全性最好的药物。奥卡西平可用于不耐受卡马西平的患者。因在其余类型的NP中疗效不确定,所以不作为一线推荐。

(二) 抗抑郁药物

用于中枢性或外周神经损伤所致的麻木样痛、灼痛,该类药物也可以改善心情、改善睡眠。抗焦虑和抗抑郁治疗也是治疗癌症相关神经病理性疼痛的一线辅助用药,同时也是伴有焦虑和抑郁患者常用药物。临床上常用的代表药物阿米替林等三环类抗抑郁药,度洛西汀等5-羟色胺摄取抑制剂、去甲肾上腺素再摄取抑制剂等,均是治疗神经病理性疼痛的常用药物。

1. 三环类抗抑郁药(TCAs)　最常用的为阿米替林、去甲替林,可作用于疼痛传导通路的多个环节:阻断多种离子通道,抑制5-羟色胺和去甲肾上腺素的再摄取,主要在疼痛传导途径中的下行抑制通路发挥作用。阿米替林是痛性糖尿病周围神经病变治疗的一线药物,治疗NP时的剂量略低于治疗抑郁症时的剂量。阿米替林的镇痛效果确切,但应注意便秘、尿潴留等和其心脏毒性的不良反应。

2. 5-羟色胺、去甲肾上腺素再摄取抑制药(SNRIs)　常用药物有文拉法辛和度洛西汀等。该类药物选择性抑制5-羟色胺、去甲肾上腺素再摄取,提高二者在突触间隙的浓度,在疼痛传导途径中的下行通路发挥作用。度洛西汀可用于治疗糖尿病周围神经痛。度洛西汀、文拉法辛在治疗各种神经病理性疼痛和纤维肌痛方面疗效较佳,而且比三环类抗抑郁药的副作用更小。选择性5-羟色胺摄取抑制剂更适合于不能耐受三环类抗抑郁药者、老年人和体弱者。在使用抗抑郁药治疗疼痛的过程中,尽可能采用最小的有效剂量,少数患者疗效差需合并用药,应选择化学结构不同、药理作用不同的两种药物联用。

(三) 局部用药

1. 利多卡因　利多卡因是电压门控钠通道阻断剂,通过阻断神经损伤后异常表达的钠离子通道 $Nav_{1.8}$ 和 $Nav_{1.7}$,减少周围神经的异常放电,降低外周敏化,是带状疱疹相关神经痛的一线用药,也用于治疗糖尿病性NP、艾滋病相关性 NP，具有良好的安全性。

2. 辣椒素　长时间接触辣椒素会过度刺激其受体并使其脱敏，从而导致其功能失活。同时还具有改善外周神经组织代谢和营养供给的作用。高浓度辣椒素（8%）常作为局部 NP 的一线用药，也可用于治疗 HIV-DSP、PHN、PDPN、颈腰椎相关的 NP。

（四）其他二线用药

1. 曲马朵　一种弱阿片受体激动剂，具有双重作用机制，可同时作用于 μ 阿片受体和去甲肾上腺素 /5- 羟色胺受体以达到镇痛效果，对 NP 具良好的镇痛效果，不良反应与剂量相关且低于其他弱阿片受体激动剂。虽滥用率低，但也会发生身体依赖，需逐步停药。

2. 阿片类镇痛药　可单独使用，或与一线药联合使用，常用药物有吗啡、羟考酮和芬太尼等。速释剂型用于暴发痛，缓释剂型用于慢性疼痛的长期治疗。阿片类药物可快速控制如三叉神经痛的急性发作性疼痛，在更有效的长期治疗前改善疼痛体验。未用过阿片药的患者起始量应从小剂量开始，个体量化。阿片类药物的不良反应在用药后 1~2 周内可能发生耐受，但便秘终身不耐受，需要加以防治。一旦 NP 病因去除或调控治疗有效缓解疼痛后，应缓慢减少药量至撤除用药。

3. 拉莫三嗪　一种新型的抗癫痫药物，通过阻滞电压依赖性钠通道和抑制周围神经异位冲动的产生，减少中枢谷氨酸和天冬氨酸等兴奋性递质的释放而发挥作用。对 N 甲基 -D- 天冬氨酸（NMDA）导致的细胞损害产生保护作用。该药对于顽固性或难治性三叉神经痛和中枢痛有效。治疗效果与剂量呈现明显的相关性，剂量超过 300mg/d 则可明显缓解神经病理性疼痛，但是拉莫三嗪治疗严重疼痛的临床效用受限于需要在多周期间逐步调整剂量。

4. 其他药物　除上述药物外，一些药物在临床已有广泛应用，包括牛痘疫苗接种家兔皮肤炎症提取物、10% 氯胺酮贴剂、0.1% 可乐定贴剂、5% 巴氯芬贴剂、丁丙诺啡透皮贴、A 型肉毒素、草乌甲素、美金刚、美西律以及某些抗惊厥药（拉莫三嗪、丙戊酸钠、托吡酯等）。

NP 是严重影响人们生活质量的一种疾病，目前对于 NP 的治疗仍存在不足之处，可供选择的治疗药物和治疗效果仍存在局限，且伴有不同程度的不良反应。近年来随着对 NP 机制研究的不断深入，国内外开展了一系列基础与临床研究，旨在研发出镇痛效果更佳且不良反应更少的新型治疗药物。目前神经生长因子抗体、电压门控钠离子通道阻滞剂和 WNT 信号通路阻滞剂、线粒体靶向抗氧化剂、消退素及干细胞作为治疗 NP 的新靶点，一些特定的 miRNAs 通过调节神经炎症来影响神经病理性疼痛发生的新机制，为新药的开发提供了理论依据，需要投入更多实验验证和临床研究去深入探讨和论证。

四、介入治疗

神经阻滞是 NP 的常用治疗方法，在给予药物疗法的同时即应进行病变部位的神经阻滞治疗，以迅速缓解疼痛。用于带状疱疹后神经痛、Ⅱ型复杂区域疼痛综合征、痛性糖尿病周围神经病变以及创伤性和手术性神经损伤。神经毁损分为化学毁损和物理毁损两种方式，操作方法相类似都是在影像引导下定位穿刺到需要治疗的神经周围，通过物理（主要是射频热凝）或化学（神经破坏药物）的方法阻断痛觉传导。常用药物为无水乙醇、酚甘油等，方法包括周围神经毁损治疗及交感神经毁损治疗等。神经毁损适用于保守治疗无效的顽固性带状疱疹后神经痛的患者。

五、手术治疗

手术治疗的方式主要为周围神经减压术，早期用于周围神经减压，有学者率先应用周围神经减压术治疗糖尿病性周围神经病变，取得良好的疗效。经过大量的动物实验和人体尸体解剖后，提出正常人的周围神经在穿过肌腱、韧带、肌筋膜处存在多处生理性解剖狭窄；由于糖尿病患者的多元醇代谢通路紊乱，使大量果糖蓄积在周围神经细胞内，渗透压增高，水被汲入神经细胞内，导致神经水肿，在这些生理性解剖狭窄处就会出现神经嵌压，从而产生症状。因此，糖尿病性周围神经病变是由代谢异常和周围神经嵌压双重因素所致，周围神经减压可以改善患者的症状，改变糖尿病性周围神经病变的自然病程。

六、观察随访

随着治疗的延续，患者疼痛情况和治疗方案可能出现较多的变化，应持续完善镇痛治疗效果的评估，干预出现的药物不良反应及药物耐受情况。当患者疼痛症状得到稳定控制并有效治疗原发病后，每 3~6 个月评估患者的疼痛基线，酌情减量治疗甚至停止治疗，根据患者病情的改善决定是否需维持治疗或强化治疗。

第三节　神经病理性疼痛的健康管理

一、医院管理

药物的选择应依据诊断,按药物作用机制选择药物,同时考虑药物的疗效、安全性(如药物代谢途径及对肝肾功能的影响等)和患者的临床情况(如并发症、禁忌证、合并用药中的药物相互作用等),采取个体化治疗。

(一) 药物选择

NP 的药物治疗策略应兼顾患者的合并症、当前用药情况、生活方式、心理健康问题以及药物不良反应等因素,制订个体化的治疗方案。镇痛药物治疗方案应从最小有效剂量开始,配合疼痛评估,常规每 3~7 天调整 1 次剂量方案,对于明显控制不佳者,可考虑每 2~3 天增加 1 次剂量,逐渐增加剂量到满意疗效。如经过 4 周以上规律治疗后仍疼痛控制不佳,可考虑联合用药,联合用药优选作用机制不同的药物。

此外,老年患者可能合并其他多种疾病,药物选择上需注意个体化治疗,如青光眼、心血管疾病、癫痫和直立性低血压患者应避免使用三环类抗抑郁药;急性胰腺炎患者禁用加巴喷丁;肥胖患者应避免使用普瑞巴林,但对于失眠症和焦虑症患者,普瑞巴林则比其他药物有优势;抑郁症患者和有药物滥用病史的患者应避免使用阿片类药物;而对于难治性疼痛患者应充分权衡利弊,使用阿片类药物治疗;度洛西汀对血糖无明显影响且不增加糖尿病患者的心血管事件发生率,但高血压患者和肝、肾功能不全患者应谨慎使用度洛西汀。

(二) 肝功能不全患者的药物调整

药物包括抗惊厥类药、三环类抗抑郁药、皮质激素类等,多数药在肝功能下降患者体内均可出现药动学及代谢情况的变化,需选择肝毒性最小的药物,并根据肝功能水平调整用药。肝功能不全患者禁用卡马西平。阿米替林、度洛西汀等。对于轻至中度肝功能不全患者,文拉法辛的起始剂量须减少50%;对于肝硬化患者,其起始剂量需减少 50% 以上。辅助性镇痛治疗药物的使用也需根据肝功能进行调整。

(三) 肾功能不全患者的药物调整

常用的治疗神经病理性疼痛药物中,部分药物须根据肾功能调整剂量。对于肾功能不全者患者,慎用加巴喷丁、普瑞巴林;肌酐清除率 <60ml/min 时

应根据肌酐清除率调整剂量。普瑞巴林主要经过肾脏排泄,不良反应呈剂量依赖性,因此肾功能减退者应调整剂量。文拉法辛的一日总量须减少25%~50%;度洛西汀应用较低的起始剂量,逐渐增量。药物可通过透析清除,接受透析的患者应加服药物。

二、社区管理

老年患者随着年龄的增长和病程的发展,往往合并使用多种药物,神经病理性疼痛更需同服其他原发疾病的治疗药物,因此需注意潜在的药物相互作用。

(一) 常用药物间相互作用

1. 度洛西汀　需注意度洛西汀通过 CYP2D6 酶途径代谢,是该酶的中度抑制剂,应在联合治疗时排除药物相互作用风险。同时应严格停用单胺氧化抑制剂 14 天以上才可以开始应用该药物,且度洛西汀停用 5 天以上才能开始单胺氧化酶抑制剂的使用。同时该药在停药过程中需要缓慢停药,减药治疗阶段不少于 2 周,并密切关注其撤药反应。度洛西汀与抗血小板药物、口服抗凝药、非甾体抗炎药合用可导致出血风险增加。

2. 卡马西平　与阿瑞吡坦、西咪替丁等 CYP3A4 抑制剂合用,升高卡马西平或代谢物的血药浓度;与利尿剂合用可能引起低钠血症;与锂剂、甲氧氯普胺、精神安定药合用可增加神经系统不良反应;与环磷酰胺合用可增加环磷酰胺毒性;与单胺氧化酶合用可引起高热、高血压危象。

3. 阿米替林　阿米替林与抗惊厥药合用可降低抗惊厥药的作用;与单胺氧化酶抑制剂、肾上腺素、去甲肾上腺素合用可发生高血压;与舒托必利、肾上腺素、去甲肾上腺素合用易致心律失常。同时应严格停用单胺氧化抑制剂 14 天以上才可以开始应用阿米替林。

4. 文拉法辛　与西咪替丁等 CYP2D6、CYP3A4 抑制剂合用,文拉法辛血药浓度增高,增加不良反应;与氟哌啶醇、美托洛尔合用会增加氟哌啶醇、美托洛尔的血药浓度增加;与舒马普坦合用可能引起虚弱、反射亢进、动作失调。

5. 加巴喷丁　与氢氧化铝同服后生物利用度下降,建议加巴喷丁应在氢氧化铝服用后至少 2 小时服用。

6. 普瑞巴林　与噻唑烷二酮类抗糖尿病药合用可增加发生体重增加、外周水肿的风险;与血管神经性水肿有关的药物(如血管紧张素转化酶抑制剂)合用可增加发生血管神经性水肿的风险;可增强劳拉西泮的作用;可增强羟考酮所致的认知功能障碍和总体运动功能障碍。

（二）常用药物与食物相互作用

服用三环类抗抑郁药和抗癫痫类药物间期饮酒可使中枢抑制作用增强，吸烟可使血药浓度增加，尽量戒烟限制含酒精成分摄入。葡萄柚汁可升高卡马西平的血药浓度。

三、居家管理

随着人口老龄化，各种原因导致的 NP 发病率不断增加，鉴于老年人合并高血压、糖尿病等慢性疾病的概率较高，并且担心药物不良反应，崇尚忍耐疼痛等原因容易出现不能合理的治疗且服药依从性差等行为。对老年患者进行正确的居家疾病管理，认识潜在的不良反应，对规范 NP 的治疗和改善患者生活治疗具有重要意义。

（一）疾病管理

神经病性疼痛的管理要注意对原发疾病的控制，有利于减轻疼痛的发生和发展，如积极严格的控制高血糖并保持血糖稳定是预防和治疗糖尿病周围神经病变的最主要措施。通过良好的血糖控制和减少血糖波动可改善患者的疼痛症状，越早开始，治疗效果越明显，痛性糖尿病周围神经病变患者的糖化血红蛋白应控制在 7% 左右，甚至对于治疗期间无低血糖病史及不良反应的患者，糖化血红蛋白可控制在 6.5% 以下。对于老年患者以及既往有严重低血糖病史的患者，建议糖化血红蛋白控制目标可适当放宽。

（二）不良反应管理

药物治疗是神经病理性疼痛治疗的主要手段，使用药物前必须对药物的不良反应做到充分评估，在居家管理中做好相应的预防和处理。

1. 卡马西平　不良反应包括恶心、呕吐、嗜睡、镇静、头晕、步态异常、氨基转移酶增高和低钠血症以及骨髓抑制等，需缓慢调节剂量。卡马西平引起的白细胞减少症并不少见，但这通常是良性的，而再生障碍性贫血是相对罕见的副作用。此外老年患者应关注该药导致的低钠血症的可能性。老年人对卡马西平敏感性高，可引起精神错乱或激动不安、焦虑、房室传导阻滞或心动过缓。老年患者对药物代谢及排泄功能的降低，血浆蛋白水平下降和蛋白结合率降低，药物应小剂量使用，缓慢加量。

2. 阿米替林　大剂量的阿米替林可导致心源性猝死的风险增加，对于有心血管疾病风险的患者和高龄患者应谨慎使用。由于阿米替林的不良反应较多,如嗜睡、体重增加以及副交感神经抑制症状(如口干、瞳孔散大、直立性低血压、心率增快、尿潴留和便秘等)。老年人对阿米替林敏感性高,代谢和排泄能力下降,使用阿米替林时应减小剂量,格外注意其心脏毒性。

3. 普瑞巴林　常见的不良反应包括头痛、恶心、腹泻、胃肠炎、食欲增加、瘀斑、关节痛、腿部痛性痉挛、肌痛、肌无力、焦虑、人格解体、肌张力增强、感觉减退、性欲减退、眼震等。加巴喷丁、普瑞巴林两者不良反应相似,两药均应遵循夜间起始、逐渐加量和缓慢减量的原则。

4. 拉莫三嗪　常见不良反应包括高血压、心悸、直立性低血压、惊厥、心动过速、恶心、呕吐、嗜睡、头晕、低钠血症等。此外,中枢神经系统痛觉过敏、感觉过敏、运动功能减退、锥体外系反应、昏迷、肝功能异常和细胞减少、贫血、血小板减少等血液系统不良反应也需要关注。该药物需进行多周期剂量调整以确定可耐受剂量。

(滕　雪　陈　希)

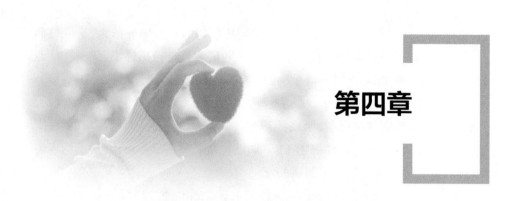

第四章

癌性疼痛及其健康管理

第一节 癌性疼痛的基础知识

一、概述

癌痛是最常见的肿瘤相关症状之一,也是患者最难以忍受的症状之一。癌痛是指癌症患者出现的所有疼痛,通常为慢性疼痛,癌症治疗是癌症综合治疗中的核心环节之一。药物治疗是癌痛治疗最为重要和常用的方法,规范、有效的药物治疗能够缓解 80%~90% 癌症患者的疼痛症状。因此,根据癌症患者疼痛的性质、程度等情况,合理选择药物种类,个体化调整药物剂量,有助于获得最佳的镇痛效果。

二、流行病学

2017 年公布的中国癌症统计年报数据显示,中国癌症患者的数量不断攀升,2013 年癌症新发人数增加到 368 万,占世界的 1/4。癌痛患者占肿瘤患者的 50% 以上,初诊癌症患者的疼痛发生率约为 25%,而晚期癌症患者的疼痛发生率可达 50%~60%,其中 1/3 的患者为重度疼痛,但是癌痛并非只发生于晚期患者,在早期患者中也可能有不同程度的癌痛症状。

三、并发症及危害

癌痛如果得不到缓解,患者将感到极度不适,可能会引起或加重患者的焦虑、抑郁、乏力、失眠、食欲减退等症状,严重影响患者日常活动、自理能力、交往能力及整体生活质量,同时长期的疼痛刺激可引起中枢神经系统的病理性重构,导致疼痛疾病的进展和愈加难以控制。

四、病因

引起癌痛的原因非常复杂,目前研究比较充分的原因主要包括以下三种:

(一)肿瘤直接引起的疼痛

因为肿瘤生长直接侵犯、压迫局部组织,肿瘤分泌炎症和促痛觉的过敏介质,肿瘤浸润神经丛和破坏神经阻滞导致的神经性疼痛,肿瘤转移累及骨、软组织,空腔脏器的拉伸形成及黏膜炎症等所致的直接原因造成的疼痛。

(二)抗肿瘤治疗相关性疼痛

常见手术、创伤性检查操作、放射治疗以及细胞毒性化疗药物治疗后,其他物理治疗以及细胞因子应用后所产生的疼痛,癌症引起的带状疱疹导致的神经病理性疼痛。

(三)非肿瘤因素性疼痛

非肿瘤因素性疼痛包括其他合并症、并发症以及社会心理因素等非肿瘤因素所致的疼痛,如免疫力下降引起的局部感染所致的疼痛。

五、发病机制

(一)疼痛按病理生理学机制分类

主要可以分为两种类型:伤害感受性疼痛和神经病理性疼痛。

1. 伤害感受性疼痛 因有害刺激作用于躯体或脏器组织,使该结构受损而导致的疼痛。伤害感受性疼痛与实际发生的组织损伤或潜在的损伤相关,是机体对损伤所表现出的生理性痛觉神经信息传导与应答的过程。伤害感受性疼痛包括躯体痛和内脏痛。躯体痛常表现为钝痛、锐痛或者压迫性疼痛,定位准确;而内脏痛常表现为弥漫性疼痛和绞痛,定位不够准确。

2. 神经病理性疼痛 由于外周神经或中枢神经受损,痛觉传递神经纤维或疼痛中枢产生异常神经冲动所致。神经病理性疼痛可以表现为刺痛、烧灼样痛、放电样痛、枪击样疼痛、麻木痛、麻刺痛、幻觉痛及中枢性坠胀痛,常合并自发性疼痛、触诱发痛、痛觉过敏和痛觉超敏。

(二)疼痛按发病持续时间分类

疼痛按发病持续时间可分为急性疼痛和慢性疼痛。癌症疼痛大多数表现为慢性疼痛。慢性疼痛与急性疼痛的发生机制既有共性也有差异。慢性疼痛的发生,除伤害感受性疼痛的基本传导调节过程外,还可表现出不同于急性疼痛的神经病理性疼痛机制。与急性疼痛相比较,慢性疼痛持续时间长,机制尚不清楚,疼痛程度与组织损伤程度可呈分离现象,可以伴有痛觉过敏和异常疼痛,常规止痛治疗往往疗效不佳。

六、临床表现

癌痛的表现个体间有较大差异,与癌症的种类、发病部位、发展程度、对脏器的影响、全身状况、心理素质及经济因素等均有关。晚期癌痛是多方面因素的结果,包括躯体、心理、社会和精神等因素,如疼痛传达消极信息,疼痛强度就增加。在经历数周或数月疼痛之后,特别是伴有失眠时,很多癌症患者被疼痛所制服,疼痛笼罩着他们整个精神视野,这样的患者经常感到很难精确地描绘出疼痛的部位和性质。疼痛持续了几个月的患者是焦急的,存在“失眠→疲乏→疼痛→失眠”这样的恶性循环。在大多数患者中,对持续疼痛的反应是自主神经性的,患者精神和体力都减退。有些患者焦虑占优势,或焦虑与忧郁同时存在。可能既有明显焦虑又有疼痛。当疼痛缓解时,中等程度的焦虑通常也会减轻。

第二节　癌性疼痛的诊断与治疗

一、诊断与鉴别诊断

(一)主诉

相信患者关于疼痛的主诉,并请患者对疼痛的性质和强度进行详细的描述,如:用视觉模拟评分法(VAS)表示疼痛的强度;用不同符号或颜色标出疼痛的性质及疼痛部位的深浅程度;请患者对疼痛的强度进行描述,如:“轻度疼痛”“中度疼痛”或“重度疼痛”;对目前的疼痛程度和以前的进行比较,如“加重”或“减轻”。

（二）病史

详细询问病史,除肿瘤的有关情况外,还应包括:疼痛开始和持续的时间;疼痛的部位;疼痛对身体活动的限制程度;疼痛对睡眠的影响程度;曾经用过哪些止痛药或采用过哪些治疗措施,以及这些药物或治疗措施的疗效如何;除肿瘤以外的其他疾病。

（三）心理状态的评估

了解患者过去患病情况及目前疾病的发展对其心理的影响;对疾病和治疗的态度;是否存在焦虑和抑郁症状。

（四）其他情况

请患者家属回忆并协助记录癌痛患者的身体和活动情况,说明疼痛是否影响患者的工作、活动和日常生活,以及食欲、睡眠、性功能、情绪及与同事亲属间的关系等。

二、辅助检查及实验室检查

（一）疼痛的评估

首先应该对癌症患者进行疼痛筛查,在此基础上进行详尽的癌痛评估。癌痛评估是合理、有效进行止痛治疗的前提,应当遵循"常规、量化、全面、动态"的原则,具体评估方法参看第二章第二节。此外,其他一些评估方法也可以用于癌痛患者的多维度评估,如简明疼痛评估量表(BPI)适用于癌痛患者的全面评估,可以评估疼痛及其对患者情绪、睡眠、活动能力、食欲、日常生活、行走能力以及与他人交往等生活质量的影响,缺点是内容较多,需要患者配合度较高。

（二）特殊检查

进行详细的体格检查,包括神经系统检查,对确定导致患者疼痛的原因和选择合适的治疗措施是必要的。选择有限的特殊检查,对于确定癌的播散范围和疼痛的器质性原因是必不可少的。包括疼痛部位的 X 线摄片、CT、ECT、B 超、MRI、PET-CT 等。

三、药物治疗

药物是癌痛治疗的基础,根据世界卫生组织(WHO),癌痛药物止痛治疗的五项基本原则如下:

（一）口服给药

口服最为方便，老年患者对该给药途径依从性高，是首选给药途径。还可以根据患者的具体情况选用其他给药途径，包括静脉、皮下、直肠和经皮给药等。

（二）按阶梯用药

指应当根据患者疼痛程度，有针对性地选用不同强度的镇痛药物。

1. 轻度疼痛　可选用非甾体抗炎药物（NSAIDs）和对乙酰氨基酚，是癌痛治疗的常用药物。老年患者服用需注意脏器不良反应和剂量限制。

2. 中度疼痛　可选用弱阿片类药物或低剂量的强阿片类药物，并可联合应用非甾体抗炎药物以及辅助镇痛药物。

3. 重度疼痛　首选强阿片类药，并可合用非甾体抗炎药物以及辅助镇痛药物（镇静剂、抗惊厥类药物和抗抑郁类药物等）。在使用阿片类药物治疗的同时，适当的联合应用非甾体抗炎药物可以增强阿片类药物的止痛效果，并可减少阿片类药物用量。

复方镇痛药物也是癌痛治疗的常用药物，复方阿片类镇痛药主要是由对乙酰氨基酚、布洛芬等非甾体抗炎药与一种弱阿片类药物或强阿片类药物按照固定比例组成的药物，如：氨酚羟考酮片、氨酚曲马多片、洛芬待因缓释片、氨酚双氢可待因片等，这些药物在慢性疼痛治疗中的应用日益广泛，尤其作为癌痛二阶梯治疗的常用药物。对乙酰氨基酚、NSAIDs 与阿片类药物在镇痛方面有相加或协同作用，制成复方制剂后，单药剂量减少，镇痛作用增强，不良反应减少，适用于中度至重度疼痛。复方镇痛药物因含有对乙酰氨基酚或 NSAIDs，其剂量问题尤其应当引起注意。当复方阿片类镇痛药中的对乙酰氨基酚和 NSAIDs 的剂量达到封顶剂量，则应由复方制剂转化为单纯阿片类药物。

（三）按时用药

按时给药是指按规定时间和间隔规律性给予止痛药，而不是按疼痛需求随意时间和间隔给药。按时给药有助于维持稳定、有效的血药浓度，达到最佳的镇痛效果。目前，缓释药物的使用日益广泛，建议即释阿片类药物进行剂量滴定以确定适合的用药剂量，转换成缓释阿片药物作为基础用药的长期规律给药方法；出现爆发痛时，可给予即释阿片类药物对症处理。

（四）个体化给药

个体化给药指按照患者病情和癌痛缓解药物剂量，制订个体化用药方案。由于患者个体差异明显,在使用阿片类药物时,并无标准的用药剂量,且晚期癌症患者无极量限制,应当根据患者的病情使用足够剂量的药物,尽可能充分缓解疼痛症状。在应用长效阿片类药物期间,应备用短效阿片类止痛药用于爆发性疼痛。同时,还应鉴别是否有神经病理性疼痛的性质,考虑联合用药的可能。

(五) 注意具体细节

对使用止痛药的患者要加强监护,密切观察其疼痛缓解程度和机体反应情况,注意药物联合应用时的相互作用,并且及时采取必要措施尽可能地减少药物的不良反应,以提高患者的生活质量。

四、病因治疗

癌性疼痛是由于肿瘤侵犯神经骨质或重要器官压迫所致,可以通过抗肿瘤治疗有效缓解。对于肿瘤较大、压迫比较明显、对化疗比较敏感的肿瘤可以通过有效的化疗缓解疼痛,不能耐受化疗者,可以选择局部的姑息放疗。癌症骨转移瘤患者可以选择破骨细胞抑制剂如帕米磷酸、伊班磷酸或唑来磷酸,对于骨转移导致的疼痛,局部放疗可以使患者疼痛得到有效缓解。恶性肿瘤颅内转移导致的头痛,镇痛药对疼痛的缓解有限,但在颅脑放射治疗辅以皮质类固醇药物治疗可以使疼痛得到长期缓解。因此,原发肿瘤的治疗对于老年慢性疼痛患者的疼痛改善具有十分重要的意义。

五、介入治疗

介入治疗一般用于药物及物理治疗效果不佳的慢性顽固性癌痛,治疗前应综合考虑老年患者体能、状态及耐受情况。对老年人可根据其癌痛的原因和影像学检查选择相应的治疗方式,如选择性神经根阻滞术、神经松解术、神经根或神经节脉冲射频镇痛术、经皮椎体成形术、椎体后凸成形术、射频消融术、鞘内镇痛装置植入术、脊髓刺激电极植入术、神经损毁性手术等。神经阻滞治疗是老年人癌痛治疗中较常见的方法,有快速起效、稳定给药、安全、不良反应少等特点。硬膜外、椎管内或神经丛阻滞等途径给药,可通过单神经阻滞而有效控制癌痛,有利于减轻阿片类药物的胃肠道反应,降低阿片类药物的使用剂量。

六、其他治疗

用于癌痛治疗的非药物治疗方法,主要有姑息性止痛放疗、经皮穴位电刺激等物理治疗、认知 - 行为训练以及社会心理支持治疗等。适当地应用非药物疗法,可以作为药物止痛治疗的有益补充;而与止痛药物治疗联用,可能增加止痛治疗的效果。此外,PCA 自控镇痛泵、鞘内注射药物等途径给药,可有效控制癌痛,有利于减轻阿片类药物的胃肠道反应,降低阿片类药物的使用剂量。其他治疗手段如消融技术、针灸、肉毒素注射、神经电刺激、硬膜外注射皮质激素、脊柱微创治疗、物理康复治疗和痛点注射等也应用于癌痛的治疗,但在老年患者中还需要根据具体情况进行个体化治疗。目前一些中药例如苦参、鸦胆子等提取物也具有抑制肿瘤细胞生长的功效,减轻癌痛的作用。

基因治疗在老年癌症疼痛的治疗研究中是一种较新的治疗方法,主要包括间接体内法和直接体内法。间接体内法又称细胞移植疗法,是将体外培养的细胞移植入蛛网膜下腔,通过合成和分泌多种抗炎物质、神经营养因子、酶或信号转导因子等发挥镇痛作用。目前细胞移植镇痛疗法主要在动物实验阶段,包括嗜铬细胞、P12 细胞移植。直接体内法是将治疗基因导入体内,直接改变或修复机体的遗传物质,干预疼痛的发生,达到治疗疼痛的目的。目前基因疗法还处在研究阶段,随着基因调控体系的完善及人们对基因治疗的深入研究,基因疗法将有望成为处理老年癌性疼痛的一种更为有效和安全的方法。

七、观察随访

癌痛患者出院后要定期进行随访,其内容应包括:疼痛缓解情况、是否出现不良反应、是否存在其他新发症状、用药依从性、用药指导、药品不良反应的鉴别与防范等。观察随访是考察患者疾病进展和促进安全合理用药的重要环节,有助于提高癌痛治疗效果,进行药物剂量调整,降低不良事件发生风险。

第三节 癌性疼痛的健康管理

一、医院管理

老年患者由于年龄较大或基础疾病容易出现肝、肾、心或肺等脏器功能异常,脏器功能异常均可能造成镇痛药物的吸收代谢异常,因此对于老年患者,正确的药物选择是医院管理的重要策略之一,用药前应正确评估肝、肾功能,根据肝、肾功能水平给予相应的疼痛管理。

(一) 肝功能不全患者的药物调整

阿片类药物对肝功能的影响相对较小,但大部分药物通过肝脏转化、消除,肝功能不全患者使用阿片类需慎重。肝功能不全可致阿片类药物活化受到影响,药效减弱,药物消除能力下降,可能由于药物蓄积引起中毒。对于肝功能不全患者,阿片类药物可致便秘可使胺类代谢产物大量被肠道重吸收,诱发肝性脑病引发严重后果。此外,部分肝功能不全患者合并胆道疾病,某些阿片类药物可导致胆道压力升高甚至胆绞痛,因此需谨慎使用。肝功能不全可致吗啡的首关效应以及总体清除率下降,特别是肝衰竭患者,吗啡消除明显下降,药物蓄积导致毒副作用发生率上升。另外,肝功能不全患者不能及时地将吗啡转化为具有镇痛作用的代谢产物 M6G,吗啡的首次剂量往往需要增加,进一步提高了吗啡毒副作用的发生率。因此对于应用吗啡镇痛的轻至中度肝功能不全患者,应严密监测不良反应,尤其是中枢神经系统不良反应,同时注意保证大便通畅,必要时调整剂量和给药间隔时间;而对于重度肝功能不全患者应禁用,如必须使用可考虑将给药间隔时间延长为原来的 2 倍。羟考酮在轻至中度肝功能不全患者中的应用比较安全,轻至中度肝功能不全患者的血浆羟考酮 C_{max} 和 AUC 均升高,清除率下降,半衰期延长,必要时需适当减量,起始剂量可调整为原来的 1/3~1/2,随后滴定剂量可低至原来的 1/3;对于重度肝功能不全患者,羟考酮的血药浓度变化较大,应慎重应用。芬太尼透皮贴剂可能是目前中至重度肝功能不全患者的选择,芬太尼在肝脏中被代谢为无活性的产物,肝功能下降会导致药物代谢减慢,药物清除延迟,但是其药动学与正常人相比无显著变化。芬太尼透皮贴剂的剂量通常不需要调整,长期应用需密切监视其毒性反应。

(二) 肾功能不全患者的药物调整

阿片类药物几乎无肾毒性,但不少药物主要经肾脏排泄,使用时应避免药物蓄积导致严重不良反应。欧洲 EAPC 于 2012 年颁布的新版指南指出,对于严重肾功能损害患者应慎重应用阿片类药物。吗啡及其活性代谢产物 M6G 主要经肾脏排泄,肾功能不全患者吗啡活性代谢产物 M6G 排泄减少,吗啡的血药浓度可增加 100%,易发生昏迷、深度呼吸抑制以及瞳孔极度缩小,血压下降、严重缺氧以及尿潴留,其中呼吸麻痹是致死的主要原因。因此应用吗啡制剂应减量,肌酐清除率 <30ml/min 时应慎用。对于肾衰竭患

者应考虑根据患者的肾小球滤过率调整给药剂量,必要时给药间隔时间也应适当延长。羟考酮的代谢产物不具有活性,肾功能不全对其影响相对较小,肾功能异常患者的羟考酮排泄减少,血药浓度升高约 50%、AUC 升高约 60%,肌酐清除率 <10ml/min 时应禁用。轻度肾功能异常应用羟考酮是安全的,但需根据临床反应调整剂量;重度肾功能不全可引起较严重的羟考酮药物蓄积,导致严重的中枢神经系统抑制应禁用。芬太尼没有已知的活性代谢产物经肾脏排泄,仅 10% 以原形经肾脏排泄,无肾功能不全引起的代谢产物蓄积所致的严重毒性反应,因此使用芬太尼相对安全。使用期间可在严密监测其毒副作用的情况下,轻度肾功能不全者无须减量,中至重度肾功能不全者可根据肾小球滤过率适当减量,减量幅度小于吗啡和羟考酮。

二、社区管理

(一)阿片类药物与镇痛药物间的相互作用

阿片类镇痛药物通常与 NSAIDs 联合使用,以减少阿片类药物的用量,降低阿片类药物诱导的不良反应。不同的药物组合可增强镇痛效果,且不会增加不良反应,包括右美沙芬与酮铬酸或替诺昔康、羟考酮与布洛芬、曲马朵与酮铬酸。布洛芬会减少吗啡相关的呼吸抑制,但不改变吗啡的药动学。双氯芬酸与吗啡联用时可以减少吗啡的用量,且不改变吗啡的药动学,但会轻度增加呼吸抑制。氯诺昔康、酮洛芬或酮铬酸与吗啡联用时也可增强镇痛效果,减少不良反应。对癌性疼痛患者,肌内注射双氯芬酸不影响美沙酮溶液的药动学。布洛芬与羟考酮无药动学相互作用。酮铬酸联用丁丙诺啡时会出现明显的呼吸抑制。昔布类药物中的帕瑞昔布对阿芬太尼或芬太尼的药动学无影响,塞来昔布和罗非昔布与曲马朵无相互作用。昔布类可减少围手术期阿片类药物的用量,但不一定降低其不良反应。

阿片类药物如吗啡、羟考酮、喷他佐辛、哌替啶等会延迟胃排空,从而导致口服对乙酰氨基酚的吸收率降低。对乙酰氨基酚会抑制芬太尼的氧化,而对乙酰氨基酚的血药浓度则高于治疗浓度,可能是由于芬太尼是通过细胞色素 CYP3A4 代谢,而对乙酰氨基酚也经 CYP3A 家族部分代谢。

同时使用两种阿片受体激动剂可能增强镇痛效果,如吗啡与曲马朵联合使用,可增强患者的镇痛效果,还可减少吗啡的用量,而不增加不良反应。但两种阿片类药物联用也可能增加阿片类药物耐受和药物不良反应,如芬太尼与吗啡联用也可减少吗啡的用量,但会导致明显的呼吸抑制;瑞芬太尼与吗啡联用会引起急性阿片类药物耐受及痛觉过敏。因此,尽管很多阿片类药物联用有效,但需要更多的临床研究以确定其具体组合的获益及安全性。

(二) 阿片类药物与其他药物间的相互作用

1. 镇静催眠药、抗抑郁药　阿片类药物与多种药物有相互作用,大多数相互作用是累加作用的结果。阿片类与苯二氮䓬类、5-羟色胺能药物、吩噻嗪类、丁酰苯、三环类抗抑郁药、抗组胺药合用时镇静作用增强,特别警惕过度镇静、呼吸抑制、便秘加重、低血压或高血压及与 5-羟色胺综合征。老年患者常服用镇静催眠药物或接受其他中枢神经系统抑制剂治疗,应慎用阿片类药物并减少初始剂量到常规剂量的 1/3~1/2。

2. 单胺氧化酶抑制剂　单胺氧化酶抑制剂可通过抑制体内的肝药酶系统,阻止阿片类药物的代谢灭活,造成对中枢神经系统、循环系统和呼吸系统的严重影响。可表现为激动(狂躁)多汗、僵直、血压很高或很低、呼吸抑制严重、昏迷、惊厥或高热等症状。因此,阿片类药物都应避免与单胺氧化酶抑制剂合用,如苯环丙胺、异丙嗪、呋喃唑酮等。确需合用应停用单胺氧化酶抑制剂后才可应用小剂量阿片类药物。

3. 抗肿瘤药物　一些抗肿瘤药物和阿片类镇痛药物合用存在一定的相关作用。如伊马替尼与芬太尼、羟考酮合用可导致阿片类镇痛药物血药浓度升高,不良反应发生风险增加。多柔比星、索拉非尼、舒尼替尼、托瑞米芬、贝伐珠单抗及阿霉素等与美沙酮、丁丙诺非合用可引起心脏 Q-T 间期延长等心律失常症状。

4. 降压药　高血压治疗用药不论是作用于神经节的如胍乙啶或美加明,利尿药如氢氯噻嗪等,或其他药物如金刚烷胺、溴隐亭、左旋多巴、利多卡因、亚硝酸盐、普鲁卡因胺、奎尼丁等,与阿片类药物同用时有发生直立性低血压的风险,给药后应注意监测。

5. 抗生素　与克拉霉素、红霉素、氟康唑或伊曲康唑等合用可导致阿片类药物血药浓度升高,增加不良反应。与头孢菌素、青霉素或林可霉素克林霉素等合用诱发假膜性肠炎,另外出现严重水泻时不宜用阿片类药物止泻,否则毒物自肠腔排出缓慢,痊愈延迟。

6. 其他药物　阿片类镇痛药引起胃肠道蠕动减缓、括约肌收缩,可使止吐药如甲氧氯普胺的效应减低。与格雷司琼、昂丹司琼等合用可能引起 Q-T

间期延长。阿片类镇痛药物与 M 胆碱受体拮抗剂尤其是阿托品联用不仅可使便秘加重，且增加麻痹性肠梗阻和尿潴留的风险。与硫酸镁合用后产生中枢抑制作用，尤其是呼吸抑制和低血压会因同时使用阿片类药物而加剧。可待因是吗啡的前体药物，在人体内经 P450CYP2D6 作用转化为吗啡，因此可待因与 CYP2D6 酶抑制剂，如氟哌啶醇、氟西汀、帕罗西河汀等同服作用减弱。

（三）阿片类药物与食物间的相互作用

对于阿片类药物，食物会增加口服吗啡、羟考酮的生物利用度，并产生持续的血清水平，但可能会延迟吗啡控释制剂的吸收，但羟考酮和曲马朵缓释制剂及氢吗啡控释制剂并不受食物的影响。葡萄柚汁会增加口服美沙酮的生物利用度。

三、居家管理

癌痛患者最常用的药物为阿片类药物，防治阿片类药物的不良反应与疼痛治疗本身同样重要，应将预防和处理阿片类镇痛药物不良反应的措施视为居家管理的重要组成部分。

（一）便秘

便秘是阿片类镇痛药最常见也是最难以耐受的不良反应，老年患者体能状态差，活动量少，胃肠蠕动减弱，体虚致排便无力，因此便秘是老年癌痛患者用药后最需要关注的不良反应。便秘重在预防，保证每天液体的摄入量，多进食纤维素食品，适当运动，养成规律排便的习惯。可预防性服用适量番泻叶、麻仁丸或便乃通茶等缓泻剂。如果患者 3 天未排大便，就应给予粪便软化剂或刺激性泻剂。便秘严重时可考虑灌肠，首选温盐水或清水，也可选用肥皂水。中药也是临床上常用治疗便秘的药物，如麻仁润肠丸，番泻叶颗粒，大黄泻火丸，清肠通便丸。粪便软化剂容易加重或导致电解质紊乱，乳果糖易导致腹胀、腹痛，避免频繁或长期使用。

（二）恶心、呕吐

初用阿片类药物的第一周内，可能会发生恶心、呕吐的症状，随着用药时间延长该不良反应可减轻。对未服用过阿片类药物的老年患者，应在处方前询问患者是否有晕车史，对于有恶心呕吐倾向的患者可给予甲氧氯普胺等止吐药预防，如果恶心症状消失，则可停用止吐药。NK-1 受体拮抗剂阿瑞匹坦可有效拮抗 NK-1 受体兴奋所致的呕吐，临床用于防止阿片类药物所致的顽固性呕吐,劳拉西泮和其他苯二氮䓬类药物对焦虑所致的恶心、呕吐有效。对于持续性重度恶心、呕吐的患者,应了解是否合并便秘,如不能有效控制便秘反而会加重恶心、呕吐反应,应重视及时解除便秘症状。恶心、呕吐持续一周以上者,需减少阿片类药物的用药剂量或换用药物,也可以改变用药途径。

(三) 嗜睡及过度镇静

少数患者在用药的最初几日可能出现嗜睡及过度镇静,一般一周后逐渐缓解,若症状持续加重需警惕药物中毒及呼吸抑制等严重不良反应。初次使用阿片类药物时剂量不宜过高,剂量调整以 25%~50% 的幅度逐渐增加。老年人尤其应注意用药剂量,如果出现嗜睡或过度镇静,减少阿片类药物的用药剂量,或减少分次用药量而增加用药次数,或换用其他镇痛药物,或改变用药途径。除茶、咖啡等饮食调节外,必要时可给予兴奋剂治疗,如口服咖啡因、哌甲酯及右苯丙胺等。

(四) 皮肤瘙痒

老年患者由于皮脂腺萎缩、皮肤干燥更容易出现皮肤瘙痒的不良反应,应加强皮肤护理进行预防,避免加重药物性瘙痒的不良刺激。注意皮肤卫生,避免搔抓、摩擦,避免强刺激性外用药、强碱性肥皂等不良刺激,贴身内衣宜选择质地松软的棉制品。出现轻度瘙痒给予适当的皮肤护理即可,不需要全身用药。瘙痒症状严重者可以适当选择局部用药和全身用药。局部用药主要选择无刺激性的止痒药,皮肤干燥可选用凡士林、羊毛脂或尿素脂等润肤剂。全身用药主要选择 H2 受体拮抗剂类的抗组胺药物,如苯海拉明或异丙嗪。若瘙痒持续存在,考虑更换镇痛药物。

(五) 尿潴留

阿片类药物可增加内脏平滑肌张力,使膀胱括约肌张力增加而导致尿潴留。老年患者、同时使用镇静催眠剂、合并前列腺增生等,可能增加尿潴留发生的危险性。尿潴留重在预防,避免同时使用镇静剂,避免膀胱过度充盈,给患者良好的排尿时间和空间。如若出现尿潴留的不良反应应先进行诱导自行排尿,可以采取流水诱导法或温水热敷会阴部法和膀胱区按摩法。诱导排尿失败时,可考虑导尿。对于难以缓解的持续尿潴留患者,可考虑换用镇痛药物。

(六) 呼吸抑制

呼吸抑制是阿片类药物最为严重的不良反应,用药期间因保持气道通畅,从小剂量开始服用药物，逐渐加大至有效镇痛剂量，用药 3~5 天后，呼吸抑制一般可自行减弱或消失。若出现该不良反应可持续或间断给氧，必要时可使用呼吸兴奋剂，一旦出现严重的呼吸抑制，可用纳洛酮解救，必要时进行人工呼吸。

（七）眩晕

老年患者、体质虚弱或合并贫血的患者容易发生眩晕症状，初次使用阿片类药物时剂量不宜过高，轻度眩晕可能在使用阿片类药物数日后自行缓解。中、重度眩晕则需要酌情减低阿片类药物的用药剂量。严重者可以考虑选择抗组胺类药物、抗胆碱能类药物或催眠镇静类药物，以减轻眩晕症状，如口服苯海明或美克洛嗪。

（八）精神错乱及中枢毒性反应

神经错乱是阿片类药物罕见的不良反应，但在老年患者中风险增加。若出现类似症状应合用辅助性药物以减低阿片类药物的用药剂量，治疗上可给予氟哌啶醇。尤其注意使用哌替啶的患者更易出现中枢神经毒性反应，哌替啶在体内代谢成毒性产物去甲哌替啶，其半衰期为 3~9 小时，长期用药容易蓄积。哌替啶的口服生物利用度差，重度疼痛者口服用药需要加大剂量，此时中枢神经系统毒性反应将会明显增加，因此哌替啶已不作为慢性疼痛的治疗药物。

老年患者使用阿片类药物治疗持续性疼痛需综合考量疼痛的危害与阿片类药物治疗潜在不良反应之间的利弊，在此基础上决定是否用药，出现不可耐受的不良反应时应减量、轮替或停用阿片类药物。用药时应注意肾功能不全、高钙血症、代谢异常、合用中枢性镇静药物等因素的影响。

（滕雪　陈希）

参 考 文 献

［1］李得爱,张文彬,艳敏. 临床疼痛药物治疗学. 北京:人民卫生出版社,2015.

［2］中华人民共和国国家卫生健康委员会. 癌症疼痛诊疗规范(2018 年版). 临床肿瘤学杂志,2018,23(10):937-944.

［3］Fallon M,Giusti R,Aielli F,et al. Management of cancer pain in adult patients: ESMO Clinical Practice Guidelines. Ann Oncol,2018,29 Suppl 4:iv166-iv191.

［4］陆进,樊碧发. 疼痛药物治疗的药学监护. 北京:人民卫生出版社,2019.

［5］Balbert AA,Myakotnykh VS,Tretyakov VV. Features of the clinical picture,diagnosis and treatment of pain syndromes formed on the basis of combined lesions of the spine in the elderly and senile age. Adv Gerontol,2019,32（5）:795-803.

［6］Kouri A,Tanios M,Herron JS,et al. Mimickers of Cervical Spondylotic Myelopathy, 2018,6（10）:e9.